KB004100

SECOND EDITION 개정판

PILATES Anatomy

[필라테스 아나토미]

푸른솔

PILATES ANATOMY/Rael Isacowitz, Karen Clippinger. – Second ediion
Copyright ⓒ 2020 by Rael Isacowitz and Karen Clippinger
All rights reserved.
Except for use in a review, the reproduction or utilization of this work in any form or by any electronic, mechanical, or other means, now known or hereafter invented, including xerography, photocopying, and recording, and in any information storage and retrieval system, is forbidden without the written permission of the publisher.

Korean Translation Copyright ⓒ 2021, 2012 by Prunsol Publishing Co.
The Korean language edition published by arrangement with
Human Kinetics Inc., Illinois,
through Danny Hong Agency, Seoul.

이 책의 한국어판 저작권은 대니홍 에이전시를 통한 저작권사와의 독점계약으로 "푸른솔"에 있습니다.
신저작권법에 의해 한국 내에서 보호를 받는 저작물이므로 무단전재와 복제를 금합니다.

PILATES Anatomy Second Edition
[필라테스 아나토미] 개정판

2012년 3월 23일 초판 발행
2021년 4월 27일 개정판 1쇄 발행
2024년 3월 28일 개정판 4쇄 발행

저자/라엘 아이자코비츠·캐런 클리핑어
역자/이지혜·오재근·최세환·한유창

발행자/박홍주
발행처/도서출판 푸른솔
편집부/02-715-2493
영업부/02-704-2571
팩스/02-3273-4649
디자인/여백커뮤니케이션
주소/서울시 마포구 삼개로 20 근신빌딩 별관 302
등록번호/제1-825

값/25,000원

ISBN 979-11-972082-3-2 (93510)

PILATES Anatomy [필라테스 아나토미]

해부학적으로 쉽게 배우는 필라테스

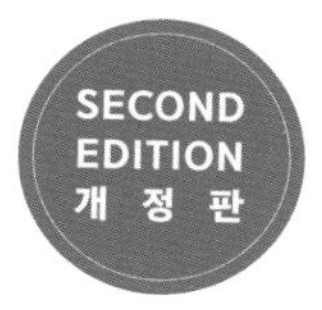

라엘 아이자코비츠 · 캐런 클리핑어 지음
이지혜 · 오재근 · 최세환 · 한유창 옮김

푸른솔

CONTENTS

서문

『필라테스 아나토미』의 저자로서 우리는 초판에 대한 반응에 큰 자신감을 얻었다. 이 책은 2011년 출간 후 전 세계로 뻗어가 여러 언어로 번역되었다. 이제 개정판을 내면서 우리는 초판과 같은 호의적인 반응을 기대해본다. 이번 개정판에는 변형운동과 상급운동을 확대해 포함시키는 등 유용한 정보가 추가되었다. 변형운동은 운동을 보다 이용 가능하게 하고 원래 형태의 운동을 안전하게 수행하는 데 디딤돌 역할을 한다. 상급운동은 적절한 난이도 및 도전을 운동에 추가한다. 상급운동 역시 유용한 디딤돌이 될 수 있어, 많은 경우에 보다 상급의 관련된 필라테스 운동을 수행하는 데 필요한 특정 기술을 터득하도록 돕는다.

지난 20년 동안 필라테스에서는 괄목할 만한 진화가 일어났다. 필라테스 분야는 1990년대 중반에서 후반에 걸쳐 극적인 변환점이 생기는데, 거의 알려지지 않은 운동에서 열정적인 소수의 무용수, 가수, 서커스 연기자와 배우들에 의해 알려지면서 생활 속의 주류 운동법으로 자리매김했다. 필라테스는 갑자기 할리우드 영화, TV

광고, 만화, 코미디 쇼와 야간 TV 방송에 등장하기 시작했다. 이 운동을 하는 것은 마치 스타벅스에 가는 것처럼 그리고 저지방 두유 라테(크림 없이!)를 즐기는 것처럼 자연스러운 일이 되었다.

어떻게 또 왜 이렇게 된 것인지 그리고 이러한 현상은 무엇에 기인하는지는 다소 수수께끼로 남아 있다. 그러나 미국에서 필라테스를 하는 인구가 2000년에 170만 명 정도에서 2006년에 약 1,060만 명으로 증가한 것은 경이로운 현상이다. 이러한 인구가 2017년에는 약 905만 명으로 약간 줄기는 했지만, 세계적으로 필라테스 인구는 기하급수적으로 증가하였고 증가는 지속되고 있다.

급속한 성장에 따라 필라테스에서는 속성 교육이 뿌리를 내렸다. 비록 우리는 보다 포괄적인 접근방식을 선호하지만, 속성 교육방식은 필라테스의 확장에 일조하였고 이에 따라 필라테스는 많은 새로운 곳으로 스며들어 피트니스 클럽, 운동선수 훈련 프로그램과 의료시설에 적용되는 등 많은 긍정적인 결과를 가져왔다.

필라테스를 이해하려면 어느 정도 그 역사를 알아야 한다. 조셉 필라테스(Joseph Pilates)는 1883년 12월 9일 독일 뒤셀도르프 근교에서 태어나 1967년 10월 9일 사망했다. 안타깝게도 그는 생애에 자신의 꿈이 실현되는 것을 보지 못했다. 조셉은 대중과 의료 종사자가 전인적 건강(total well-being)에 대한 자신의 접근방식을 받아들여야 한다고 확신했다. 그는 자칭 '조절학(contrology)'이란 운동법이 미국 전역의 학교에서 가르쳐지길 희망했다. 그는 자신의 운동법이 남성에게 주류 훈련방식으로 자리매김하기를 바랐는데, 처음에 필라테스는 남성이 더 많이 하였지만 내내 그 불씨를 유지한 것은 주로 여성이다.

다행히도 조셉 및 1926년 두 번째 미국 여행에서 만나 평생 그의 일에 동반자가 되어준 아내 클라라(Clara)의 초기 여러 제자는 그들의 사후에 독자적으로 탁월한 지도자가 되었다. 이러한 제1세대 필라테스 지도자들은 조셉과 클라라에게 직접 배웠으며, 필라테스 분야의 진화에 대단한 역할을 했다. 저자인 라엘 아이자코비츠는 지난 40년에 걸쳐 이 독보적인 그룹의 몇몇 멤버들과 함께 연구하는 확실한 특권을 누렸다. 특히 캐슬린 스탠퍼드 그랜트(Kathleen Stanford Grant)는 저자의 발전과 지도방식에 지대한 영향을 끼쳤다.

조셉 필라테스는 미래 세대의 필라테스 전문가들을 이끌어줄 만큼 광범위한 저작물을 남기지 않았다. 그래서 한정된 보존 자료(사진, 영상과 책)가 아주 귀중한 것이다. 그러나 그의 가르침은 주로 구전되거나 만국 공통어인 동작으로 전해져 제1세대에서 제2세대로 그리고 다음 세대들로 이어졌다.

조셉은 2권의 짧은 책을 썼는데, 그 중 하나인 『조절학을 통한 삶의 복귀(Return to Life Through Contrology)』가 『필라테스 아나토미』를 위한 주요 참고 자료가 되었다. 『조절학을 통한 삶의 복귀』에 나와 있는 운동을 기본으로 하여 『필라테스 아나토미』에서 대부분의 운동을 설명하기로 한 것은 중요한 결정이었다. 『필라테스 아나토미』의 목표는 지도방식, 필라테스에 대한 개별 접근방식 또는 어느 특정 필라테스 분파를 뛰어넘는 것이다. 해부학 자체가 보편적인 것처럼 이 책은 보편적으로 저술되었다는 점이 그 매력이다. 『조절학을 통한 삶의 복귀』를 영감으로 해서 『필라테스 아나토미』는 가능한 한 원전에 가깝다. 우리의 의도는 『필라테스 아나토미』가 그간의 필라테스에 대한 많은 다양한 접근방식에 대해 가교 역할을 하고 온갖 필라테스 분파에 그리고 세계 도처에 있는 모든 필라테스 전문가 및 애호가에게 만남의 장을 제공하는 것이다.

오늘날 필라테스는 상상할 수 있는 모든 곳에서 접할 수 있다. 개인 스튜디오, 학교, 피트니스 센터와 의료시설에서 필라테스를 가르친다. 고객은 정상급 운동선수에서 질환이나 부상으로 인해 능력이 제한된 사람들까지 다양하다. 연령층도 다양해 유치원생부터 90대 노인들까지 필라테스의 효과를 즐긴다. 이렇게 다양한 고객을 수용할 수 있는 다른 운동법이 있을까? 이것이 필라테스의 매력이다. 필라테스는 적용성이 아주 대단하며, 이것이 분명 수많은 국가에서 인기를 누리고 경이로운 확장세를 보이는 이유의 하나이다.

『필라테스 아나토미』는 공통점도 많지만 서로 다른 전문 지식을 가진 두 저자가 협심하여 출간한 책이다. 라엘 아이자코비츠는 지난 40년에 걸쳐 필라테스에 대해 광범위한 연구를 해왔으며, 거기에는 가장 존경받는 초창기 필라테스 지도자들과 함께 한 연구가 포함된다. 그는 호평 받는 한 필라테스 아카데미를 세웠으며, 지난 30년 동안 국제적으로 유명한 필라테스 교육기관(Body Arts and Science International, BASI)을 위해 자료를 제작해 왔고 이 기관을 이끌고 있다. 그는 지식과 기술을 인정받아 전 세계를 돌며 지도와 강연을 한다.

캐런 클리핑어는 40년에 걸쳐 유명한 센터와 대학들에서 해부학을 가르친 경험이 있다. 그는 해부학적 개념을 적용하는 예리한 능력으로 잘 알려져 있어 미국과 해외의 많은 권위 있는 장소에서 광범위한 지도를 하고 있다. 지난 26년 동안 그의 연구가 필라테스를 재활 및 학술 부문에 도입하는 것을 강조해오면서 그는 이 분야에서 리더로 자리매김했다.

두 저자는 운동과학 분야에서 경력이 풍부하고 댄서와 운동선수로서도 상당한 경험을 쌓았다. 둘을 합치면 연구, 공연, 개업과 지도 면에서 80년 이상의 경험이 되는 셈이며, 그들은 철학적으로도 상당한 공감대를 형성하고 있다. 따로 달려온 그들의 인생행로는 25년여 전에 접점을 이루어 그 이래로 그들은 전문가로서 생기 있고 활기차며 늘 영감을 주는 대화를 즐겨왔다.

세계적으로 많은 곳을 널리 여행하면서 발표하고 지도한 체험을 통해 그들은 필라테스가 어떻게 그 많은 나라에서 수용되고 있는지에 대해 국제적인 시각을 갖게 됐다. 중국에서 러시아까지, 호주에서 남아프리카공화국까지 그리고 미국에서 유럽까지 그들은 사람들과 교류하면서 필라테스 분야의 성장에 기여해왔다. 오늘날 필라테스를 하지 않는 나라는 거의 없다. 그들은 『필라테스 아나토미』가 필라테스 전문가 및 애호가들을 연결하는 계기가 되어 국제 언어로 소통하는 국제 교류의 장이 되기를 바란다.

필라테스의 확장 방향을 보건대, 필라테스 전문가는 깊이 있는 해부학 지식이 요구된다. 그래도 누구나 이 책의 정보로부터 효과를 볼 수 있어야 한다. 『필라테스 아나토미』의 접근방식은 필라테스 지도 또는 지도 환경에 있어 어느 분파를 배제하는 것이 아니라 포괄하도록 고안되어, 운동에 대해 기본적인 해부학적 설명을 제공함으로써 서로 다른 접근방식 또는 특정한 수강생에 쉽게 적용할 수 있도록 되어 있다. 사실 이번 개정판에 더 많은 변형운동, 상급운동 및 응용운동을 추가하기로 한 중요한 요인은 필라테스로 이끌리는 개인들의 범위가 매우 폭넓게 확장되었으므로 필라테스를 더 크게 개별화해야 할 필요성이 있다는 우리의 견해였다. 우리는 만성 통증 또는 만성 질환이 있거나 조기 노화의 위험을 겪어 필라테스에 의지하여 삶의 질을 개선하려는 사람들의 수가 증가하는 현상을 목격하고 있다. 반대로 또 다른 추세는 많은 건강하고 아주 튼튼한 개인 또는 정상급 운동선수에게 필라테스의 건강 효과를 강조하는 것이다. 운동을 그러한 개인별 요구에 맞출 수 있으면 잠재적인 효과가 증진되고 부상 위험이 감소할 것이다.

운동에 개인별로 적응할 수 있는 것은 학습 및 지도 과정의 중요한 부분이지만, 그리하려면 지식과 창의력이 요구된다. 우리는 운동을 보다 쉽게(변형운동) 그리고 보다 어렵게(상급운동과 응용운동) 하는 일부 방안을 제시하고 있다. 이는 이 책에서 제공되는 운동의 범위를 넓히며, 연습을 다양화하고 자신의 수준과 목적에 맞추며 가장 중요하게는 발생 가능한 한계를 고려하도록 해줄 것이다. 확신이 서지 않으면 전문 의료인과 상담하도록 한다.

『필라테스 아나토미』는 물리치료사와 기타 인체 해부학에 관해 광범위한 지식을 가진 사람들은 물론 초보 수강생에게도 유용하다. 표적근육을 보여주는 그림, 주요 근육의 목록 그리고 테크닉 지침과 운동 포커스에서 설명하는 해부학 정보를 보완적으로 활용하면 독자들은 현재의 지식과 동작 경험에 따라 서로 다른 수준에서 해당 정보를 이용할 수 있을 것이다. 개정판의 디자인은 보충적인 변형운동, 응용운동 및 상급운동을 박스로 처리해 구분함으로써 원래의 운동에 대한 정보를 보다 명확히 나타내 독자가 원하는 정보를 쉽게 찾도록 돕는다. 각각의 본 운동의 운동 수준은 컬러 탭으로 식별하며, 상급운동, 응용운동과 변형운동은 '운동의 맞춤화'란 제목으로 부각되어 있다. 의도는 모든 사람에게 해부학에 근거한 견고한 토대를 제공해 필라테스를 진지하게 수행하도록 하는 것이다. 가장 중요한 점은 안전에 유의하면서 즐기라는 것이다!

1 필라테스의 6가지 기본 원리

SIX KEY PRINCIPLES OF PILATES

필라테스는 그냥 운동이 아니다. 필라테스는 그저 마구잡이로 골라서 특정한 운동을 하는 것이 아니다. 필라테스는 육체와 정신을 훈련시키는 운동법으로 체력, 유연성과 조화를 증진시킬 뿐만 아니라 스트레스를 감소시키고, 집중력을 개선하며, 또 행복감을 향상시킬 수 있다. 필라테스는 누구나 그리고 모두를 위한 운동일 수 있다.

필라테스의 해부학을 탐구하기 전에 이러한 운동법에 대한 접근방식이 아주 다양하게 진전되어 왔다는 점을 아는 것이 중요하다. 일부 형태의 필라테스는 주로 이런 운동법의 육체적 측면에 초점을 두나, 다른 일부는 마음과 몸의 연결이란 관점을 강조한다. 조셉 필라테스(Joseph H. Pilates)가 단호하게 표현하였듯이 원래 형태의 필라테스는 삶의 모든 측면에 통합되도록 고안된 운동법이었다. 자료 영상을 보면 조셉 필라테스는 운동과 육체 활동을 시연할 뿐만 아니라 자고 씻는 방법과 같이 일상 활동에 대해서도 조언한다. 이 책은 모든 동작에서 근육의 동원을 분류하고 이에 근거해 각각의 운동을 분석하는 내용이 대부분이지만, 필라테스 운동법의 원리 및 마음과 몸의 연결을 다루지 않는다면 그러한 운동법(원래 '조절학[contrology]'이라 불림)과 그 창시자, 그리고 그 분야에 부당한 처사가 될 것이다.

필라테스의 기본 원리

조셉 필라테스가 특별히 자신의 운동법에 대한 원리를 적어놓진 않았지만, 다음과 같은 원리를 그의 책 내용 전체에서 분명히 확인하고 원래의 자료 영상과 기타 보존 자료에서 간추릴 수 있다. 필라테스의 분파에 따라 원리의 목록과 표현 방식이 약간 다를 수도 있다. 그러나 다음에 소개하는 호흡(breath), 집중(concentration), 중심(center), 조절(control), 정확성(precision)과 흐름(flow)은 필라테스에서 많은 접근방식의 토대를 형성하고 필라테스 운동법의 기본으로 널리 수용되는 원리이다.

호흡

모든 기본 원리가 똑같이 중요하지만, 호흡(breath)의 중요성과 그 수많은 시사점은 호흡이 하는 기본적이고 중요한 역할을 훨씬 뛰어넘어 관찰할 수 있다. 이러한 포괄적인 관점은 필라테스 연구에 대한 일부 접근방식의 기본이지만, 분명히 모두가 그런 것은 아니다. 이런 맥락에서 호흡은 '파워하우스(powerhouse)'의 연료라고 설명할 수 있는데, 파워하우스는 보통 신체의 중심부로 필라테스를 추진하는 엔진이다. 조셉 필라테스의 신념처럼 호흡은 몸과 마음과 영혼의 존재로 바라볼 수도 있다. 이러한 관점에서 보면 호흡은 모든 기본 원리를 함께 엮는다는 의미에서 이 원리들을 모두 관통하는 공통의 실(thread) 역할을 할 수 있다.

호흡은 생명 자체에 긴요한 것의 하나임에도(호흡근은 생명에 필수적인 유일한 골격근이다) 흔히 당연한 일로 여긴다. 호흡의 기저를 이루는 해부학을 이해하면 호흡을 최적으로 이용하는 것이 촉진될 수 있다. 호흡에는 복잡한 해부학적 과정이 관여하기 때문에 호흡은 나중에 이 장에서 보다 심도 있게 다룰 것이다.

집중

집중(concentration)은 하나의 목적에 기울이는 주의의 방향이라고 정의할 수 있는데, 여기서 목적은 특정한 필라테스 운동의 터득이다. 필라테스 수행자의 의도는 자신의 현재 기술 수준이 허용하는 한에서 가능한 한 정확하게 운동을 수행하는 것이다. 이렇게 하려면 집중이 요구된다. 각각의 운동에 대해 집중해야 할 것들의 목록을 마음으로 하나하나 점검하면서 시작한다. 여기에는 몇 초 혹은 1분 내지 2분이 걸릴 수도 있고 곧 단련시킬 근육은 물론 호흡 패턴의 인식이 포함되어야 한다. 운동을 수행하면서 내내 몸의 정렬 그리고 올바른 정렬과 안정화의 유지에 집중한다. 세션을 지속하는 동안 정신 집중을 유지한다.

중심

중심(center)이란 개념은 관련 분야에 따라 의미가 아주 다양할 수 있다. 피트니스와 재활에서 중심은 흔히 몸의 중심부(core)와 중심부의 근육을 말한다. 중심은 보다 심오한 함축적 의미를 가질 수도 있어 내부의 균형 감각 또는 모든 움직임이 나오는 에너지의 영원한 샘을 말하기도 한다. 필라테스에서는 중심을 일반적으로 몸의 중심부로 보지만 일부 지도자에게는 심오한 함축적 의미도 있어 파워하우스라고 말하는데, 포괄적인 파워하우스에 대해서는 제2장에서 보다 심도 있게 논의할 것이다.

생체역학 분야에서 중심은 몸의 무게중심(center of gravity, COG) 또는 질량중심을 말한다. 이곳은 가상의 균형점으로, 체중이 집중되고 균형을 이루며 거기를 중심으로 몸이 모든 방향으로 자유로이 회전할 수도 있다.

사람은 저마다 체격이 다르고 무게중심도 개인마다 다르다. 팔을 몸의 양옆으로 내린 채 똑바로 서 있을 때(해부학적 자세) 보통 사람의 무게중심은 2번 천추 바로 앞과 신장의 55퍼센트 정도에 해당하는 높이에 위치한다. 그러나 그 위치는 여성보다 남성에서 더 높은 경향이 있다. 남성은 위쪽이 더 무거운 경우가 많아 여성보다 상체가 더 크고 무겁다. 여성은 남성에 비해 골반이 더 크고 이 부위가 보다 무거운 경우가 많다. 또한 동일한 성에서도 체형, 사지 비율과 다양한 신체 부위에서 근육 발달의 양 같은 요인들에 따라 현저한 차이가 있다. 무게중심이 어디에 놓이느냐는 운동의 수행에 분명히 영향을 미친다. 그러므로 어떤 사람이 어느 운동을 잘할 수 없는 경우에 근력이 부족하다고 추정하는 것은 잘못이다. 운동을 잘할 수 없는 것은 사람마다 다른 체격 및 체중 분포와 보다 관련이 있을 수도 있다.

더욱이 무게중심은 동적이라 해부학적 자세에서 원래 위치한 곳에 머무르지 않는다. 오히려 사지와 몸통의 상대적인 위치에 따라 끊임없이 변화한다. 예를 들어 서 있을 때 양팔을 머리 위로 올리면 무게중심이 해부학적 자세에서의 그 위치에 비해 올라가는 반면, 무릎을 구부리면 무게중심이 내려간다. 어느 특정한 필라테스 운동에서도 무게중심의 위치는 동작에 따라 끊임없이 이동하는 것은 분명하다.

조절

조절(control)은 특정한 동작의 수행에 대한 조절이라고 정의할 수 있다. 조절의 정교화는 기술의 터득에 본질적인 것이다. 운동을 처음으로 할 때에는 조절을 해야 하며, 기술이 향상되면서 이러한 조절은 보다 정교화된다. 높은 수준의 조절을 달성한 사람과 그렇지 못한 사람이 수행하는 동작을 보면 뚜렷한 차이를 알 수 있다. 흔히 조절 수준이 높아지면 실수가 적고 작아지며, 정렬이 정확해지고, 조화와 균형이 개선되며, 여러 번에 걸쳐 운동을 성공적으로 재현하는 능력이 향상된다. 조절의 향상에 따른 중요한 결과는 힘을 덜 들이고 과도한 근육 긴장을 피하는 것이다. 정교한 조절은 많은 연습을 요하며, 이렇게 연습하면 주요 근육의 근력과 유연성을 기르는 데 도움이 될 뿐만 아니라 보다 정교한 운동 프로그램의 개발이 가능할 수 있다. 또한 이렇게 연습하면 의식적인 주의를 덜 기울이면서 이러한 운동 프로그램을 진행시킬 수 있어, 필요한 경우에만 보다 세밀한 사항과 미세한 조정에 주의를 기울일 수 있다.

정확성

정확성(precision)은 필라테스를 기타 많은 운동법과 구분할 경우에 중요한 개념이다. 정확성은 동작을 수행하는 정확한 방법이라고 설명할 수 있다. 흔히 필라테스 운동 자체는 기타 운동과 현저히 다르지 않으나, 운동을 수행하는 방법은 다르다.

해부학 지식은 정확성의 달성에 큰 도움이 된다. 해부학을 알면 어느 근육이 작용하는지 혹은 작용해야 하는지를 이해할 수 있다. 또한 몸을 올바르게 정렬하고 운동의 목표를 이해할 수 있다. 정확성이 높을수록 목표를 달성할 가능성이 커지고 운동에서 얻는 효과가 커진다. 정확성은 필라테스에서 움직임에 대한 접근방식과 학습과정을 통해 시행되는 무수한 교정에 핵심적인 요소이다.

정확성은 근육을 분리해서 활성화하는 것 그리고 동시에 필요한 근육을 통합하여 움직임을 일으키는 것과 관련이 있다. 이러한 정확성으로 인해 근육을 동원하거나 동원하지 못하는 것, 운동을 성공적으로 수행하거나 수행하지 못하는 것, 그리고 목표를 달성하거나 달성하지 못하는 것 간의 차이가 나타날 수 있다.

흐름

흐름(flow)은 반드시 갖춰야 할 요소이다. 흐름은 동작이 부드럽고 중단되지 않으면서 이루어지는 움직임의 연속성이라고 설명할 수 있다. 로마나 크리자노브스카(Romana Kryzanowska, 조셉 필라테스의 제자)는 필라테스 운동법을 '강한 중심부에서 바깥쪽으로 흐르는 동작(flowing motion outward from a strong center)'이라고 설명한다 (Gallagher and Kryzanowska 1999, p. 12). 이러한 흐름을 이루려면 움직임을 깊이 이해하고 근육 활성화와 타이밍을 정확히 해야 한다. 지속적인 연습을 통해 움직임이 능숙해지면 각각의 움직임과 세션은 물 흐르듯 흘러갈 것이다.

또한 일부 접근방식은 흐름을 보다 심오하게 사용하도록 촉구한다. 자신의 연구 결과를 설명하면서 헝가리계 미국 심리학자 미하이 칙센트미하이(Mihály Csíkszentmihályi)는 "모든 흐름 활동은 그것이 경쟁, 기회 혹은 기타 어느 차원의 경험을 동반하든 다음과 같은 공통점이 있는 것으로 밝혀졌다: 그것은 발견한다는 느낌, 사람을 새로운 현실로 옮기는 창의적인 느낌을 제공했다. 그것은 사람을 보다 높은 수준의 수행으로 밀어 올렸고 이전에 꿈꾸지 못한 의식 상태를 이끌었다"고 지적했다(Csíkszentmihályi 1990, p. 74).

이상과 같은 6가지 요소는 이 책에서 소개하는 운동을 수행할 때와 일상 활동을 하는 동안 갖춰야 한다. 6가지 원리의 공통분모는 각각의 원리에 뚜렷한 육체적 및 정신적 측면이 있다는 것이다. 바로 이들 요소로 인해 몸과 마음이 연결되고 이 책이 중점을 두는 해부학적 이해가 당신의 삶에 더 큰 영향을 미치게 된다.

이와 같은 원리들을 필라테스의 수행과 삶 자체에 통합하는 방식은 사람마다 다르다. 예를 들어 어떤 사람은 육체적인 측면을 보다 강조해, 필라테스를 이용하여 경기력을 향상시키거나, 근긴장을 개선하거나, 혹은 손상 회복을 도울 수도 있다. 또 어떤 사람은 정신적인 측면에 더 큰 의미를 두어, 필라테스를 이용하여 스트레스를 줄이거나 자신의 삶에서 초점과 집중력의 향상을 도울 수도 있다. 그러나 각각의 운동과 전반적으로 이 운동법을 수행하는 과정에서 그저 이 책에서 도해로 소개되는 운동 단계를 무심코 모방해서는 안 되며, 운동이 어떻게 수행되는지를 배우고 자신의 육체적 및 정신적 능력에 따라 6가지 원리를 적용하는 데 중점을 두어야 한다.

호흡의 과학적 이해

호흡은 이 장에서 언급한 첫 번째 원리이고 역사적으로 마음과 몸을 연결하는 대부분의 운동법에서 중요한 역할을 해왔다. 호흡은 많은 필라테스 전문가가 이 운동법의 수행에서 가장 중요한 것이라고 받아들인다. 특정한 호흡 패턴에 대해, 또는 정해진 호흡 패턴이 필요한지에 대해 논의와 때로 이견이 생길 수도 있다. 그러나 운동에 호흡이 중요하다는 점을 반박할 사람은 거의 없으며, 호흡을 더 잘 이해하면 이 책에서 소개하는 운동으로부터 더 큰 효과를 얻는 데 분명 도움이 될 것이다.

호흡계의 주요 기능은 신체 조직에 산소를 전달하고 거기서 이산화탄소를 제거하는 것이다. 신체의 모든 세포는 생존을 위해 산소를 필요로 하지만, 신체가 세포의 대사산물인 이산화탄소를 제거해야 할 필요성이 건강한 사람의 호흡에 가장 중요한 자극이 된다. 호흡은 적어도 4가지 과정으로 이루어진다. 첫 2가지 과정에서는 외부 공기가 폐로(폐 환기, pulmonary ventilation) 그리고 폐에서 혈액으로(폐 확산, pulmonary diffusion) 유입되고 그 반대의 현상이 일어난다. 이 책은 이러한 첫 2가지 과정에 초점을 둔다. 다음 2가지 과정에서는 순환계를 통해 가스가 근육 같은 조직으로 운반되고 모세혈관과 조직 세포 사이에 산소와 이산화탄소의 교환이 일어난다.

호흡계의 해부구조

폐는 흉강을 꽉 채워 꼭 맞게 되어 있다. 오른쪽 폐는 왼쪽 폐보다 더 큰데, 흉강의 왼쪽에는 심장이 차지하는 부분이 있기 때문이다. 폐에는 관들(tubes)로 이루어진 광범위한 망과 가스로 채워진 수많은 폐포(alveolae)가 들어 있다. 이렇게 독특한 구조를 하고 있으므로 폐는 대단한 표면적을 갖게 되어 가스 교환이란 중요한 기능에 이상적이다.

구조적으로 호흡계는 크게 두 부분, 즉 상기도(upper respiratory tract)와 하기도

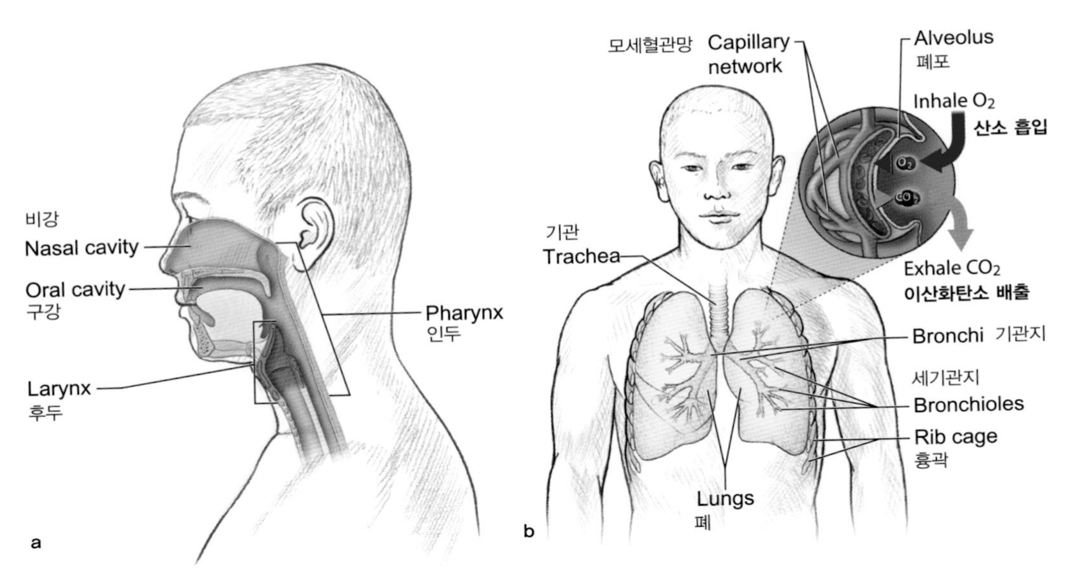

그림 1-1. 호흡계: (a) 상기도와 (b) 폐포 및 폐포와 모세혈관망 사이에 가스 교환이 일어나는 부위를 보여주는 하기도.

(lower respiratory tract)로 나눌 수 있다. 상기도(그림 1-1a)는 강과 관(비강, 구강, 인두와 후두)이 서로 연결된 부분으로 공기가 하기도로 들어가는 통로가 된다. 또한 상기도는 공기가 하기도의 마지막 부분에 도달하기 전에 공기를 정화하고 덥히며 가습하는 작용도 한다. 하기도(기관, 기관지, 세기관지와 폐포; 그림 1-1b)는 가스 교환이 일어나게 하는 구조물에서 끝나며, 여기에는 약 3억 개의 폐포(Marieb and Hoehn 2010) 및 이와 관련된 광범위한 모세혈관망이 있다. 폐포의 벽은 아주 얇아, 단순한 확산에 의해 산소가 폐포에서 아주 작은 폐 모세혈관으로 그리고 이산화탄소가 폐 모세혈관에서 폐포로 쉽게 이동하도록 한다.

호흡의 역학

흔히 호흡이라 하는 폐 환기는 2단계로 이루어진다. 공기가 폐로 유입되는 과정은 들숨 또는 흡기(inhalation 또는 inspiration)라 하고, 가스가 폐에서 배출되는 과정은 날

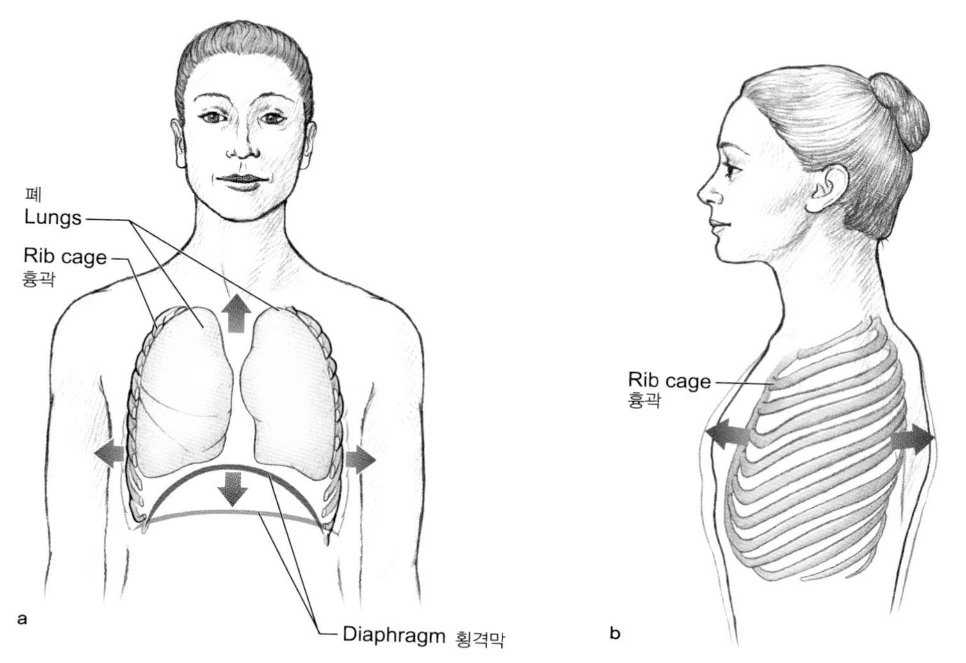

그림 1-2. 들숨 시 흉강 용적의 변화: (a) 전면 모습으로 늑골의 방향과 횡격막의 수축으로 인한 하흉부의 측면 확장을 보여주며, (b) 측면 모습으로 늑골과 흉골의 방향으로 인한 상흉부의 전후 확장을 보여준다.

숨 또는 호기(exhalation 또는 expiration)라 한다. 본질적으로 폐 환기는 흉강의 용적이 변화하고, 이에 따라 압력이 변화하며, 그 결과 가스의 흐름이 일어나 압력이 균등해지는 기계적인 과정이다. 이러한 압력 변화에 필요한 용적 변화는 흉부의 구조(흉골, 늑골, 늑연골과 추골)가 큰 도움을 줘 일어난다. 늑골과 척추는 들숨 시에 위쪽과 바깥쪽으로 그리고 날숨 시에 아래쪽과 안쪽으로 이동할 수 있도록 관절로 연결되어 있다.

들숨

들숨은 호흡근, 특히 횡격막(diaphragm)이 활성화되어 시작된다. 돔 형태의 횡격막이 수축하면 횡격막은 납작해져 흉강의 높이가 높아진다(그림 1-2a). 외늑간근(external intercostal)은 흉곽을 들어 올리고 흉골을 앞으로 당기는 작용을 한다. 늑골의 방향

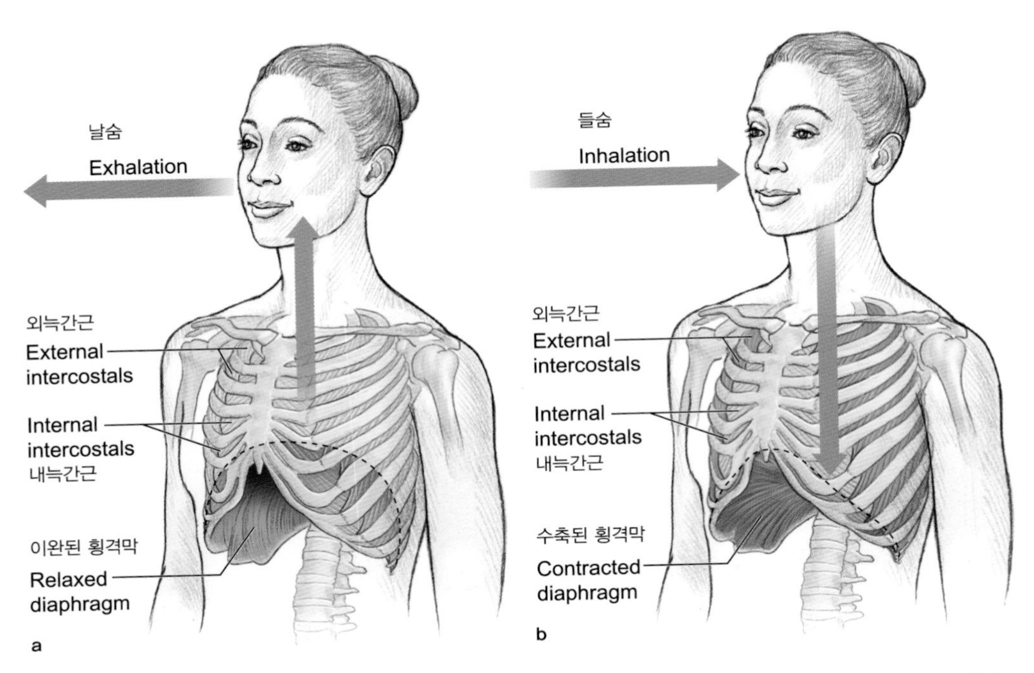

그림 1-3. 횡격막, 외늑간근과 내늑간근의 작용: (a) 수동적 날숨 후 횡격막이 돔 형태를 이루고 외늑간근과 내늑간근이 이완된 모습을 보여주며, (b) 들숨에서 횡격막이 수축되고(납작해지고) 외늑간근이 수축되는 반면 내늑간근이 이완된 모습을 보여준다.

으로 인해 중간 흉부와 하흉부의 늑골은 보다 측면으로 용적을 증가시키고 상부 흉강의 늑골은 흉강 용적을 보다 전후 방향으로 증가시키게 된다(그림 1-2b). 이러한 호흡근에 의해 흉강의 용적이 증가하면 폐의 폐포 내 압력(폐내압, intrapulmonary pressure)이 외부 기압보다 더 낮아진다. 그래서 폐내압이 기압(체외 공기에 의한 압력)과 동일해질 때까지 공기가 폐로 유입된다.

또한 폐의 확장은 2개의 중요한 막 사이의 표면장력과 관련된 메커니즘이 도움을 줘 일어난다. 이 2개의 얇은 막은 '흉막(pleura)'이라 한다. '장측 흉막(visceral pleura)'은 폐의 외표면을 감싸며, '벽측 흉막(parietal pleura)'은 흉벽의 내면과 횡격막을 덮는다. 이 두 흉막 사이에 흉막강이 존재한다. 이 강은 밀폐되어 있고 소량의 체액을 함유한다. 흉벽이 확장되면 폐는 바깥쪽으로 당겨, 흉막강의 음압이 증가하기 때문에 폐의 외막이 흉벽의 내막에 붙는다.

격렬한 운동을 하거나 일부 폐질환이 있는 경우와 같이, 폐 환기 요구가 증가하면 기타 많은 보조근육이 활성화되어 이상에서 설명한 2가지 과정을 돕는다. 예를 들어 들숨에서 추가로 사각근, 흉쇄유돌근, 대흉근과 소흉근 같은 근육이 동원되어 늑골의 추가 상승을 도울 수 있다. 척추기립근과 같은 근육은 흉추 만곡을 똑바로 펴도록 도울 수 있고 그러면 흉강 용적이 더 증가해 유입되는 공기의 양이 보다 많아진다.

날숨

조용한 날숨은 주로 수동적이며, 폐조직의 탄력적인 반동 그리고 호흡근의 이완과 관련된 변화에 의존한다. 횡격막은 이완되면서 흉부로 올라간다. 늑골은 늑간근이 이완되면서 내려간다(그림 1-3). 흉강 용적은 감소한다. 이는 다시 외부 기압에 비해 폐내압을 증가시켜, 결국 공기가 폐에서 체외로 빠져나간다.

그러나 폐 환기 요구가 증가하는 경우와 같이 강제 날숨을 쉴 때에는 기타 근육의 능동적 수축이 수동적 메커니즘에 추가될 수 있다. 예를 들어 복근의 수축은 복강내압을 통해 횡격막을 위로 밀 뿐만 아니라 내늑간근과 같은 기타 근육을 도와 흉곽을 하강시킬 수 있다.

필라테스의 수행에서 호흡

호흡 운동, 즉 자발적으로 조절된 호흡 패턴이 건강에 유익하거나 신체의 수행능력을 향상시킬 수 있다는 것은 수세기 동안 많은 문화권이 공유해온 믿음이다. 제시된 효과는 이완 향상과 스트레스 감소로부터 혈압 저하, 집중력 증진, 특정 근육의 활성화, 혈액순환 및 호흡의 개선과 심혈관 질환 위험의 저하에 이르기까지 다양하다. 다양한 조절 호흡법의 잠재적인 긍정적 효과와 관련해 일부 과학적 연구가 존재하지만, 이러한 효과를 더 잘 이해하고 최적의 훈련법을 개발하기 위해서는 추가 연구가 필요하다. 그러나 동서양을 막론하고 호흡을 심오한 방법으로 사용하는 수련법이 많다는 점은 무시할 수 없다(요가, 태극권, 합기도, 가라테, 카포에이라, 댄스, 수영, 웨이트리프팅 등). 일부 훈련법은 호흡의 다양한 효과를 이용하여 경기력을 향상시키거나 몸과 마음, 영혼의 건강을 촉진하려 노력해왔다.

필라테스는 호흡을 다양한 방법으로 사용해 이러한 효과를 촉진하려 시도한다. 필라테스에서 호흡을 형성하는, 즉 호흡을 조절하는 3가지 주요 방법은 측면 호흡, 정해진 호흡 패턴과 능동적 호흡이다.

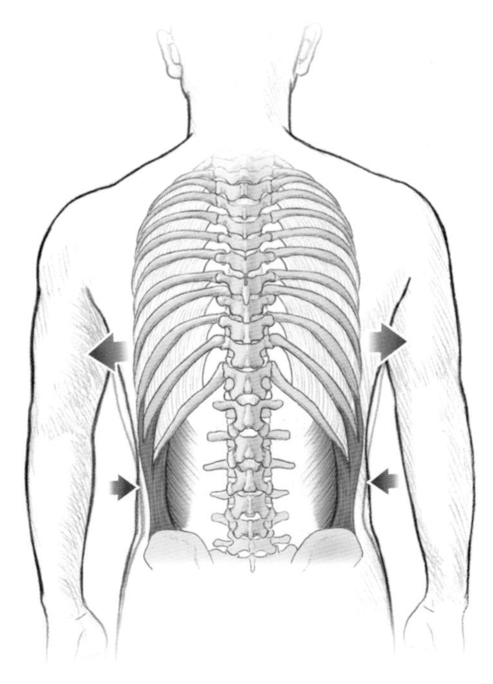

그림 1-4. 측면 호흡을 사용할 경우에 들숨에서 일어나는 흉곽의 확장이며, 몸통 중간 주위에서 코르셋 비슷한 작용이 몸을 지지한다.

측면 호흡

'측면 호흡(lateral breathing)', 즉 '늑간근 호흡(intercostal breathing)'은 들숨과 날숨에서 모두 심부 복근을 일관되게 안쪽으로 당긴 상태를 유지하면서 흉곽의 측면 확장을 강조한다(그림 1-4). 이러한 호흡법은 복근이 이완되어 바깥쪽으로 밀리도록 한 채 들숨에서 횡격막의 하강을 강조하는 호흡 형태(흔히 '횡격막 호흡[diaphragmatic breathing]'이라 함)와 대조된다.

측면 호흡을 사용하는 이유는 필라테스 운동을 수행하면서 복근의 수축을 유지하도록 돕기 위한 것인데, 이 운동을 하면서는 중심부를 안정되게 유지하는 것이 성공적인 수행과 몸의 보호에 중요하다. 그렇다고 횡격막 호흡이 부정적이라거나 횡격막이 측면 호흡에서 중요한 역할을 하지 않는다는 의미는 결코 아니며, 단지 필라테스의 수행에서는 측면 호흡이 흔히 선호되는 호흡법이라는 의미이다.

정해진 호흡 패턴

이 책에서 소개하는 필라테스 운동은 정해진 호흡 패턴(set breath pattern)을 사용한다. 움직임의 어떤 단계에서는 들숨이 일어나며, 다른 단계에서는 날숨이 일어난다. 이러한 패턴을 사용하는 한 가지 이유는 숨을 멈추지 않도록 하기 위함인데, 특히 많은 노력이 요구되는 운동인 경우에 그렇다. 숨을 멈추면 과도한 근육 긴장과 원하지 않고 잠재적으로 위험한 혈압 상승을 초래할 수 있다(발살바 수기[Valsalva maneuver]). 더 큰 노력을 요하는 단계에서 날숨은 숨을 멈추지 않게 할 수 있다.

또한 특정한 호흡 패턴은 동원되는 근육에 영향을 미칠 수도 있다. 예를 들어 날숨은 제2장에서 설명하는 복횡근이란 심부 복근 등 복근의 활성화를 촉진할 수 있다.

마지막으로, 호흡 패턴은 특정한 필라테스 운동의 역동성, 즉 리듬을 확립하도록 도울 수 있다. 필라테스에서 모든 운동에는 나름의 특성이 있다. 일부 운동 또는 특정한 운동의 일부 단계는 보다 느리고 부드럽게 수행된다. 다른 일부는 보다 빠르고 힘차게 수행된다. 다양한 역동성은 필라테스 세션에 다양성을 부여하는 데 도움이 될 뿐만 아니라 일상 활동을 보다 밀접히 자극하기도 한다.

능동적 호흡

호흡이 운동의 역동성에 극적인 영향을 미칠 수도 있는 특수한 경우가 능동적 호흡(active breathing)이다. 헌드레드(Hundred, 운동 5-4)처럼 대표적인 운동에서는 날숨에서 숨을 능동적으로 밀어낸다. 수행자가 복근과 내늑간근을 단계적으로 그리고 역동적으로 수축시키면서 타악기적인 호흡(percussive breathing)을 추가한다. 들숨에서는 외늑간근에 역점을 두면서 단계적으로 타악기적인 호흡을 통해 숨을 끌어들인다. 이러한 호흡을 하면서 팔을 펌프질하듯 아래위로 움직이는 박동(beat)을 들숨에서 5번, 날숨에서 5번 추가한다. 각각의 박동은 위에서 언급한 근육들의 추가 수축을 나타낸다.

능동적 호흡의 사용은 개별적이어야 한다. 과도한 긴장 속에 운동하는 사람은 더 이완되고 보다 부드러운 호흡법을 사용하도록 한다. 일부 사람에게는 능동적 호흡이 표적근육을 활성화하고 필라테스 세션에 더 많은 에너지를 투여하는 데 도움이 될 수도 있다.

조셉과 클라라의 초기 제자이자 최고의 필라테스 지도자들 중 한 분인 론 플레처(Ron Fletcher)는 능동적 호흡에 대한 접근방식으로 타악기적인 호흡을 개발했다. 그는 개별 인터뷰에서 "호흡은 움직임을 형성하고 그 역동성을 규정한다"고 설명했다. 여기서 '타악기적인'이란 말을 '강제적인'이란 말로 혼동해서는 안 되며, 오히려 그것은 각각의 운동에 따라 변동하는 호흡에 소리와 리듬을 제공한다. 그것은 풍선을 분 다음 작은 구멍을 통해 끊임없이 일정한 양으로 최대한 많은 공기를 방출시키는 것으로 생각하면 된다. 이러한 개념은 조셉 필라테스의 호흡측정기(breathometer)를 떠올리게 하는데, 이는 대고 불면 돌아가는 물레 같은 기기였다. 목표는 계속해서 물레를 일관된 속도로 돌리는 것이었다. 조셉이 특유의 강한 독일 말투로 "당신은 공기를 들여오기 전에 공기를 내보내야 해"라고 말한 것을 회상하면서 플레처는 인터뷰 중 "들숨과 날숨에는 모두 의도가 있어야 한다"고 지적했다. 그는 "들숨은 움직임을 위한 들숨이다"라고 덧붙였다.

매트 운동에 대한 기본 원리의 적용

매트 운동(mat work)은 필라테스의 토대를 형성하는데, 운동이란 측면에서뿐만 아니라 그 원리의 수행과 원리의 운동 및 삶에 대한 통합이란 측면에서도 그렇다. 최대의 결과를 얻기 위해서는 필라테스를 수행하는 동안 내내 기본 원리가 존재해야 한다. 운동을 배우고 터득하면서 다음과 같은 단계를 밟도록 한다.

1. 먼저 각각의 운동에서 설명하는 호흡 패턴에 기초한 기본적인 동작 패턴을 배우는 데 집중한다. 도해로 나타낸 체위를 면밀히 살펴보고, 설명 부분을 읽는다.
2. 동작을 연습할 때에는 예리하게 집중하여 중심 및 조절 감각을 기르는 데 도움이 되도록 하며, 이러한 감각은 기억하기 쉽고 정확하며 믿을 만한 운동 프로그램의 개발을 통해 동작을 몸에 배게 하는 것과 관련이 있다. 테크닉 지침(자신의 지침을 더 추가해도 좋다)에 집중하여 필라테스에 본질적인 정확성을 기르는 데 도움이 되도록 한다. 동작에서 많은 미묘한 차이에 익숙해질 때까지 동작 패턴을 연습한다. 각각의 동작은 특정한 동원 패턴 속에서 올바른 근육의 복잡한 타이밍과 활성화를 요구한다.
3. 타이밍을 터득하고 모든 원리를 적용함에 따라 흐름의 특성이 동작에 나타날 것이다. 이 시점에서는 하나의 동작에서 다음 동작으로의 이행에 주의를 기울일 수도 있다. 이렇게 하면 운동 전반에서 일반적인 흐름을 만드는 데 도움이 된다.
4. 필라테스의 기본 원리를 향후 소개되는 해부학 정보를 통해 신체 작용의 심층적인 이해와 접목하는 것은 강력한 조합으로 분명히 많은 이점을 제공할 것이다. 성공의 비결은 연습에 있다. 지속적인 연습과 동작의 강화로 당신은 의문의 여지없이 필라테스의 놀라운 세계를 즐기게 될 것이다.

2 척추, 중심부와 신체 정렬 SPINE, CORE, AND BODY ALIGNMENT

신체의 정렬은 어깨에 대한 머리의 위치처럼 신체 부위들의 상대적인 위치라고 설명할 수 있다. '정적 정렬(static alignment)'은 신체가 고정되어 있을 때 이러한 상대적인 위치이다. 동작 중에 일어나는 상대적인 위치는 '동적 정렬(dynamic alignment)'이다. 정적 및 동적 정렬은 모두 필라테스에서 중요하다. 필라테스는 특정한 동작 또는 자세와 관련된 바람직한 신체 정렬을 이루는 능력은 물론 신체 정렬의 인식도 향상시킬 것이다.

골격

정렬을 이해하고 향상시키기 위해서는 신체 내부를 구성하면서 자세의 정렬을 돕는 요소들(인간 골격을 이루는 206개의 뼈)을 살펴봐야 한다. 골격은 크게 2가지, 즉 중축골격(몸통골격, axial skeleton)과 부속골격(사지골격, appendicular skeleton)으로 나뉜다. 그림 2-1에서와 같이 '중축골격'(노란색)은 두개골, 척주(척추), 늑골과 흉골로 구성된다. 그 이름이 의미하듯이 서 있을 때 중축골격은 신체에서 똑바로 올라가는 중심축을 형성하고 여기에 사지가 붙어 있다.

'부속골격'은 사지, 즉 부속기를 이루는 뼈들로 구성된다. 부속골격은 짝을 이루

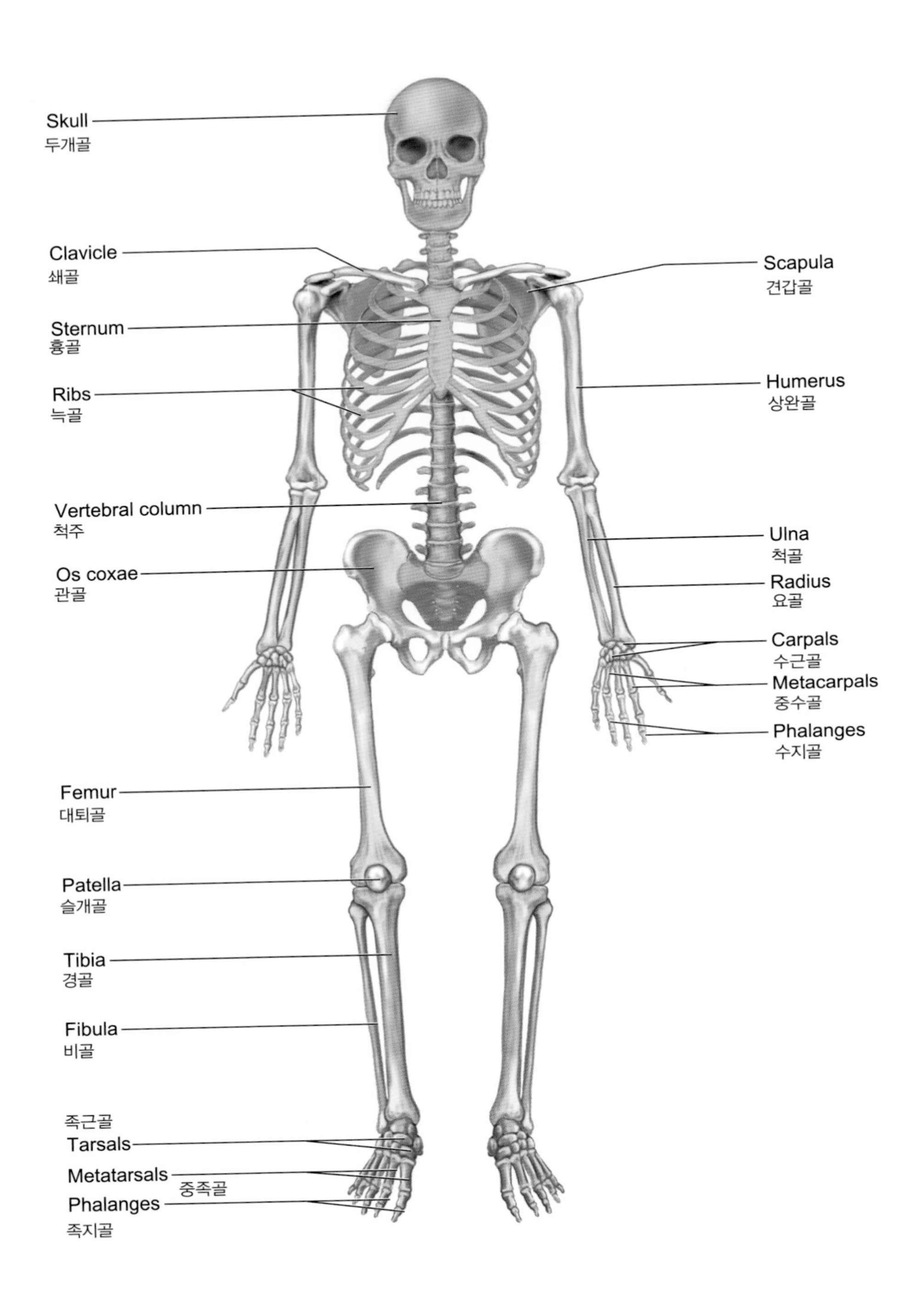

그림 2-1. 골격의 뼈(전면 모습). 중축골격(몸통골격, axial skeleton)은 노란색으로 표시되어 있다. 부속골격(사지골격, appendicular skeleton)의 두 부분인 상지는 초록색, 하지는 파란색으로 표시되어 있다.

는 상지 및 하지로 되어 있다. 각각의 '상지'(그림 2-1에서 초록색)에는 1개의 쇄골(빗장뼈), 1개의 견갑골(어깨뼈), 1개의 상완골(위팔뼈), 전완의 뼈로 1개의 요골 및 척골, 그리고 손의 뼈로 8개의 수근골(손목뼈), 5개의 중수골(손허리뼈) 및 14개의 수지골(손가락뼈)이 있다. 각각의 '하지'(그림 2-1에서 파란색)에는 1개의 관골(볼기뼈), 1개의 대퇴골(넓적다리뼈), 1개의 경골(정강뼈), 하퇴부의 더 작은 뼈로 1개의 비골, 그리고 발의 뼈로 7개의 족근골(발목뼈), 5개의 중족골(발허리뼈) 및 14개의 족지골(발가락뼈)이 있다. 성인의 경우, 전문용어로 '관골(os coxae 또는 coxal bone)'이라 하는 볼기뼈(hip bone)는 서로 유합된 3개의 뼈, 즉 장골(ilium), 좌골(ischium)과 치골(pubis)로 이루어진다.

척추

척추는 중축골격의 주요 움직임을 일으킨다. 그리고 척추의 움직임, 안정성과 정렬은 필라테스에서 필수적인 요소이다.

추골

척추, 즉 척주는 '추골(vertebra)'이란 33개의 뼈로 이루어지고 이들 뼈는 쌓아올려져 긴 기둥 같은 구조물을 형성한다. 그림 2-2에서처럼 추골은 꼭대기인 목에서 바닥인 골반으로 내려가면서 크기가 커진다. 추골은 다섯 부위로 배열되어 있다. 그림 2-2에서 색깔을 입혀 강조한 첫 세 부위는 24개의 추골로 이루어지고 이들 추골은 척추의 주요 움직임을 일으킨다.

- **경추(Cervical, 초록색).** 머리 밑에서 목의 바닥까지 이르는 맨 위 7개의 추골이

'경추'이다. 가장 작고 가장 가벼운 경추는 머리와 목의 움직임에 필수적이다.

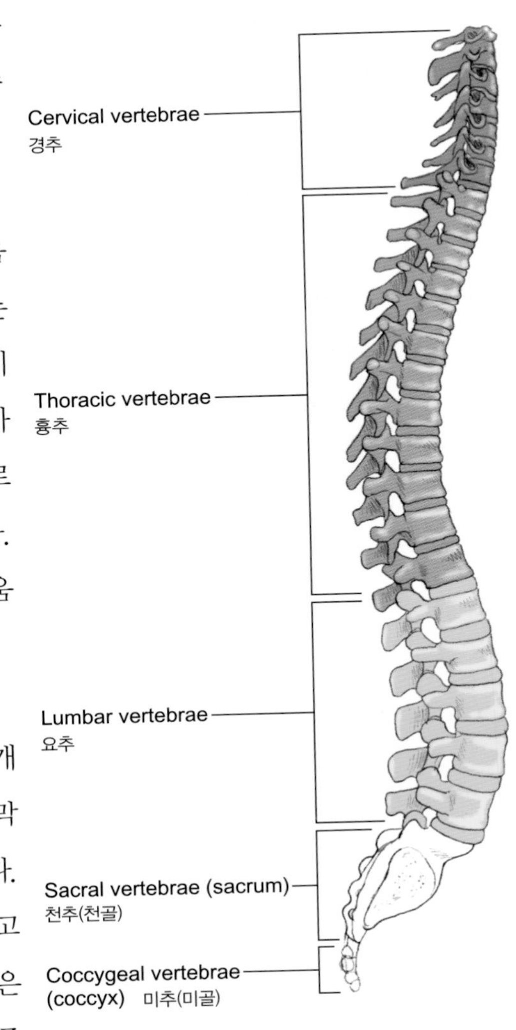

그림 2-2. 척추의 부위와 만곡(척주의 우측 모습).

- **흉추(Thoracic, 파란색).** 다음 12개의 추골이 '흉추'이다. 흉추는 목 바로 밑에서 마지막 늑골까지 이르고 위에서 아래로 갈수록 크기가 점차 커진다. 흉추는 늑골과 관절로 연결되어 있다는 점에서 독특하다. 흉추는 등 상부를 포함해 흉부의 움직임에 중요하다.

- **요추(Lumbar, 노란색).** 다음 5개의 추골이 '요추'이다. 요추는 마지막 늑골 바로 밑에서 골반까지 이른다. 요추는 위의 추골들보다 더 강하고 보다 묵직하며 점진적으로 더 높은 비율의 상체 체중을 지지하는 체중부하 기능에 필수적이다. 요추는 등 하부를 포함해 몸통의 움직임에 중요하다.

- **천골(Sacrum).** 다음 5개의 추골을 '천추(sacral vertebrae)'라 한다. 이들 추골은 독립적으로 작용하기보다는 성인에서 유합되어 있어 삼각형 형태의 '천골'을 형성한다. 천골의 양옆은 관골과 연결되어, 골반에 대해 중요한 안정성을 제공한다. 천

추는 유합되어 있기 때문에 천골의 주요 움직임은 바로 위 요추와 상대적으로 일어난다. 마지막 요추와 천골 사이의 관절을 '요천추관절(lumbosacral joint)'이라 한다. 이 관절에서의 움직임은 등 하부와 골반의 정렬에 큰 영향을 미친다. 또한 이 관절은 요추 손상의 흔한 부위이기도 하다.

- **미골(Coccyx).** 마지막 4개(혹은 때로 3개 또는 5개)의 추골을 '미추(coccygeal vertebrae)'라 한다. 이들 추골은 작은 삼각형을 형성하고 이는 꼬리뼈의 흔적으로 생각된다. 따라서 이들 추골은 전문용어로 '미골'이지만 흔히 합쳐서 꼬리뼈라 말한다.

그림 2-2에서 보듯이 척추는 곧은 막대가 아니다. 오히려 측면에서 볼 때 부위들 각각이 뚜렷한 만곡(curve)을 이루고 있다. 경추와 요추 부위는 뒤쪽으로 오목하게 만곡되어 있는 반면, 나머지 부위들은 앞쪽으로 오목하게 만곡되어 있다. 이상적이라면, 이들 굴곡은 각각 정상적인 수준으로 만곡되고 서로에 대해 균형을 이룬다. 이들 만곡은 척추 움직임의 향상과 충격흡수에 모두 중요한 역할을 한다.

추골 사이 관절

요추와 흉추에서 그리고 맨 위 2개의 추골을 제외한 경추에서 추골들은 모두 일련의 관절에 의해 위아래 추골과 연결되어 있고 이러한 관절은 연속적인 추골들 사이에서 가능한 운동범위에 큰 영향을 미친다. 그림 2-3에서처럼 추골의 앞쪽 둥근 부분(척추체, vertebral body)은 '추간판(intervertebral disc)'에 의해 인접 추골들과 연결되어 있어 연골관절을 형성한다. 이 추간판의 외측에는 섬유조직으로 된 강한 섬유테인 '섬유륜(annulus fibrosus, 회색 부분)'이 그리고 내측 중앙에는 젤라틴 덩어리인 '수핵(nucleus pulposus, 자주색 부분)'이 있다. 수핵은 수분 함량이 높으며, 디스크는 추골들 사이에 있는 작은 물 방석에 비유할 수 있고 충격흡수와 척추 보호에 중요한 역할을 한다.

이들 추골의 뒤쪽 부분도 '후관절(facet joint)'이란 짝을 이루는 작은 관절에 의해 연결되어 작게 밀리는 움직임이 일어난다. 이러한 후관절을 형성하는 추골들의 돌출(관절돌기, articular process) 형태 및 방향이 척추의 이 부위에서 허용되는 움직임에 영향을 미친다. 예를 들어 후관절의 방향은 흉추 부위에서 회전을 증진시키지만 요추 부위에서는 회전을 제한한다.

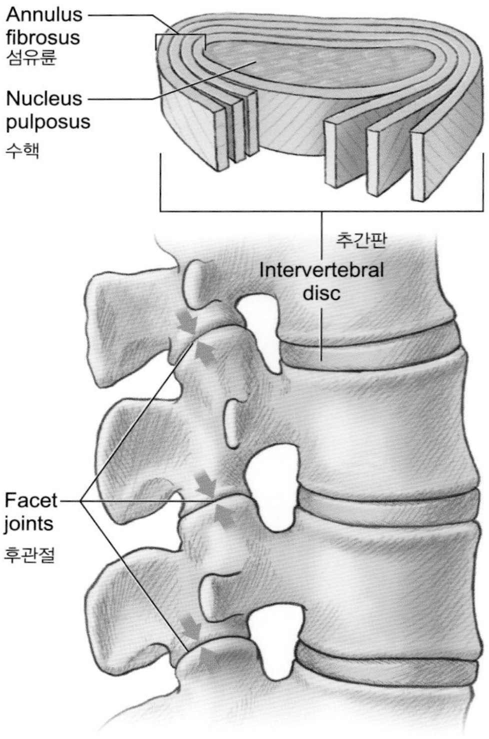

척주의 움직임은 추골들 사이에 걸쳐 있는 섬유조직으로 된 많은 강한 인대에 의해서도 영향을 받는다. 이들 인대는 추골이 특정한 방향으로 얼마나 멀리 움직일 수 있는지의 조절에 도움을 주고, 척추에 대해 중요한 안정성을 제공하며, 또 추간판이 앞쪽이나 뒤쪽으로 돌출되지 않도록 돕는다.

그림 2-3. 척추의 관절로는 후관절과 추간판이 있으며, 추간판을 상세히 보여준다.

근력 불균형, 유연성 불균형, 자세 습관과 손상 같은 요인이 대부분의 사람에게 척추 부위에서 움직임의 제한, 과도 혹은 비대칭을 초래한다. 필라테스의 한 가지 목표는 척추의 각 분절에서 대칭적인 방식의 완전한 운동범위를 가능하게 하는 것이다.

척추의 움직임

필라테스에서 활용하는 척추의 큰 동작이 그림 2-4에 나와 있다. 척추 '굴곡(flexion)'

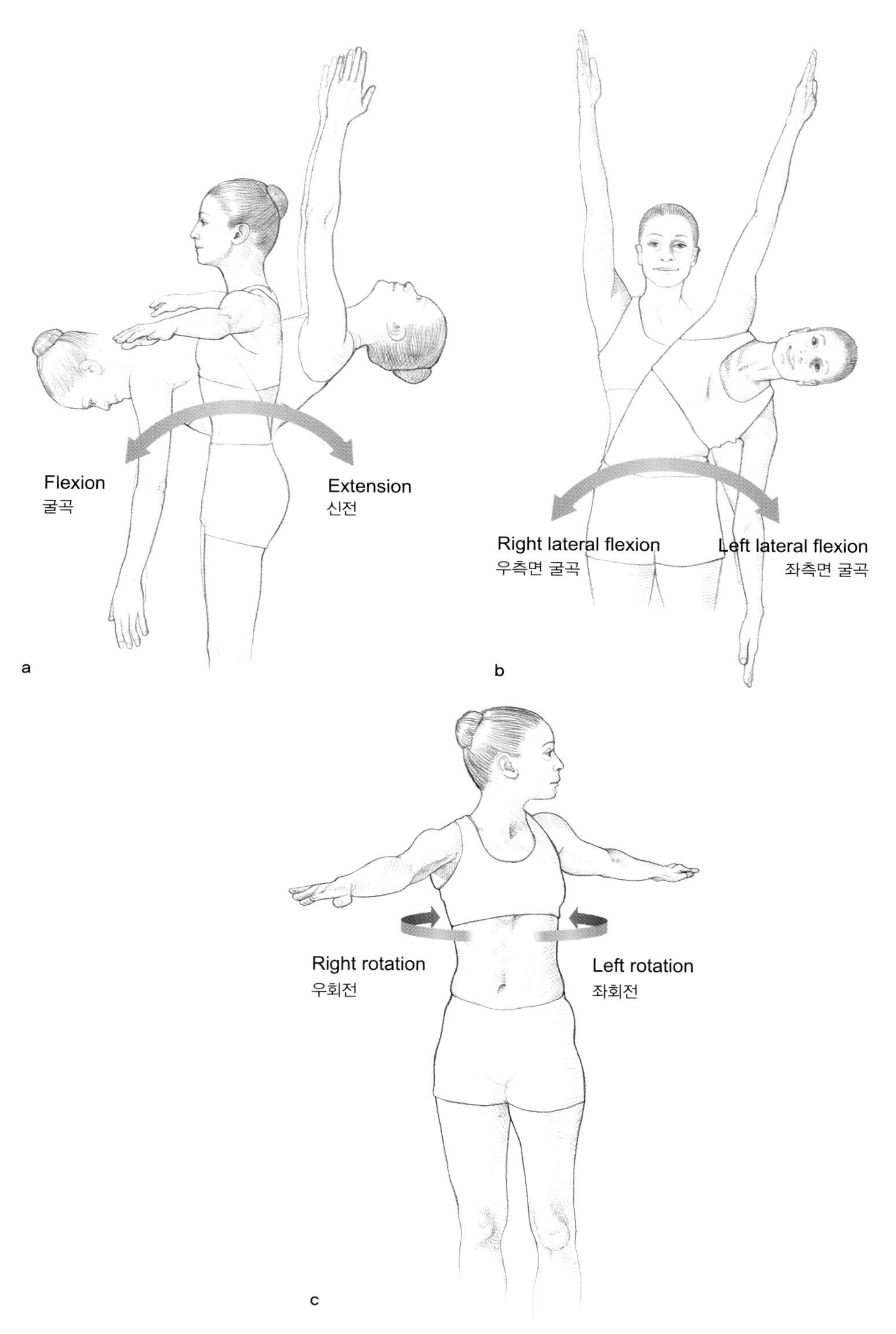

그림 2-4. 척추의 움직임: (a) 굴곡과 신전, (b) 우측면 굴곡과 좌측면 굴곡, (c) 우회전과 좌회전.

은 척추를 앞으로 구부리는 것으로, 예를 들어 척추를 감아 내려 손끝이 발가락에 닿게 하거나 몸통 상부를 앞으로 감아올려 윗몸일으키기 자세를 취하는 것이며, '신전(extension)'은 굴곡시킨 자세에서 척추를 펴거나 편 자세를 지나쳐 뒤쪽으로 움직이는 것이다(그림 2-4a). 편 자세를 지나쳐 뒤쪽으로 움직이는 것은 척추 '과신전(hyperextension)'이라고도 할 수 있다. 척추를 오른쪽 옆으로 구부리는 것은 '우측면 굴곡(right lateral flexion)'이며, 똑바른 자세로 다시 구부려 올리거나 반대쪽으로 구부리는 것은 '좌측면 굴곡(left lateral flexion)'이다(그림 2-4b). 머리나 몸통 상부를 회전시켜 얼굴이나 가슴이 오른쪽을 향하도록 하는 것은 '우회전(right rotation)'이며, 머리나 몸통 상부를 다시 중앙 또는 반대쪽으로 회전시키는 것은 '좌회전(left rotation)'이다(그림 2-4c).

척추의 주요 근육

척추의 많은 근육이 움직임을 일으키거나 안정성에 영향을 미친다. 가장 중요한 근육군들 중 2가지는 복부 근육과 척추 신근이다. 장요근과 요방형근도 일부 상황에서는 중요하다.

복부 근육

복부 근육(복근)은 오래 전부터 더 납작한 복부를 만들고, 동작의 테크닉을 증진시키고, 특정한 자세 문제를 개선하고, 또 일부 유형의 척추 손상 위험을 감소시키는 데 도움이 될 수 있다는 잠재력을 인정받아 왔다. 복근에는 복직근(rectus abdominis), 외복사근(external oblique), 내복사근(internal oblique), 복횡근(transversus abdominis) 등 4쌍의 근육이 있다. 복근은 모두 복부의 중앙을 따라 수직으로 내려가는 힘줄 띠(백선, linea alba)에 부착되어 있으나, 그 근섬유의 위치와 방향은 아주 다르다. 그림 2-5a에서와 같이 복직근은 복부의 중심부에서 위아래로 곧게 주행한다. 반면 외복사근은 중심을 향해 아래쪽으로 대각선 방향으로 주행하며, 그 근섬유는 복직근의 측면으로 위치해 있다. 외복사근보다 깊이 있는 내복사근은 상부 섬유가 중심을 향해 위쪽으로 주행하며, 그 근섬유도 복직근의 측면으로 있다.

이들 3개 복근의 양쪽이 동시에 수축하면 모두 척추 굴곡을 일으킬 수 있고 복직근이 특히 강력하게 작용한다. 이들 3개 복근의 한쪽이 수축하면 모두 그쪽으로 측면 굴곡을 일으킬 수 있고 복사근이 특히 효과적으로 작용한다. 또한 복사근의 한쪽 수축은 회전을 일으킬 수 있는데, 외복사근은 그 반대쪽으로 회전을 일으키고 내복사근은 같은 쪽으로 회전을 일으킨다. 가슴 들어올리기(Chest Lift, 운동 4-2)와 같이 감아올리는 유형의 운동을 할 때에는 양쪽의 3개 복근이 모두 작용하여 원하는 척추 굴곡을 일으킨다. 그러나 가슴 들어 올려 회전시키기(Chest Lift With Rotation, 운동 4-7)에서처럼 왼쪽으로 회전시킬 때에는 오른쪽 외복사근과 왼쪽 내복사근만이 원하는 회전을 일으키며, 양쪽 복직근은 모두 주로 굴곡에서 척추가 매트에서 들린 상태를 유지하

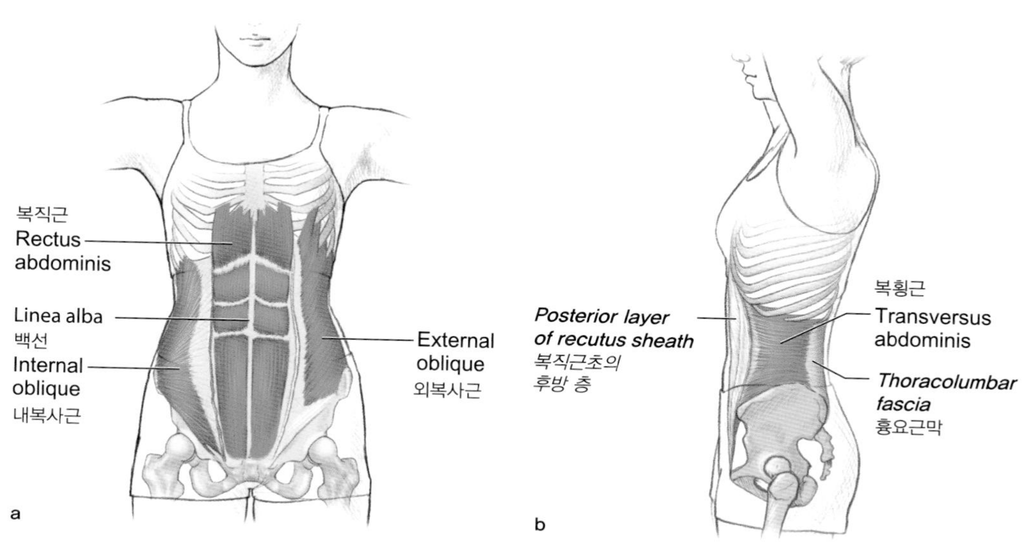

그림 2-5. 복근: (a) 몸통의 전면 모습으로 왼쪽의 외복사근과 오른쪽의 복직근 및 내복사근을 보여주며, (b) 측면 모습으로 복횡근을 보여준다.

는 작용을 한다.

네 번째 복근인 복횡근은 가장 심부에 있는 근육이다. 그 근섬유는 그림 2-5b에서 처럼 복부를 가로질러 대략 수평 방향으로 주행한다. 따라서 이 근육은 회전을 도울 수는 있지만 척추 굴곡을 일으킬 수는 없다. 그 주요 기능은 자세를 잡는 것이며, 수축하면 복벽을 안쪽으로 당기고 복부 장기를 코르셋과 비슷하게 압박한다. 복횡근은 작은 힘을 들여 팔다리를 움직이는 동작 바로 전에 자동적으로 수축하여 건강한 척추 및 골반의 안정화를 도움으로써 척추의 보호에 중요한 역할을 하는 것으로 나타났다. 또한 이 근육은 호흡을 보조할 수 있고 강제 날숨에 동원된다. 그러므로 필라테스에서는 때로 날숨을 이용하여 이 근육의 활성화를 촉진한다. 현재 필라테스 지도에 대한 많은 접근방식에서는 복횡근의 사용을 강조한다.

복횡근의 활성화에 대한 강조는 매우 가치 있는 기술이기도 하지만, 최근의 연구는 더 큰 힘을 요하는 기능적 움직임인 경우에 기타 복근도 안정화와 움직임에 중요한 역할을 할 수 있다고 시사한다. 더욱이 다양한 연구가 내복사근이 흔히 복횡근과 함께 활성화된다는 점을 보여준다. 따라서 모든 복근의 근력, 근지구력과 조화로운 활성화를 향상시키는 것을 필라테스 매트 운동의 목표로 삼아야 한다.

척추 신근

짝을 이루는 척추 신근은 몸통의 뒤쪽에 위치하며, 공통적으로 척추를 신전시키는, 즉 뒤쪽으로 젖히는 작용을 한다. 한때 복근의 근력을 강조하면서 무시되었던 이 중요한 근육은 움직임을 최적으로 수행하는 능력, 일부 척추 손상, 골다공증 및 일부 자세 문제의 예방과 요추 손상 후 성공적인 활동 복귀에 중요한 것으로 밝혀졌다.

척추 신근은 척추기립근(erector spinae), 반극근(semispinalis), 후방 심부 척추 근육 등 3개의 근육군으로 나눌 수 있다. 그림 2-6에서처럼 척추 신근 중에서 가장 강력한 척추기립근은 극근(spinalis), 최장근(longissimus), 장늑근(iliocostalis) 등 3개의 근육으로 구성되어 있다. 척추기립근보다 깊이 있는 반극근은 흉추 이상으로만 있다. 이 근육을 강화하면 흔히 등 상부가 구부정한 자세가 되는 경향을 방지하는 데 도움이 될 수 있다. 후방 심부 척추 근육인 극간근(interspinales), 횡돌간근(intertransversales), 회선근(rotatores)과 다열근(multifidi)은 복횡근과 유사한 기능을 한다. 그 주요 역할은 척추의 안정화와 인접 추골에 대한 한 추골의 작은 움직임(분절 움직임)이다. 이 근육군에 속하는 근육의 하나인 다열근(그림 2-6에서 요추 부분)은 하부 척추의 안정화와 재활에 특히 중요하다. 다열근은 더 많은 추골에 걸쳐 있고 그 부착부들 때문에 이 심부 근육군의 기타 근육보다 더 많은 힘을 생성할 잠재력을 지닌다. 그러므로 요추 재활에 대한 일부 접근방식과 필라테스에서 이 근육의 사용이 강조된다.

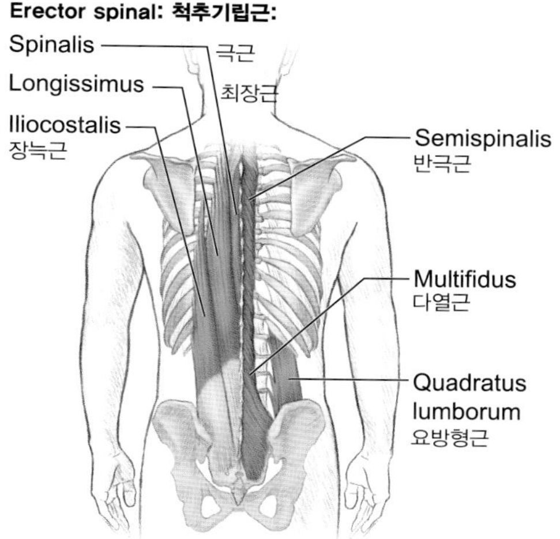

그림 2-6. 척추 신근과 요방형근(척주의 후면 모습). 척추기립근의 3개 근육(극근, 최장근과 장늑근)이 왼쪽에 표기되어 있다. 반극근, 다열근(후방 심부 척추 근육의 핵심 근육)과 요방형근은 척추의 오른쪽에 표기되어 있다.

그러나 복근에서처럼 최근의 연구는 더 큰 힘을 요하는 기능적 움직임인 경우에 기타 척추 신근도 척추 안정화에 중요하다고 시사한다. 따라서 다열근을 의식적으로 활성화하는 법을 배우는 것이 유익할 수도 있지만, 기타 척추 근육의 근력, 근지구력과 조화로운 활성화를 향상시키는 것도 필라테스 매트 운동에 필수적이고 유용하다.

그 작용을 보면, 이들 3개 근육군(척추기립근, 반극근과 후방 심부 척추 근육)의 양쪽이 수축하면 척추 신전이 일어나는 반면, 한쪽(극간근 제외)이 수축하면 그쪽으로 측면 굴곡이 일어날 수 있다. 척추기립근(극근 제외)의 한쪽이 수축하면 그쪽으로 회전이 일어나는 반면, 반극근과 일부 후방 심부 척추 근육(다열근과 회선근)의 한쪽이 수축하면 반대쪽으로 회전이 일어날 수 있다. 엎드려 누워 등 신전(Back Extension

Prone, 운동 4–8) 같은 운동을 할 때에는 척추기립근, 반극근과 후방 심부 척추 근육의 양측이 원하는 척추 신전을 일으킬 수 있으며, 척추기립근이 가장 강력하게 작용한다. 그러나 오른쪽으로 회전할 때에는 오른쪽 척추기립근의 두 근육, 왼쪽 반극근, 왼쪽 다열근과 왼쪽 회선근이 작용하여 몸통 상부에서 원하는 척추 회전을 일으킬 수 있어, 척추 신근에 가해지는 어려움이 현저히 증가한다. 수영(Swimming, 운동 9–4)이 이러한 유형의 어려움을 보여주는데, 플러터 킥을 하듯이 팔다리를 움직임으로써 몸통이 회전을 일으키는 경향이 있어 척추 신근을 정교하게 사용해야 몸통의 안정성을 유지하는 데 도움이 된다(운동 9–4 운동 포커스 참조).

요방형근과 장요근

요방형근(quadratus lumborum)과 장요근(iliopsoas)도 척추에 대해 중요한 작용을 하고 이러한 작용은 필라테스 매트 운동에서 역할을 한다. 그림 2–6에서처럼 요방형근은 골반에서 시작해 요추의 양옆과 마지막 늑골에 부착되어 있다. 한쪽이 수축하면 요방형근은 그쪽으로 요추의 측면 굴곡을 일으킬 수 있다. 또한 요방형근은 요추의 측면 안정성에 기여할 수도 있다.

장요근(그림 2–7a)은 강력한 근육으로 주로 다리를 앞으로 높이 들어 올리는 능력(고관절 굴곡)으로 알려져 있는데, 이는 다음 장에서 논의할 것이다. 또한 그림 2–7b에서와 같이 장요근은 척추에 부착되어 있어 요추에 요구되는 정상적인 굴곡의 유지를 돕는 데 중요한 역할을 하고 요추의 측면 굴곡을 보조할 수 있다.

필라테스에서 척추 근육의 사용

특정한 필라테스 매트 운동에서 실제로 사용되는 근육을 식별하는 것은 흔히 다양한 요인으로 인해 복잡하다. 한 가지 중요한 고려사항은 특정한 운동 내내 신체의 중력에

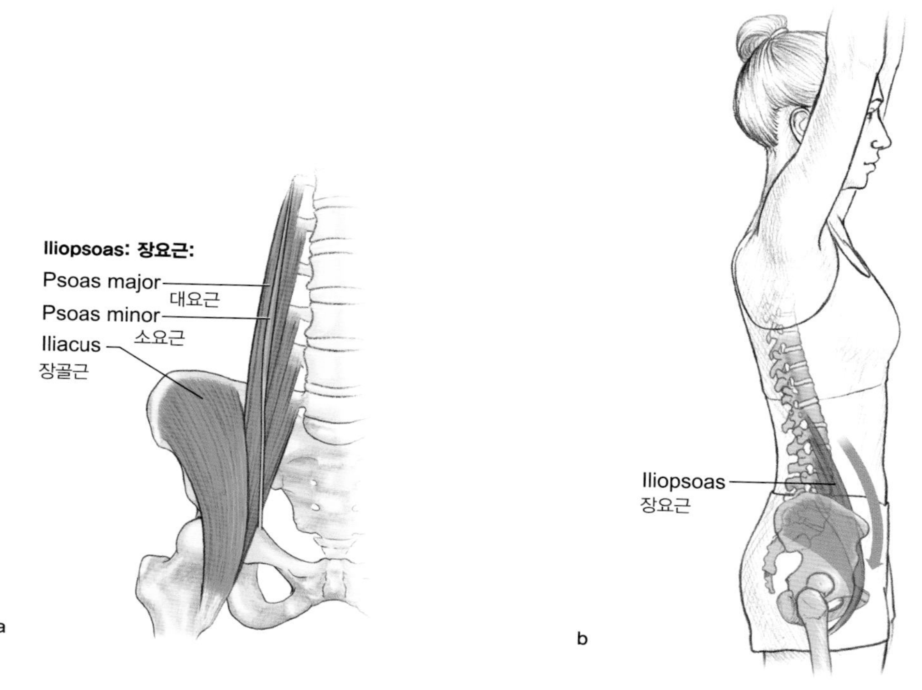

그림 2-7. 장요근은 (a) 주로 대요근과 장골근으로 이루어져 있으며(전면 모습), (b) 요추 만곡의 유지를 돕는다(측면 모습).

대한 관계이다. 아울러 많은 필라테스 동작은 원하는 자세와 필라테스 원리의 통합을 이루기 위해 여러 척추 근육의 동시수축을 활용한다.

척추 근육 사용에 대한 중력의 영향

중력에 대한 신체의 자세는 특정한 매트 운동에서 어느 근육이 작용할 것인지에 큰 영향을 미친다. 바로 누운 자세(supine position, 등을 대고 누워 천장을 향하는 자세)에서는 척추 굴곡이 중력에 대항해 일어나므로 복근이 더 단련된다. 그러므로 복근의 근력 및 근지구력 향상을 목표로 하는 많은 필라테스 매트 운동은 가슴 들어올리기(Chest Lift, 운동 4-2)와 제5장에서 소개하는 대부분의 운동들처럼 바로 누운 자세를 이용한다. 복사근의 근력 및 근지구력 향상을 강조하기 위해서는 가슴 들어 올려 회전시키기(Chest Lift With Rotation, 운동 4-7) 또는 크리스크로스(Crisscross, 운동 5-8)에서와 같이 바로 누운 자세에서 수행하는 척추 굴곡에 회전을 추가할 수 있다. 아니면 옆으로 누워 다리 들어올리기(Leg Lift Side, 운동 4-4)와, 옆으로 구부리기(Side Bend, 운동 8-3)와 제8장의 기타 일부 운동처럼 옆으로 지지하는 자세에서 측면 굴곡을 수행해 복사근을 단련시킬 수도 있는데, 이 경우에 중력이 측면 굴곡에 효과적으로 대항한다. 측면 굴곡은 요방형근과 척추 신근에 의해서도 일어날 수 있다. 다리, 골반과 척추의 정렬에서 미세한 변화가 측면 굴곡을 요하는 운동 중에 이들 근육의 상대적인 기여에 영향을 미친다.

엎드려 누운 자세(prone position, 배를 대고 누워 매트를 향하는 자세)에서는 척추 신전이 중력에 대항해 일어나므로 척추 신근이 더 단련된다. 척추 신근의 근력과 근지구력 향상을 목표로 하는 많은 필라테스 매트 운동은 엎드려 누워 등 신전(Back Extension Prone, 운동 4-8), 양쪽 다리 차기(Double Kick, 운동 9-3)와 제9장의 기타 일부 운동처럼 엎드려 누운 자세를 이용한다.

척추 근육의 동시수축

필라테스는 흔히 서로 다른 척추 근육이 동시에 능숙하게 수축하는 것을 요하는데, 이러한 과정을 '동시수축(cocontraction)'이라 한다. 엎드려 누워 등 신전(운동 4-8)이 동시수축의 좋은 예이다. 여기서는 척추 신근이 근력 강화의 초점이 되는 근육이지만, 복근을 동시에 수축시켜 등 하부에서 일어나는 과신전의 정도를 제한하고 손상에 아주 취약한 하부 요추의 보호를 돕는다.

일부 보다 복잡한 매트 운동은 움직임의 단계가 바뀔 때 중력에 대한 체위의 변화를 요해, 척추 근육이 작용하는 방식의 변경을 필요로 한다. 예를 들어 잭나이프(Jackknife, 운동 6-9)의 경우에 다리를 들어 올려 머리 뒤로 넘기는 롤오버(rollover) 단계에서는 주로 복근을 사용하여 척추를 굴곡시키나, 다리와 몸통을 천장을 향해 위로 뻗는 단계에서는 척추 신근의 동시수축이 중요해진다. 척추 굴곡의 정도를 감소시켜야 원하는 자세가 나온다. 필라테스에서는 최적의 테크닉을 이루면서 척추 손상 위험을 줄이기 위해 동시수축이 널리 사용된다.

파워하우스의 이해

파워하우스(powerhouse, 중심부)는 흉곽의 바닥에서 앞쪽으로는 고관절을 가로지르는 선까지 그리고 뒤쪽으로는 둔부의 바닥까지 이르는 부위라고 설명할 수 있다. 조셉 필라테스는 파워하우스를 대단히 강조하여, 그것을 신체의 중심이라 생각하였고 거기로부터 필라테스의 모든 동작이 진행되어야 한다고 했다. 많은 필라테스 운동은 파워하우스를 강화하도록 고안되어 있으며, 특정한 운동 내내 계속해서 파워하우스를 지속적으로 작용하게 하는 것이 바람직하다. 파워하우스를 적절히 사용하면 팔다리가 보다 조화롭고 연결되는 동작으로 움직일 수 있을 것이다.

일부 필라테스 수행자와 댄스, 피트니스 및 재활 같은 분야의 많은 사람은 이 부위를 '중심부(core)'라고도 하고 움직임 중에 적절한 자세와 활성화를 원하는 대로 유지하는 능력을 '중심부 안정성(core stability)'이라고 한다. 중심부 안정성은 골반과 척추를 원하는 자세로 유지하면서 원치 않는 왜곡 혹은 보상 없이 팔다리 또는 전신을 공간으로 움직이도록 해주는 신경근 조절(neuromuscular control)이라고 할 수 있다. 예를 들어 특정한 움직임에서 이 부위에 대한 제어를 유지하지 못하고 중립 자세가 요구되는데도 등 하부가 아치를 이루게 하거나 골반을 과도하게 기울이는 사람은 흔히 중심부가 약하거나 중심부 안정성 또는 중심부 제어가 나쁘다고 표현된다.

필라테스 전문용어로 파워하우스는 복부, 등 하부와 골반으로 이루어진다. 복근과 하부 척추 신근은 파워하우스의 개념에 특히 중요한 것으로 여겨진다. 아울러 파워하우스의 개념에는 골반과 일반적으로 골반의 움직임 및 안정성에 영향을 미치는 주요 근육이 포함된다.

관골(볼기뼈)은 뒤쪽에서 천장관절(sacroiliac joint)에 의해 천골과 견고하게 연결되어 있다. 또한 관골은 앞쪽에서 치골결합(pubic symphysis)이란 관절을 통해 서로 연결되어 있다. 이렇게 강하게 연결되어 있어 관골은 그 사이에 끼어 있는 천골 및 미골과 함께 자세와 움직임에서 하나의 기능적 단위로 작용할 수 있다. 앞서 이 장에서 설명하였듯이 관골은 실제로 3개의 뼈(장골, 좌골과 치골)로 이루어진다. 이들 뼈 각각에는 신체 정렬의 식별에 흔히 이용되는 표지물이 있다.

골반과 엉덩이의 뼈 표지물

뼈에는 함입, 구멍, 선과 돌출 같이 뚜렷한 표시가 있고 이들을 합쳐 '뼈 표지물(bony landmark)'이라 한다. 여기서 설명하고 그림 2-8로 보여주는 뼈 표지물은 중심부의 정렬과 안정성을 확인하는 데 유용하다.

- **장골능(Iliac crest).** 장골은 관골의 상부에 있는 크고 날개 모양을 한 부분이다. 손을 허리에서 아래로 내려 보면 뼈의 큰 능선이 만져질 것이다. 이것이 장골의 상연이다. 이 볼록한 상연을 '장골능'이라 한다.

- **전상방 장골극(Anterior superior iliac spines, ASIS).** 손을 장골능의 앞쪽으로 밀어 약간 내리면 골반의 앞쪽에서 돌출된 뼈가 만져질 것이다. 이 돌출부를 '전상방 장골극(전상장골극)'이라 한다.

- **치골결합(Pubic symphysis, PS).** 치골은 관골의 아래에서 앞부분을 형성한다. 관골의 양쪽 치골은 앞쪽에서 이어져 치골결합을 형성하며, 연골판으로 연결된다. 거울에 옆으로 서면 치골결합을 볼 수 있다. 치골결합은 하부 골반에서 가장

앞쪽에 있는 부분이다.

- **좌골결절(Ischial tuberosity).** 좌골은 관골의 아래에서 뒷부분에 있는 아주 강한 뼈이다. 좌골의 가장 아래 부분에는 좌골결절이란 거친 돌출부가 있는데, 우리가 앉을 때 체중이 이 돌출부의 앞부분에 실려 좌골이란 용어가 생겼다. 이 좌골결절은 바닥에 앉으면 쉽게 만져진다. 앉아서 몸을 앞으로 기울이고 손끝을 뒤에서 골반의 바닥 밑으로 넣는다. 천천히 몸을 일으키기 시작하여 똑바로 앉는다. 결절이 손가락을 내리누를 것이다.

- **대전자(Greater trochanter).** 고관절은 골반의 속빈 소켓(비구, acetabulum)과 대퇴골의 맨 위 둥근 부분(골두, head) 사이에 있다. 대퇴골의 상부에는 바깥쪽을 향하는 큰 돌기가 있는데, 이 돌기를 '대전자'라 한다. 서 있으면 대전자의 위쪽 끝이 대략 고관절에 자리한 대퇴골두의 중앙과 같은 높이가 된다. 골반의 일부는 아

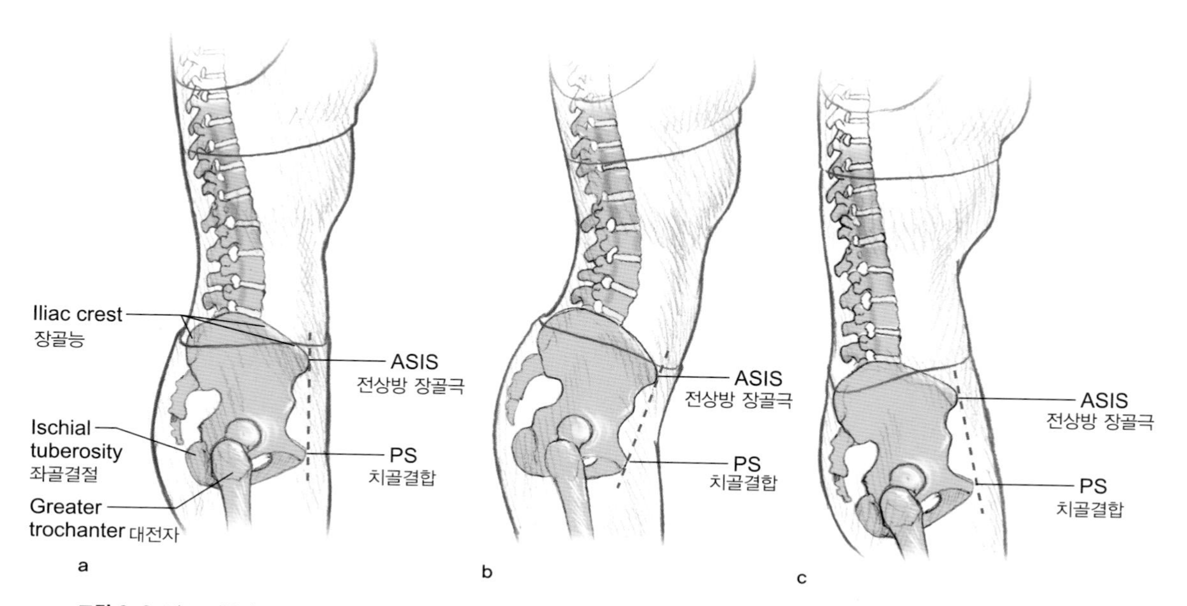

그림 2-8. 뼈 표지물과 선 자세에서 골반의 정렬(측면 모습): (a) 골반의 중립 정렬, (b) 골반의 전방경사, (c) 골반의 후방경사.

니지만 이 표지물을 포함시킨 이유는 오른쪽 및 왼쪽 대전자를 잇는 선이 파워하우스의 하연을 표시하는 데 사용되기 때문이다. 엄지를 장골능의 측면에 대고 중지를 넓적다리의 측면으로 밀어 내리면 대전자가 만져진다. 다리를 안팎으로 회전시키면 중지 밑에서 대전자가 움직이는 것을 느낄 것이다.

골반의 움직임과 정렬

골반의 중립 자세(neutral position), 전방경사(anterior tilt)와 후방경사(posterior tilt)를 식별하는 법과 특정한 필라테스 운동에서 요구될 경우에 이러한 자세를 취하는 법에 대해 배우는 것은 필라테스에서 중요한 목표이다. 골반은 주로 하나의 단위로 움직이기 때문에 골반의 큰 움직임은 거의 등 하부와 골반을 연결하는 요천관절(lumbosacral joint)에서 일어난다. 거울에 옆으로 똑바로 서서 골반의 첫 몇몇 움직임 및 이와 관련된 요추의 변화를 관찰해보라. 요구되는 관계의 관찰을 돕기 위해 검지를 각각의 전상방 장골극에 댄다.

골반이 '중립 정렬'을 이루고 있을 때에는 각각의 전상방 장골극(골반 앞쪽 맨 위 돌출부)이 치골결합(하부 골반의 앞쪽)과 수직으로 정렬된다. 판지를 치골결합에서 수직으로 잡는다면 오른쪽 및 왼쪽 전상방 장골극이 이 판지에 닿을 것이다(그림 2-8a). 이렇게 골반을 중립 자세로 둔 채 똑바로 서면 요추도 흔히 중립 자세로 있어, 만곡이 감소되거나 과장되는 것이 아니라 자연스런 만곡을 이룬다.

반면 골반의 꼭대기를 앞쪽으로 회전시키면 각각의 전상방 장골극이 치골결합의 앞으로 놓일 것이다. 이를 골반의 '전방경사'라 한다(그림 2-8b). 이러한 골반의 전방 이동은 요추의 만곡을 증가시키는 경향이 있다(신전 또는 과신전). 등 하부 굴곡의 변화를 관찰할 수 있는지 알아보라.

반대로 골반의 꼭대기를 뒤쪽으로 회전시키면 각각의 전상방 장골극이 치골결합의 뒤로 놓일 것이다. 이는 골반의 '후방경사'이다(그림 2-8c). 골반의 후방경사 상태에서는 척추의 가동성에 따라 일반적으로 등 하부의 만곡이 감소하거나, 평평해지거나, 혹은 심지어 역전되어 반대 방향으로 구부러진다.

이상이 흔히 골반의 움직임에서 가장 강조되는 측면이긴 하지만, 골반은 다른 평면으로도 움직일 수 있다. 골반은 좌우 경사가 가능하다. 똑바로 선 자세에서 오른쪽 전상방 장골극이 왼쪽 전상방 장골극보다 더 낮을 때, 이를 골반의 우측면 경사라고 한다. 반면 왼쪽 전상방 장골극이 오른쪽 전상방 장골극보다 더 낮을 때, 이는 골반의 좌측면 경사라고 한다. 이러한 경사는 거울을 마주하는 경우처럼 전면 모습에서 보다 잘 관찰된다. 마지막으로, 골반은 회전이 가능하다. 오른쪽 전상방 장골극이 왼쪽 전상방 장골극의 뒤로 놓일 때, 이를 골반의 우회전이라 한다. 왼쪽 전상방 장골극이 오른쪽 전상방 장골극의 뒤로 놓일 때, 이는 골반의 좌회전이다.

이상에서 골반의 움직임은 관행에 따라 선 자세에서 설명하였지만, 이들 움직임은 등을 대고 눕거나, 얼굴을 바닥으로 향해 눕거나, 앉거나, 무릎을 꿇거나, 혹은 몸을 손발로 지지하는 등 필라테스에서 사용되는 기타 많은 자세에 적용된다. 필라테스의 경우에 시작 자세에서 또는 골반의 중립을 요하는 운동에서 전상방 장골극은 측면으로 기우는 것이 아니라 수평이 되고, 회전되는 대신 똑바로 위치하도록 정렬되며, 아울러 치골결합과 동일한 평면으로 정렬되는 것이 이상적이다.

파워하우스의 골반 근육

척추의 많은 근육은 척추나 흉곽은 물론 골반에도 부착되어 있다. 척추에 대한 이들 근육의 통상적인 작용은 앞서 이 장에서 설명하였지만, 이 근육들이 골반을 분리해 움직이거나 척추와 함께 움직이는 경우가 있다. 그래서 복직근과 복사근이 수축하면 이들 근육이 척추 굴곡은 물론 골반의 후방경사도 일으킬 수 있다. 척추 신근은 척추 신전은 물론 골반의 전방경사도 일으킬 수 있다. 장요근은 요추의 신전뿐만 아니라 골반의 전방경사도 일으킬 수 있다. 그리고 요방형근은 척추의 측면 굴곡은 물론 골반의 측면 경사도 일으킬 수 있다. 필라테스 운동법의 장점들 중 하나는 이렇게 중요한 중심부 근육의 복합적인 작용을 활용하는 운동을 포함시킨다는 점이다. 예를 들어 가슴 들어 올리기(Chest Lift, 운동 4-2)에서는 복근을 사용하여 척추를 굴곡시키는 반면, 골반 감아올리기(Pelvic Curl, 운동 4-1)에서는 복근을 사용하여 골반의 후방경사를 일으키는 것이 강조된다.

많은 경우에 이들 골반 근육의 작용은 실제로 보이는 움직임보다는 원치 않는 동작을 방지하고 중심부 안정성을 유지하기 위해 활용된다. 예를 들어 헌드레드(Hundred, 운동 5-4)에서는 장요근이 강하게 수축하여 다리의 하중을 지지할 때, 골반의 후방경사를 일으키는 복근의 작용이 활용되어 장요근과 관련된 원치 않는 전방경사를 방지해 골반이 안정성을 유지하고 등 하부의 스트레스가 감소할 수 있다. 또 다른 예는 요방형근이 자세를 잡는 방식으로 작용하여 골반의 맨 위와 흉곽 사이에서 거리의 유지를 돕는 경우인데, 이러한 기능은 필라테스에서 골반을 수평으로 유지하기 위해 자주 사용된다.

골반에 부착되어 있는 기타 많은 근육은 골반을 움직이는 것보다는 고관절에서 다리를 움직이는 작용으로 더 잘 알려져 있다. 그러나 파워하우스, 즉 중심부를 논의할 때 흔히 포함되는 두 근육군이 대둔근(gluteus maximus)과 골반저근육(골반저근, pelvic floor muscles)이다.

'대둔근'은 강력한 근육으로 점핑, 사이클링, 계단 오르기와 오르막길 달리기 같은 움직임에서 동원된다. 이러한 활동에서 이 근육은 고관절 신근으로 작용하나(제3장에서 설명), 자세를 잡는 역할도 하여 골반의 후방경사를 일으키고 중심부 안정성의 유지를 도울 수 있다. 초창기 필라테스 운동은 이 근육의 견고한 수축을 강조하였고 마치 둔부 사이에 동전이 끼이듯 둔부를 함께 조이도록 촉구했다. 이와 같은 접근방식은 흔히 나이가 들면서 이 근육에서 근긴장을 상실하는 경향 때문에 채택되었을 것이다. 사람들은 흔히 나이가 들면서 대둔근을 효과적으로 단련시키는 강력한 활동을 포기한다. 이 근육을 강화하는 것이 중요하다는 점을 여전히 인정하지만, 현재 많은 필라테스 분파는 일상 활동과 관련해 보다 실용적인 안정화 전략을 지지하여 특정한 필라테스 운동 내내 대둔근을 지속적으로 수축시키는 것을 덜 강조한다. 이러한 대체 전략의 예로는 대둔근을 덜 강력하게 또는 덜 지속적으로 수축시키는 것에 강조점을 두는 방법은 물론 이 근육을 복근 같은 기타 중심부 근육과 함께 사용하는 방법 등이 있다.

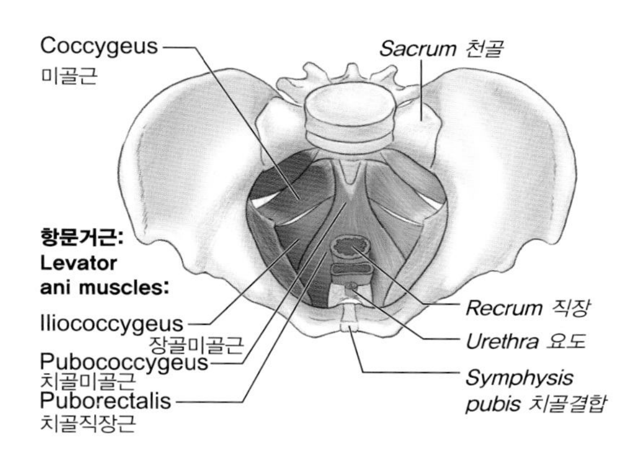

그림 2-9. 위에서 본 골반저의 모습으로 항문거근의 세 부위(치골미골근, 치골직장근과 장골미골근)와 미골근을 보여준다.

'골반저근'은 그림 2-9에서처럼 항문거근(levator ani)과 미골근(coccygeus)으로 이루어지며, 골반강에서 깔때기 형태의 바닥 형성을 돕는다. 이 근육들은 미골과 골반 앞쪽 사이 및 골반의 양 측벽 사이에 걸쳐 늘어져 있다. 골반저근은 남성에서 직장 말단부, 전립선과 요도 그리고 여성에서는 직장, 질과 요도를 지지한다. 일부는 골반저근의 균형 잡힌 근력과 활성화가 중심부 안정성에서 또 다른 중요한 요소라고 생각한다. 횡격막과 골반저근의 동시수축은 복골반강 내 복부 장기의 유지에 도움이 되며, 복횡근은 척추의 안정화를 증진시키는 기능을 한다. 연구에 따르면 골반저근과 복횡근은 긴밀히 연관되어 있으며 골반저근의 수축을 이용하여 복횡근의 수축을 촉진할 수 있고 그 반대도 사실이라고 한다. 또한 골반저근의 근력이 충분하면 남녀 모두에서 일부 유형의 요실금을 예방하는 데 유용할 수도 있다.

조셉 필라테스의 원래 운동에서는 골반저근의 사용이 특별히 강조되지 않았지만, 현재 일부 필라테스 분파는 골반저근을 타깃으로 하는 운동을 자신들의 접근방식에 통합하고 있다. 필라테스 매트 운동에서는 남녀 모두에게 많은 운동의 수행 전과 중에 복횡근을 활성화하면서 골반저근을 안쪽 및 위쪽으로 당기도록 촉구함으로써 때때로 골반저가 비공식적으로 다루어진다. 다른 일부 분파는 골반저 운동을 골반저 기능장애의 복잡성을 잘 아는 전문 의료인에게 맡겨두는 것이 보다 낫다는 입장이다.

전신 정렬의 기초

골반 정렬은 이미 설명하였는데, 특정한 부위의 자세에 대한 명칭 부여와 그 정렬에 영향을 미치는 근육에 대한 분석이 대부분의 신체 부위에 대해서도 비슷하게 이루어질 수 있다. 이 섹션에서는 필라테스에서 특히 중요한 선택된 영역에 초점을 맞춘다. 이들 신체 부위가 최적으로 자세를 잡으려면 건강한 관절 역학을 촉진하고 근육의 과도한 사용 또는 관절에 대한 과도한 스트레스를 방지하는 관계가 요구된다. 정렬 문제에는 많은 원인이 있을 수 있으며, 정렬의 향상을 위한 일부 흔한 제안이 제시되지만 이러한 권장사항이 당신에게 적절한지는 의사와 상담하여 알아보는 것이 중요하다. 이렇게 하면 근력 및 유연성 불균형 또는 관련 근육의 불충분한 활성화 패턴 이외의 원인을 배제하는 데 도움이 될 것이다.

선 자세의 정렬

선 자세의 이상적인 정렬은 머리, 흉부와 골반이 서로의 위로 그리고 발 위로 정렬되어 이들의 자세를 유지하기 위한 근육 활동이 적게 요구되는 자세이다.

실제로 이러한 개념은 신체를 측면에서 보고 추선(plumb line, 끝에 추를 달아 늘어뜨린 줄로 완벽한 수직선을 제공한다)에 대한 체표면 표지물의 위치에 주목함으로써 반영될 수 있다(Kendall 등, 2005). 거울에 비치는 봉제선과 같은 기타 수직선도 이러한 기능을 할 수 있다. 추선 또는 수직선을 따라 옆으로 서서 선의 하단이 발목 바로 앞에 놓이도록 한다. 선 자세의 이상적인 정렬인 경우에 다음과 같은 외부 표지물이 바로 이 수직선을 따라 위치한다(그림 2-10a).

- 귓불
- 어깨 끝의 중앙

- 흉곽의 중앙
- 대전자(대퇴골 측면의 돌기)
- 무릎 중앙 바로 앞 부위
- 발목(외과, 외측 복사뼈) 바로 앞 부위

항상 그런 것은 아니지만, 이들 표지물이 최적으로 위치하면 다음과 같은 기저의 정렬 목표도 충족시키는 이상적인 상황이 된다.

- 발은 중립이어서, 안으로 기울거나(회내) 바깥으로 기울지(회외) 않음
- 무릎은 펴지되 뒤로 휠 정도로 펴지지는(과신전) 않음
- 골반은 중립이어서, 전방이나 후방으로 경사되지 않음
- 척추는 정상적인 만곡을 그려, 만곡이 감소하거나 증가하지 않음
- 견갑골은 중립이며, 어깨는 펴고 앞으로 구부리지 않음
- 머리는 어깨 위이며, 턱은 앞으로 내밀지 않음

흔한 척추 정렬 편위

정렬 문제를 일으키는 하나의 흔한 근원은 특정한 척추 부위에서 굴곡의 과장이다. 경추 만곡의 과장(경추 전만, cervical lordosis)은 흔히 '머리가 앞으로 나간 자세(forward head posture)'라는 정렬 문제와 관련이 있으며, 이 경우에 턱은 앞으로 튀어나와 있고 보통 귓불은 추선과 어깨에 대해 앞으로 나가 있다(그림 2-10b). 흉추 부위에서 만곡의 증가는 흉추 후만(thoracic kyphosis)이라 하며, 특히 노화에 따라 흔하다. 상부 척추 신근의 근력과 사용을 증가시키면 이 증상은 적어도 초기인 경우에 종종 개선될 수 있다. 요추 전만(lumbar lordosis) 또는 요추 과전만(lumbar hyperlordosis)은 등 하부에서 만곡의 증가를 말하며, 흔히 골반의 전방경사를 동반한

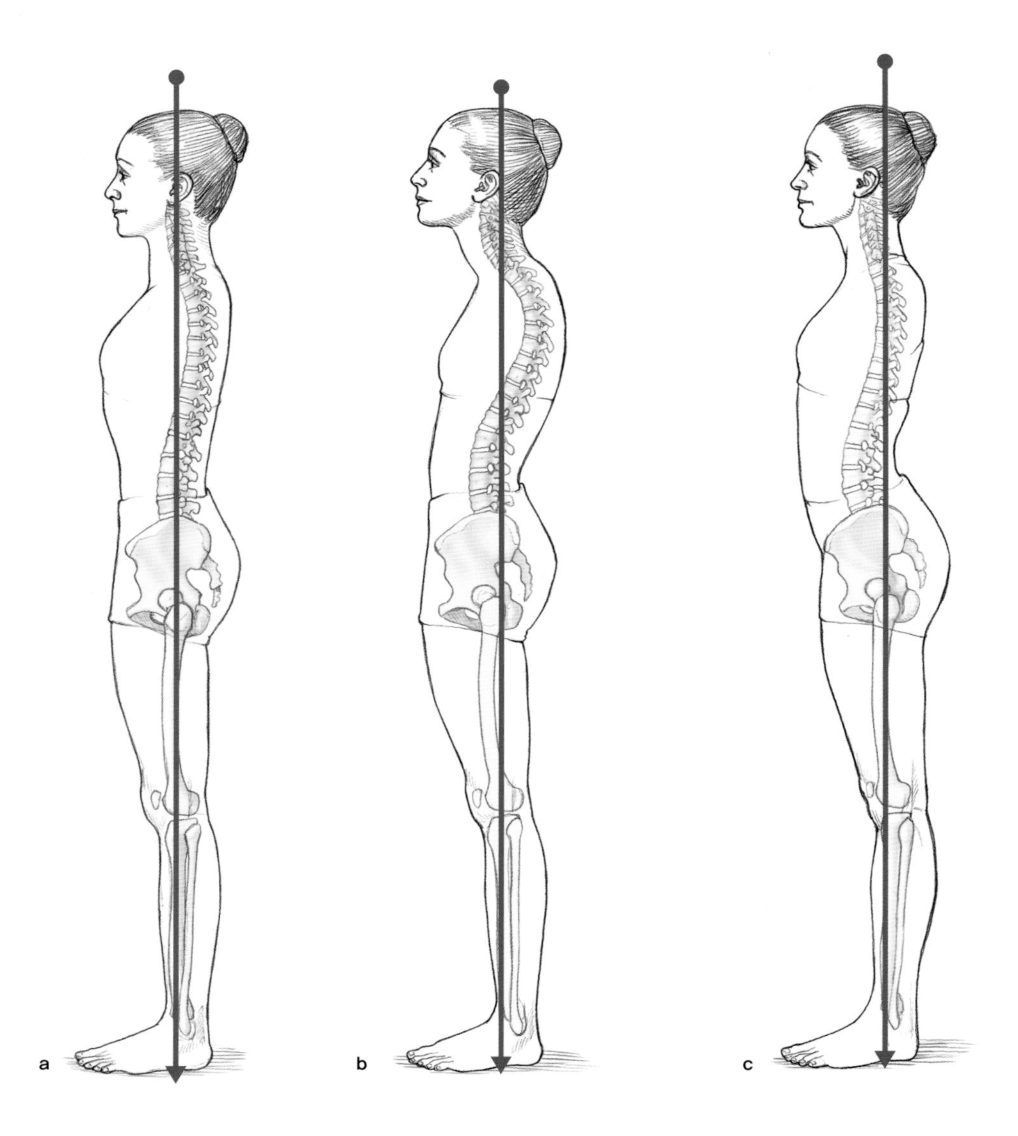

그림 2-10. 선 자세의 이상적인 정렬과 흔한 편위(측면 모습): (a) 추선에 맞춘 선 자세의 이상적인 정렬, (b) 경추 전만과 흉추 후만, (c) 요추 전만.

다(그림 2-10c). 이 흔한 자세 문제는 등 하부에서 일부 문제를 일으킬 위험을 증가시킬 수도 있는데, 복근의 근력과 사용을 증가시킬 뿐만 아니라 하부 척추 신근과 장요근의 유연성을 충분히 기르면 종종 완화될 수 있다.

이상과 같은 흔한 척추 정렬 편위(deviation)를 해소할 때에는 척추의 정상적인 만곡을 지나치게 교정하고 제거하는 것을 피해야 한다. 그러한 처치는 요추 및 때로 기타 굴곡의 정도가 정상보다 작은 또 다른 척추 문제를 일으킬 것이다. 이러한 상태는 '편평 등 자세(flat back posture)'라 하고 척추의 최적 기능을 저해하는 것으로 이론화되어 있으며, 이는 요추 디스크 손상 위험을 증가시킬 수도 있다.

견갑골의 움직임과 정렬 편위

견갑대(shoulder girdle)는 쇄골과 견갑골로 구성된다. 천장관절을 통해 척추에 견고하게 붙어 있는 골반대와 달리, 견갑골은 흉곽 위에서 미끄러지고 근육으로만 척추에 연결되어 있다. 견갑대의 뼈가 중축골격과 진정으로 연결되어 있는 유일한 곳은 흉쇄관절(sternoclavicular joint)로, 이는 쇄골과 흉골 사이에 있는 작은 관절이다. 이렇게 연결이 제한되어 있기 때문에 견갑대의 움직임은 근육에 의존하며, 근육 불균형은 정렬 문제를 일으키기 쉽다. 견갑대의 움직임은 그림 2-11에서처럼 견갑골의 움직임으로 단순화할 수 있다.

견갑골의 상승(elevation)은 견갑골을 귀 쪽으로 들어 올리는 것이며, 견갑골의 하강(depression)은 이 뼈를 허리 쪽으로 내리는 것이다(그림 2-11a). 견갑골의 외전(abduction)에서는 견갑골이 척추에서 더 멀어지는 반면, 견갑골의 내전(adduction)에서는 이 뼈가 척추 쪽으로 더 가까워진다(그림 2-11b). 상방 회전(upward rotation)에서는 견갑골의 상부 외측 부분이 위쪽으로 움직이도록 견갑골이 회전하며, 하방 회전(downward rotation)은 이와 반대로 일어나는 동작이다(그림 2-11c).

팔이 움직일 때 이상적으로는 견갑골이 조화를 이루면서 움직여주어 상완골(골두)이 견갑골에 있는 어깨관절 소켓(관절와, glenoid fossa)에서 적절한 위치를 유지할 수 있다. 이 부위에서 가장 흔한 정렬 문제의 하나는 팔을 옆이나 앞으로 올리는 동작과 관련이 있다. 이러한 동작은 자연스레 견갑골의 부드러운 상방 회전을 동반하나, 요구되

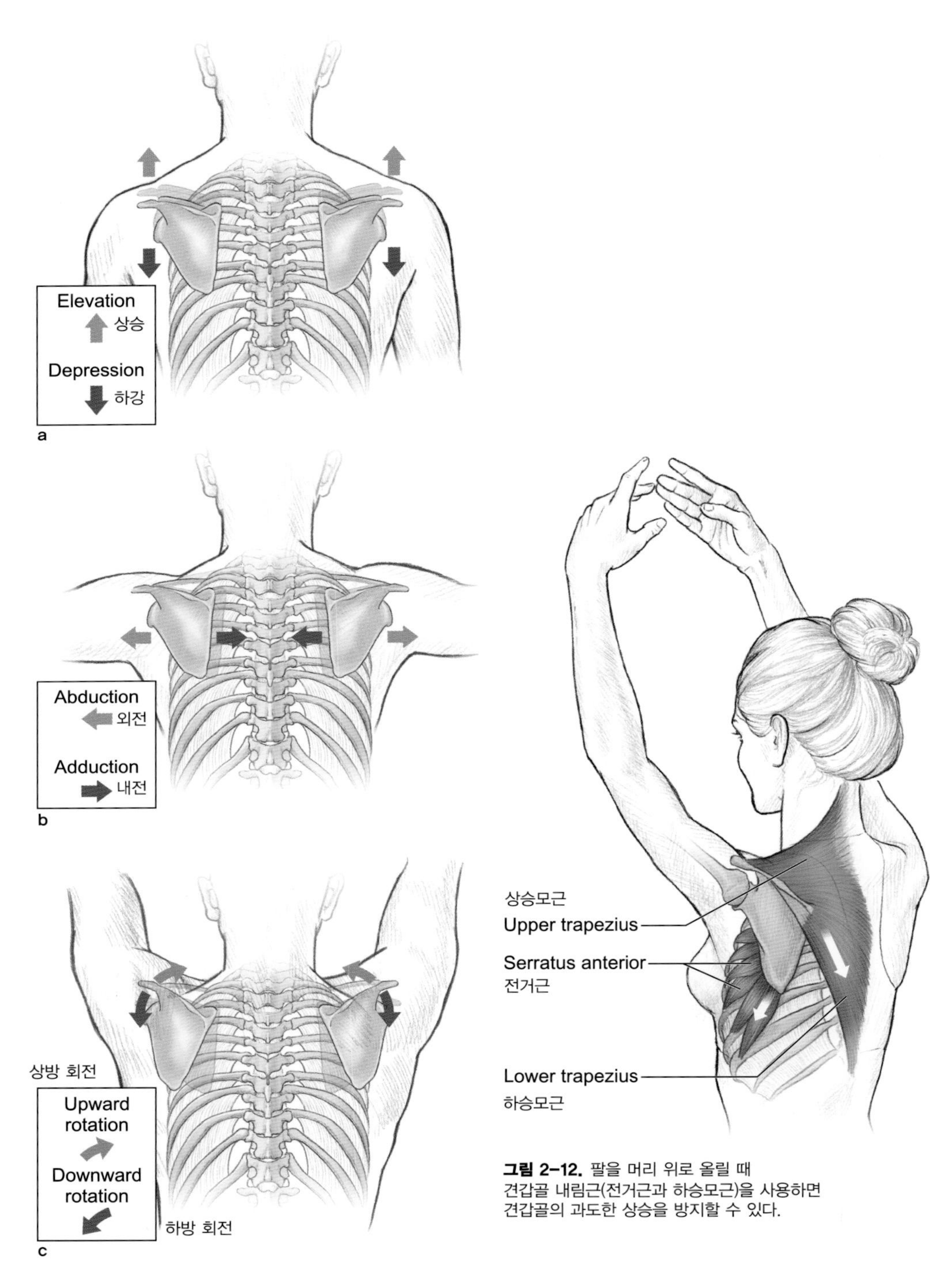

그림 2-12. 팔을 머리 위로 올릴 때 견갑골 내림근(전거근과 하승모근)을 사용하면 견갑골의 과도한 상승을 방지할 수 있다.

그림 2-11. 견갑골의 움직임(몸통의 후면 모습): (a) 상승과 하강, (b) 외전과 내전, (c) 상방 회전과 하방 회전.

지 않는 견갑골의 과도한 상승도 일으키는 사람이 많다. 이와 같은 경향은 견갑골을 하강시키는 근육인 전거근과 하승모근을 조화롭게 사용해 대응할 수 있다(그림 2-12).

골반과 마찬가지로, 많은 경우에 견갑골 근육의 기능은 보이는 움직임을 일으키는 것보다는 자세를 잡는 것 또는 안정성이 유지되도록 원치 않는 견갑골의 움직임을 방지하는 것과 관련이 있을 수도 있다. 전자의 예가 구부러진 어깨이다. 이 자세에서 어깨는 앞으로 둥글어지고 견갑골은 과도하게 벌어진다. 흔히 이는 승모근을 포함해 견갑골 내전근의 근력과 사용을 증가시키면 도움이 될 수 있다. 후자인 안정성 유지 기능은 필라테스에서 체중을 팔로 지지하는 많은 운동에서 활용된다. 예를 들어 앉은 자세에서 골반을 매트에서 들어 올릴 때에는(다리 당기기[Leg Pull], 운동 7-4; 시작 자세 후기의 후방 지지[Back Support]) 중력이 견갑골을 현저히 상승시키는 경향이 있다. 이 경우에 전거근과 하승모근을 포함해 견갑골 내림근(depressor)을 강하게 수축시켜야 견갑골의 과도한 상승을 방지할 수 있으며, 이렇게 하면 어깨를 손상으로부터 보호하고 어깨 근육이 원하는 기능을 수행하도록 할 수 있다.

필라테스 매트 운동에서 정렬의 실행

이 책에서 소개하는 많은 필라테스 운동은 정렬과 중심부 안정성에 중요한 근육을 강화하도록 고안되어 있다. 그러나 근력만으로 반드시 원하는 결과를 이루지는 못할 것이다. 올바른 정렬과 중심부 안정성을 느끼는 법에 대해 배우고, 이러한 정렬을 빨리 터득하기 위한 기술을 연마하며, 또 이런 정렬을 이 책의 운동에는 물론 일상의 기타 활동에도 활용하는 연습을 하는 것도 중요하다. 연구에 따르면 원하는 근육을 적절한 방식으로 반복적으로 활성화하면 시간이 흐르면서 신체가 자동적으로 이러한 보다 최적의 전략을 활용하기 시작한다고 한다.

필라테스에서는 특정한 운동에서 요구되는 정적 또는 동적 정렬을 이루기 위해 흔히 테크닉 지침이 많이 사용된다. 이와 같은 지침은 제1장과 이 장에서 설명한 많은 원리를 적용하도록 돕는 실용적인 방법을 제시한다. 이 책의 운동에서 사용되는 테크닉 지침의 일부는 이 섹션에서 설명한다. 다른 일부는 제4장에서 제9장까지 장의 도입부 또는 개별 운동에서 설명한다. 초창기 필라테스 접근방식에서는 이러한 지침이 많은 부분에서 과장되었고 요추 굴곡과 골반 후방경사를 강조했다. 그러나 기능적 움직임(functional movement)에 필요한 것들과 비슷한 전략들을 만들려는 바람에 따라 현재의 다양한 접근방식은 이런 지침의 일부를 변형된 또는 덜 엄격한 방식으로 적용하고 있다. 또한 기능적 움직임을 강조함에 따라 적합한 운동에서 골반 또는 척추의 중립 자세를 촉진하는 추가 지침의 개발이 이루어지기도 했다.

- **배꼽 또는 복벽을 척추 쪽으로 당긴다, 즉 배를 움푹 들이민다.** 이 지침은 복근이 활성화될 때 흔히 복벽을 바깥쪽으로 불룩하게 하는 실수에 대항하고 복부를 납작하게 하거나 안쪽으로 당기는 것을 촉진하기 위해 고안됐다. 배꼽 또는 복벽을 안쪽으로 척추를 향해 당기는 것은 복부를 안쪽으로 움푹 들이밀거나 쑥 꺼지게 하는 것으로 생각할 수 있다. 이러한 근육 제어를 찾기가 어려우면 손바닥을 하복부에 얹고 복벽을 바깥쪽으로 밀어 원치 않는 자세를 손으로 느낀다. 그런 다음 복벽을 안쪽으로 당기는데, 손이 배를 척추 쪽으로 납작하게 밀거나 마치 해변에서 모래를 파서 우묵하게 하듯이 손이 배를 움푹 들이미는 것으로 생각한다. 복벽을 안쪽으로 당기라는 지침은 복횡근을 포함해 심부 복근을 동원하고 아울러 더 납작해진 배라는 미적 목표를 달성하는 데 도움이 될 수 있다. 이 지침은 골반 감아올리기(운동 4-1)처럼 등을 대고 누워 운동을 수행할 때 흔히 사용되나, 기타 자세들에서 C 커브를 이루도록 돕기 위해 사용될 수도 있다.

- **C 커브를 만든다.** 척추를 굴곡시킬 때 흔한 실수는 커브의 대부분을 흉추에서 일어나게 하는 것인데, 척추에서 이 부위는 자연적으로 앞쪽으로 오목한 만곡을 이루

지만 많은 사람의 정적 정렬에서 이미 과도하게 구부러져 있다(후만증). 대신 이 지침의 의도는 요추의 굴곡을 포함시키는 것으로, 이 부위는 자연적으로 뒤쪽으로 오목한 만곡을 이루고 흔히 긴장되어 있어 굴곡시키기가 더 어렵다. 복벽 하부를 안쪽으로 당기면 등 하부가 잘 구부러지고 굴곡을 가능한 한 많이 척추 전체에 분산시켜 머리, 척추와 골반이 앞쪽으로 오목한 C 커브(C curve) 모양을 형성하는 데 도움이 된다.

- **척추를 매트로 내린다.** 등을 대고 누울 때에는 복벽을 안쪽으로 견고하게 당겨 자신의 자연스런 만곡과 유연성에 따라 요추를 매트에 가깝게 하거나 닿도록 해야 한다. 척추와 매트의 접촉에 있어 변화를 이용하여 중심부 안정성의 유지와 감시를 도울 수 있다. 예를 들어 헌드레드(Hundred, 운동 5-4)와 같은 운동에서 다리를 매트에서 들고 운동할 때에는 복부의 안정화가 불충분하면 골반이 전방으로 경사되고 등 하부가 아치를 이루어, 등 하부가 매트에서 더욱 들리고 하부 척추가 손상을 입을 가능성이 있다. 그러므로 이와 같은 운동에서는 골반을 고정시킨 채 하부 척추가 매트에 가까이 있거나 닿은 상태를 유지할 수 있는 높이로 다리를 유지하라는(수직에 가까울수록 운동이 쉬워진다) 지침이 흔히 주어진다. 이 지침은 요추 과신전의 방지를 돕기 위해 자연스런 요추 만곡의 의도적 감소와 일반적으로 골반에서 약간의 후방경사를 요한다.

- **골반과 등 하부의 중립, 즉 지지를 유지한다.** 이상의 첫 3가지 지침은 원래의 필라테스 접근방식을 반영하지만, 이 지침은 중립 자세에서 안정화하는 훈련이 또한 척추 굴곡을 요하지 않는 많은 일상 활동으로의 이행에 중요하다고 믿는 사람들이 사용한다. 이 지침은 일반적으로 복근과 척추 신근을 포함해 중심부에 있는 많은 근육의 조화로운 동시수축을 통해 요추의 자연스런 만곡과 등 하부의 중립 자세를 이루도록 요구한다. 골반과 등 하부의 중립 자세를 유지하기 위한 이러한 복근과 척추 신근의 동시수축을 지지(bracing)라고도 한다. 등을 대고 누워 있을 때 복근으로 골반의 앞쪽을

당겨 올리면서 동시에 척추 신근으로 골반의 뒤쪽을 당겨 올리고 천골을 매트로 밀거나 혹은 좌골을 흉곽의 뒤쪽으로부터 멀리 뻗으면 원하는 지지의 성취에 도움이 될 수 있다.

• **복근을 사용해 위로 당긴다.** 복근(복직근과 복사근)의 하부 부착부를 위쪽으로 당기면 골반의 후방경사가 일어날 수 있다. 흔히 이 지침은 몸통 감아 뒤로 굴리기(Rolling Back, 운동 6-2)처럼 몸을 완전히 동그랗게 말아야 하는 운동에서 골반의 후방경사와 요추의 굴곡을 촉진하기 위해 사용된다. 또한 이 지침은 양쪽 다리 차기(Double Kick, 운동 9-3)와 같이 팔다리가 움직이거나 등이 아치를 이루는 운동에서 골반의 전방경사를 방지하거나 제한하기 위해 또는 지지로 골반의 중립 자세를 이루도록 돕기 위해 사용된다.

• **등 하부를 위로 당긴다.** 때때로 척추 신근의 하부 부착부를 위쪽으로 당기면 몸통 흔들기(Rocking, 운동 9-5)처럼 척추가 완전히 아치를 이루어야 하는 운동에서 요추의 신전을 촉진한다. 이 지침은 앉아서 하는 운동에서 골반의 후방경사와 요추의 과다 굴곡을 방지하거나 제한하기 위해(다음 지침 '앉아서 몸을 세운다' 참조) 또는 지지로 골반의 중립 자세를 이루도록 돕기 위해 보다 흔히 사용된다.

• **앉아서 몸을 세운다.** 앉은 자세의 정렬에서 범하는 흔한 실수는 요추가 굴곡되고 골반이 후방으로 경사되게 하여 척추를 아래로 주저앉히는 것이다. 등 상부와 귀 바로 뒤의 머리 부위를 천장 쪽으로 들어 올리고 몸통의 하중을 좌골 바로 위에 두는 것을 생각한다. 해부학적으로, 복근과 균형을 이뤄 등 상부 신근을 약간 사용하면 늑골을 내밀지 않으면서 흉추에서 원하는 들림이 일어날 수 있다. 위의 지침에서 설명한 것과 비슷하게, 또 하나 요구되는 전략은 골반에 대한 복근의 하부 부착부를 위로 약간 당기면서 동시에 골반의 뒤쪽 중앙을 위로 들어 올려 척추 신근, 특히 다열근의 사용을

촉진하는 것이다. 이러한 동시수축은 하부 척추에 심부 분절 지지를 제공하고 어느 정도 자연스런 요추 만곡의 유지를 촉진한다.

- **등을 편평하게 유지한다.** '편평 등(flat back)'이란 용어는 측면에서 볼 때 몸통이 대략 곧게 펴진 자세로, 어깨의 옆, 흉곽과 골반이 동일선 상에 있는 상태를 말한다. 이 용어는 무릎 꿇은 자세, 몸을 손발로 지지하는 자세, 또는 앉은 자세 등 다양한 자세에서 몸통을 설명하는 데 사용할 수 있다. 이 용어는 말 그대로는 아니나(척추는 여전히 어느 정도 자연스런 굴곡을 유지한다), 앉아서 몸을 세우라는 지침에서 설명하였듯이 신장되어 있다는 느낌이 든다. 이러한 편평 등 자세를 취하려면 복근과 척추 신근을 능숙하게 동시에 수축시켜야 한다.

- **흉곽을 아래와 뒤로 유지한다.** 복근으로 위로 당기거나 등 하부를 위로 당기는 것을 생각할 때, 아울러 편평 등 자세를 취하려 할 때 흔히 범하는 실수는 척추 신근을 수축시켜 흉곽이 앞쪽으로 튀어나오는 것이다(늑골 내밀기, rib-leading). 흉곽에 대한 복근의 상부 부착부는 흉곽의 앞쪽을 약간 아래와 뒤로 당겨 많은 운동에서 이러한 원치 않는 늑골 내밀기를 방지하고 흉곽을 원하는 중립 정렬로 유지할 수 있다. 척추 굴곡을 요하는 기타 운동에서는 하부 흉곽의 앞쪽을 아래와 뒤로 당기면 원하는 최대의 척추 굴곡이 나오도록 보조하여 완전한 C 커브를 이루는 데 도움이 될 수 있다.

- **목을 신장시킨다.** 흔히 일어나는 정렬 문제가 목이 과도하게 아치를 이루어 정적 정렬에서 또는 움직이는 동안 턱이 앞으로 튀어나오는(머리가 앞으로 나간 자세) 것이다. 목의 뒤쪽을 신장시키거나 뻗는 것을 생각하면 이러한 경향에 대항하는 데 도움이 될 수 있다. 예를 들어 등을 대고 누울 때 턱을 약간 아래와 뒤로 당기면서 머리를 약간 앞쪽으로 회전시켜 매트와의 접촉이 뒤통수의 맨 위에서 중간으로 내려가도록 한

다. 해부학적으로, 이렇게 하려면 목 굴근을 사용하면서 흔히 과도하게 긴장되어 있는 목 신근의 이완에 초점을 두어야 한다.

• **턱을 가슴으로 당긴다.** 목을 신장시킨다는 지침은 턱을 가슴으로 당긴다는 지침과도 연관이 있다. 초창기 필라테스 운동에서 목을 굴곡시켜 턱이 흉골을 향하면서 목의 뒤쪽이 신장되도록 해야 한다는 지침은 척추 굴곡을 포함한 많은 운동에서 흔히 과장된 것이었다. 바로 누워 하는 많은 복근 운동에서 머리를 가슴으로 보다 가까이 가져가는 것은 복근을 더 많이 사용하면서 일부 목 근육에 가해지는 스트레스를 줄이는데 역점을 둔다. 그러나 현재 많은 접근방식은 이 지침을 적당히 사용해 머리가 흉추에 의해 이루어지는 굴곡에 따르도록 촉구하고 있다(턱과 가슴 사이에 작은 주먹 또는 레몬이 들어갈 수 있을 정도로).

• **추골을 하나씩 움직인다, 즉 각각의 추골을 부드럽게 순차적으로 움직인다.** 흔한 실수가 척추라는 큰 부위를 하나의 견고한 단위로 움직이는 것으로, 이러면 갑작스런 움직임이 초래되거나 척추의 부분이 아치 또는 만곡을 이루기보다는 평평해 보인다. 반면 바람직한 경우는 하나의 추골이 다음 추골과 연관되어 정확히 연속적으로 움직여 해당 운동에 관여하는 각각의 척추 분절이 완전히 움직이도록 하는 것인데, 그 움직임이 척추 굴곡, 신전 또는 측면 굴곡이든 상관없다. 예를 들어 몸통 감기(Roll-Up, 운동 5-2)의 감아올리기 단계에서는 추골들이 꼭대기에서 바닥으로 매트에서 한 번에 하나씩 들리고 감아 내리기 단계에서는 역순으로 순차적으로 내려가야 한다.

• **견갑골을 아래로 중립으로 유지한다.** 이 지침은 팔을 움직이면서 흔히 견갑골을 귀 쪽으로 들리게 하는 정렬의 실수를 방지하기 위해 사용할 수 있다. 해부학적으로 말하면, 팔을 들어 올리기 전에 견갑골 내림근을 사용하여 견갑골을 약간 아래로 당기는 것을 생각해 팔을 움직이면서 이러한 근육의 사용을 촉진한다. 그러나 목표는 견

갑골을 과도하게 아래로 또는 제자리에 두는 것이 아니라 견갑골이 자연적으로 상방회전을 일으킬 때 이 뼈의 중립 자세 확립을 돕는 것이다. 이렇게 하려면 그림 2-12에서와 같이 견갑골을 상승시키는 상승모근과 견갑골을 하강시키는 하승모근을 균형 있게 사용해야 한다. 또한 상승모근을 덜 강력하게 수축시켜 어깨와 귀 사이의 거리를 유지하는 데 집중하면 손을 머리 위로 올릴 때 원치 않는 견갑골의 과도한 상승을 방지할 수 있다.

- **팔과 다리를 신장시키거나 뻗는다.** 팔다리를 바깥쪽으로 뻗으라는 지침은 많은 필라테스 운동에서 원하는 긴 라인과 역동성을 이루기 위해 사용된다. 해부학적으로, 팔다리의 관절은 굴곡되거나 과신전되어 있는 것이 아니라 일직선으로 있다. 몸통 감기(Roll-Up, 운동 5-2)의 시작 자세와 같이, 팔을 머리 위로 뻗고 다리를 신장시켜 몸을 쭉 펼 때 누군가가 자신의 손끝을 가볍게 당기고 다른 누군가가 자신의 발가락을 반대 방향으로 당긴다고 상상해보고 자신은 중심부의 안정성을 강하게 유지한다.

3 근육, 동작 분석과 매트 운동

MUSCLES, MOVEMENT ANALYSIS, AND MAT WORK

특정한 매트 운동에서 작용하는 근육을 이해하면 제1장에서 설명한 필라테스의 기본 원리와 제2장에서 제시한 정렬 원리를 적용하는 데 도움이 될 것이다. 제2장은 척추에 초점을 두었지만, 이 장에서는 팔과 다리에서 주요 관절의 동작과 근육을 소개한다. 근육이 어떻게 작용하여 분리된 그리고 복합적인 전신 움직임을 일으키는지에 관해 원리를 설명하고 매트 운동의 분석에 사용할 수 있는 간단한 도해를 제시한다. 끝으로 이 책에서 소개하는 매트 운동의 설명에 사용된 체제를 알아보고 매트 운동을 시작하기 위한 권장사항을 요약한다.

관절과 동작

제2장에서 설명한 뼈들(그림 2-1)은 관절로 연결된다. 뼈들이 연결되는 방식과 서로 마주하는 표면의 형태로 관절의 유형을 분류할 수 있다. 또한 관절의 유형에 따라 동작 가능성도 다른데, 특정한 관절에서 가능한 동작을 표준 용어로 설명한다.

관절의 유형

관절에는 섬유관절(fibrous joint), 연골관절(cartilaginous joint), 윤활관절(synovial joint) 등 크게 3가지 유형이 있다. 섬유관절에서는 인접 뼈가 섬유조직으로 직접 연결되어 있으며, 두개골의 봉합이 그 예이다. 연골관절에서는 인접 뼈가 연골에 의해 직접 연결되어 있는데, 예를 들어 척추에서는 인접 추골의 척추체가 그림 2-3에서처럼 추간판으로 연결되어 있다. 섬유관절 및 연골관절과는 달리, 윤활관절에는 실제로 인접 뼈 사이에 '관절강(joint cavity)'이란 작은 공간이 있고 여기에는 윤활액이 들어 있다. 윤활액은 경도가 계란 흰자와 비슷하며, 마찰을 감소시켜 관절이 보다 부드럽게 움직일 수 있도록 한다. 윤활관절에서는 인접 뼈가 섬유조직으로 된 소맷자락 모양의 구조물(관절낭, joint capsule) 및 섬유조직으로 이루어진 강한 띠(인대, ligament)에 의해 간접적으로 연결되어 있다.

윤활관절은 특히 신체의 큰 동작에 중요하다. 이 관절은 6가지 유형으로 세분할 수 있으며, 그 모양에 따라 명칭이 부여된다. 이들 가운데 볼-소켓관절(ball-and-socket joint)과 경첩관절(hinge joint)은 특히 팔다리의 동작을 이해하는 데 중요하다. 볼-소켓관절은 한 뼈의 둥근 골두와 인접 뼈에 있는 오목한 컵, 즉 소켓으로 형성된다. 이 관절은 신체에서 가장 자유로이 움직이고 팔다리의 뿌리에 있다(어깨와 엉덩이). 경첩관절에서는 실패 모양의 표면이 오목한 표면에 끼워진다. 팔꿈치, 무릎과 발목은 모두 경첩관절로 분류된다.

해부학적 자세와 관절 동작 용어

윤활관절의 동작을 기술하기 위해 표준 용어가 개발되어 있다. 이러한 용어는 동작을 분석하고 특정한 동작에 중요한 근육을 예측하는 데 중요하다. 기본적인 관절 동작은 해부학적 자세(anatomical position)를 기준으로 정의된다.

해부학적 자세(그림 3-1)는 사람이 발을 모으거나 약간 벌리고 발가락을 앞으로 향하게 한 채 똑바로 서 있는 자세를 말한다. 팔은 몸의 양옆으로 내리고 손바닥을 앞으로 향하게 한다. 이러한 자세는 동작 면에서 시작 자세 또는 영점 자세(zero position)로 본다. 예를 들어 팔을 옆으로 내린 자세는 0도로 보며, 팔을 앞으로 어깨 높이로 올린 자세는 90도 굴곡으로 본다.

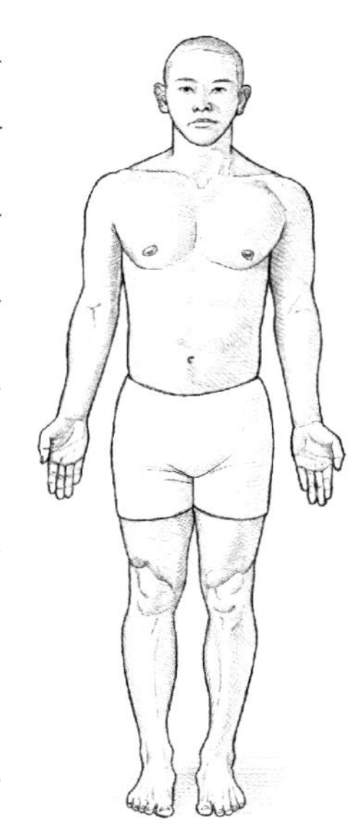

그림 3-1. 해부학적 자세

해부학적 자세에서는 6가지 기본 동작이 나오며, 이들의 일부 또는 전부가 대부분의 윤활관절에서 일어날 수 있다. 이들 6가지 기본 동작은 3쌍의 동작, 즉 굴곡-신전(그림 3-2a 및 b), 외전-내전(그림 3-2c)과 외회전-내회전(그림 3-2d)으로 분류할 수 있다. 각각의 쌍에서 쌍을 이루는 동작은 움직임이 일어나는 평면은 동일하지만 방향은 반대이다.

이와 같은 기본 동작 외에, 특수한 관절 움직임이 일어날 수도 있다. 이러한 움직임은 관절의 기본 동작 용어로는 적절히 표현되지 않는다. 척추, 골반과 견갑골의 특수한 움직임은 이미 제2장에서 설명했다. 이 책에서 사용하는 기타 2쌍의 특수한 관절 동작(어깨관절 수평 외전-수평 내전과 발목관절 족저굴곡-족배굴곡)은 향후 관련 기본 동작을 설명하면서 소개한다.

굴곡과 신전

'굴곡(flexion)'은 팔꿈치를 굴곡시킬 때처럼 인접 신체 부위의 앞면을 모으거나 무릎의 경우에서와 같이 인접 신체 부위의 뒷면을 모아 관절을 구부리는 것이다. '신전(extension)'은 팔꿈치나 무릎을 신전시킬 때처럼 인접 신체 부위를 서로 반대 방향으로 움직여 해부학적 자세로 되돌리는 것이다. 신전 방향으로 움직이지만 해부학적 자세를 지나치는 관절은 '과신전(hyperextension)' 상태가 된다. 굴곡과 신전은 해부학적

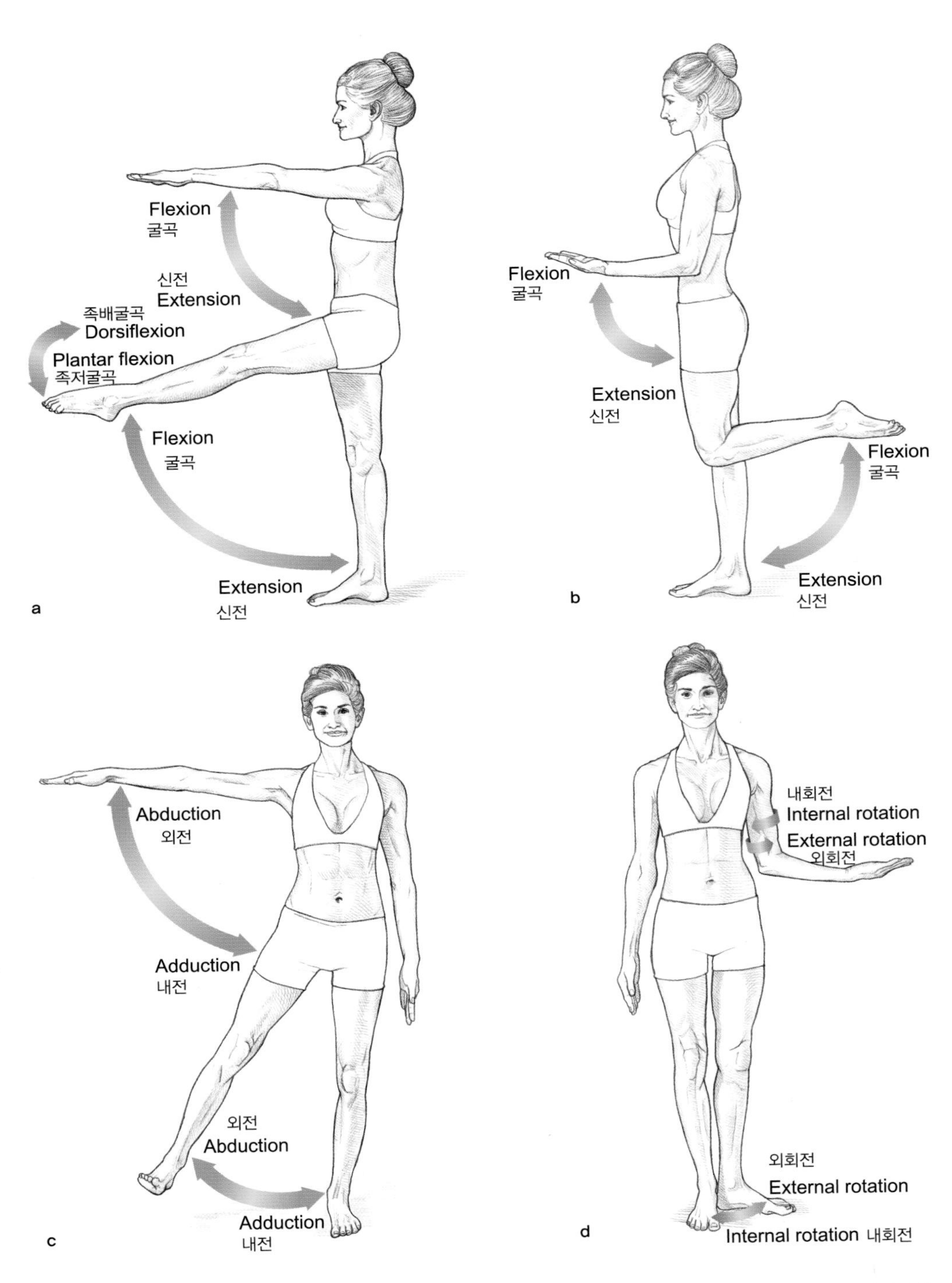

그림 3-2. 팔다리의 주요 관절 동작: (a) 어깨관절 및 고관절 굴곡-신전과 발목관절 족저굴곡-족배굴곡, (b) 팔꿈치관절 및 슬관절 굴곡-신전, (c) 어깨관절 및 고관절 외전-내전, (d) 어깨관절 및 고관절 외회전-내회전.

자세에 대해 앞쪽 또는 뒤쪽 방향으로 일어난다. 관련 특수 용어가 발목에 사용되는데, 여기서 '족배굴곡(dorsiflexion)'은 발등, 즉 배측면을 정강이 쪽으로 올려 발을 굴곡시키는 것이다. '족저굴곡(plantar flexion)'은 발바닥, 즉 저측면을 정강이 반대쪽으로 내려 발을 세우는 것이다. 이들 동작은 그림 3-2a 및 b에 나와 있다.

외전과 내전

'외전(abduction)'은 신체의 정중선에서 멀어지는 동작이고 측면으로 팔을 올리는 경우(어깨관절 외전) 또는 다리를 올리는 경우(고관절 외전)이다. '내전(adduction)'은 외전 자세에서 해부학적 자세로 되돌리는 반대의 동작이다. 이러한 동작은 그림 3-2c에 나와 있다. 척추는 신체의 정중선에 위치하기 때문에, 척추의 비슷한 동작을 기술하는 데 우측면 굴곡과 좌측면 굴곡이란 특수 용어가 사용된다(그림 2-4 참조).

외회전과 내회전

회전은 팔다리 또는 척추의 길이(종축 또는 수직축)를 중심으로 비트는 것으로 생각할 수 있다. 외회전(external or lateral rotation)은 팔다리의 앞면을 바깥쪽 또는 신체의 정중선에서 반대쪽으로 움직이는 것이며, 엉덩이에서 다리를 바깥으로 돌리는 경우(고관절 외회전) 등이다. 내회전(internal or medial rotation)은 외회전 자세나 해부학적 자세에서 팔다리의 앞면을 안쪽 또는 신체의 정중선 쪽으로 움직이는 반대의 동작이다. 이러한 동작은 그림 3-2d에 나와 있다. 척추는 신체의 정중선에 위치하기 때문에, 척추의 비슷한 동작을 기술하는 데 우회전과 좌회전이란 전문용어가 사용된다(그림 2-4 참조). 해부학적 자세로부터, 이 모든 동작은 수직축을 중심으로 비트는 동작으로 생각할 수 있다.

하나의 분류로 정확히 맞아 떨어지지 않는 한 쌍의 관련 특수 용어가 어깨관절 수평 외전–수평 내전이다. 방금 설명한 기타 동작과 달리, 이 동작은 순수한 해부학적 자세에서가 아니라 팔이 어깨 높이인 상태에서 일어난다. 그러나 이 경우에 팔은 바닥에 대해 수평으로 움직인다. 신체의 정중선에서 반대쪽으로 움직일 때 이러한 동작을 어깨관절 '수평 외전(horizontal abduction)'이라 하며, 정중선 쪽으로 움직일 때 이는 어깨관절 '수평 내전(horizontal adduction)'이다. 또한 수평 외전과 수평 내전이란 용어는 넓적다리가 수평으로 고관절을 따라 움직일 때 고관절에도 사용할 수 있다.

근육과 움직임

근육세포는 수축하는 능력을 지닌 유일한 세포이다. 즉 능동적 긴장을 일으키며, 이는 흔히 근육의 단축 또는 신장에 사용된다. 근육조직에는 평활근, 심근과 골격근 등 3가지 유형이 있으나, 필라테스의 논의에서는 골격근 근육조직만을 다룬다. 명칭대로 골격근은 뼈에 부착되고 관절에서 움직임을 일으킨다. 근육의 말단부로 가면 수축력 있는 근육세포가 사라지나, 이들의 결합조직은 계속해서 뼈에 직간접적으로 부착된다. 간접적 연결의 2가지 유형이 '건막(aponeurosis)'이란 결합조직으로 된 막과 가장 흔한 경우로 '건(tendon)'이란 결합조직으로 이루어진 힘줄이다.

뼈 사이의 관절에서 한 근육의 잠재적인 작용은 근육의 위치를 살펴보고 한 뼈에 대한 근육의 한쪽 부착부가 다른 뼈에 대한 동일 근육의 부착부 쪽으로 당겨지는 모습을 상상함으로써 추정해볼 수 있다. 또한 이러한 추정을 해보면 흔한 경향이 드러나고 이는 위치가 비슷한 근육들의 작용을 이해하는 데 도움이 될 것이다. 예를 들어 엉덩이, 척추와 팔꿈치의 근육 그리고 어깨의 큰 근육인 경우에 일반적으로 신체의 앞쪽에 위치한 근육이 굴곡을 일으키고 신체의 뒤쪽에 있는 근육이 신전을 일으킨다. 신체의 측면에 위치한 엉덩이 및 어깨 근육은 외전을 일으킨다. 신체의 내측 또는 정중선 쪽으로 위치한 엉덩이 근육은 내전을 일으킨다. 그 사이 부위에 있는 근육은 흔히 두 위치의 작용을 다 한다. 예를 들어 대퇴근막장근(tensor fasciae latae)은 고관절의 전면과 측면 사이에 위치해 고관절의 굴곡과 외전을 모두 일으킬 수 있다. 무릎은 이들 관절과 반대 방향으로 구부러지므로, 여기서 근육은 반대의 관계를 보여 신근이 신체의 앞쪽에 위치하고 굴근이 뒤쪽에 있다. 이들 근육은 대부분 추가 작용을 일으키나, 그 위치를 살펴보면 보통 그 주요 작용을 알게 된다.

간단명료하게 하기 위해 향후 신체 부위의 설명은 주요 관절에서 가장 중요한 근육을 포함시키는 데 역점을 두었고 이들 근육은 제4장에서 제9장까지 필라테스 매트 운동을 설명할 때에도 사용된다. 각각의 신체 부위에 대한 표는 특정한 동작의 생성에 관여하는 근육들로 이루어진다. 표에는 주동근육(primary muscle; 때로 주작용근[prime mover]이라고도 함)과 이차근육(secondary muscle; 특정 동작을 보조한다 하여 보조작용근[assistant mover]이라고도 함)이 나열되어 있다. '주동근육'은 특정한 동작을 일으키는 데 특히 중요하거나 효과적인 근육을 말한다. 반면 '이차근육'은 요구되는 동작을 위해 그리 많은 힘을 생성할 수 없거나 그러한 동작에 덜 중요한 근육이다. 또한 이 근육은 관절의 특정한 자세와 같은 특수한 상황에서 또는 높은 속도가 요구되거나 큰 힘이 필요할 때 작용하도록 요구될 수도 있다.

척추 근육

척추의 주요 관절과 근육은 제2장에서 설명하였고 그림으로 보여주었다. 표 3-1에는 척추의 움직임과 그러한 움직임을 일으킬 수 있는 근육이 요약되어 있다.

다리 근육

표 3-2에는 다리의 주요 관절에서 일어나는 동작과 그러한 동작을 일으키는 근육이 나열되어 있으며, 그림 3-3은 이러한 근육을 그림으로 보여준다.

표 3-1. 척추의 움직임과 근육

관절 동작	주동근육	이차근육
척추 굴곡	복직근 외복사근 내복사근	없음
척추 신전	척추기립근: 극근, 최장근, 장늑근	반극근 후방 심부 척추 근육: 극간근, 횡돌간근, 회선근, 다열근
척추 측면 굴곡	외복사근(동측, 同側) 내복사근(동측) 요방형근(동측) 척추기립근(동측): 극근, 최장근, 장늑근	반극근(동측) 후방 심부 척추 근육(동측): 횡돌간근, 회선근, 다열근 복직근(동측) 장요근(요추 부위)(동측)
척추 회전	외복사근(대측, 對側) 내복사근(동측) 척추기립근(동측): 최장근, 장늑근	반극근(대측) 후방 심부 척추 근육(대측): 회선근, 다열근

고관절은 볼-소켓관절이라 3쌍의 동작, 즉 굴곡-신전, 외전-내전과 외회전-내회전이 모두 가능하다. 엉덩이의 앞쪽에서 시작되는 대퇴직근(rectus femoris)과 심부에 위치한 장요근(iliopsoas)은 주요 고관절 굴근으로 작용하도록 이상적으로 위치해 있다.

내측 대퇴에 있는 근육군인 치골근(pectineus), 장내전근(adductor longus), 단내전근(adductor brevis), 대내전근(adductor magnus)과 박근(gracilis)은 합쳐 고관절 내전근이라 한다. 또한 이들 근육은 대내전근을 제외하고 모두 고관절 굴곡을 보조할 수 있다. 대내전근은 이 그룹에서 가장 깊이 있는 근육으로 골반에 널리 부착되어 있다. 이 근육의 부착부는 뒤로 좌골결절 쪽으로 주행하기 때문에 그 하부 섬유는 고관절 굴곡보다는 신전을 보조한다.

엉덩이의 외측을 살펴보면, 긴 띠 모양의 근육인 봉공근(sartorius)이 넓적다리의 앞쪽을 대각선으로 가로질러 무릎 아래에 부착된다. 이 근육은 고관절의 굴곡, 외전 및 외회전 작용을 보조할 수 있다. 대퇴근막장근(tensor fasciae latae)은 넓적다리에서 약

표 3-2. 다리의 주요 관절 동작과 근육

관절 동작	주동근육	이차근육
고관절 굴곡	장요근 대퇴직근	봉공근 대퇴근막장근 치골근 장/단내전근(하부) 박근
고관절 신전	대둔근 햄스트링: 반건양근, 반막양근, 대퇴이두근	대내전근(하부 섬유)
고관절 외전	중둔근 소둔근	대퇴근막장근 봉공근
고관절 내전	장내전근 단내전근 대내전근 박근	치골근
고관절 외회전	대둔근 심부 외측회전근: 이상근, 내폐쇄근, 외폐쇄근, 하쌍자근, 상쌍자근, 대퇴방형근	봉공근 대퇴이두근
고관절 내회전	중둔근(전방 섬유) 소둔근(전방 섬유)	대퇴근막장근 햄스트링: 반건양근, 반막양근
슬관절 굴곡	햄스트링: 반건양근, 반막양근, 대퇴이두근	슬와근 박근 봉공근 비복근
슬관절 신전	대퇴사두근: 대퇴직근, 내측광근, 중간광근, 외측광근	대퇴근막장근(상부)
발목관절 족배굴곡	전경골근 장지신근	장무지신근 제3비골근
발목관절 족저굴곡	비복근 가자미근	후경골근 장무지굴근 장지굴근 장비골근 단비골근

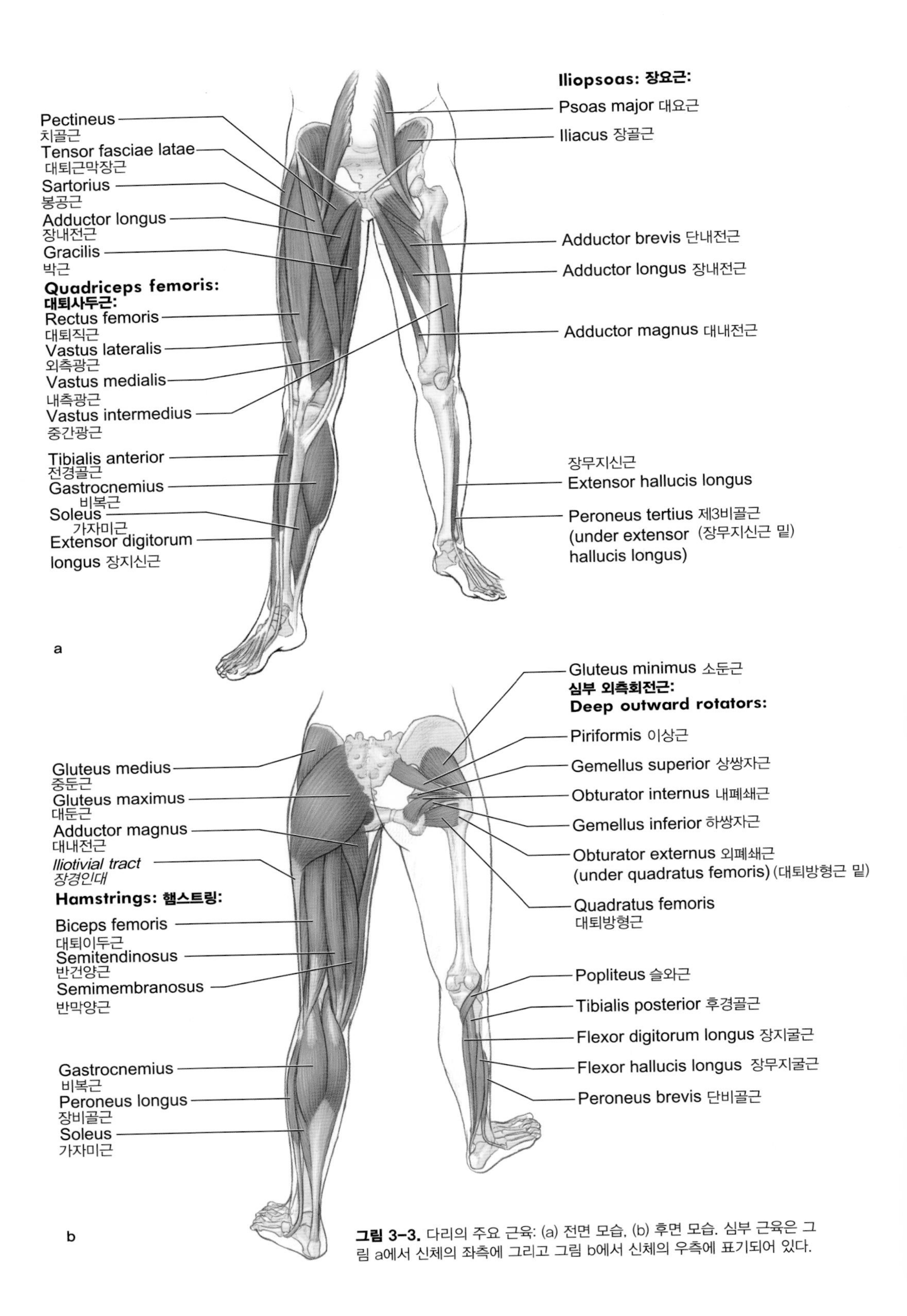

그림 3-3. 다리의 주요 근육: (a) 전면 모습, (b) 후면 모습. 심부 근육은 그림 a에서 신체의 좌측에 그리고 그림 b에서 신체의 우측에 표기되어 있다.

간 더 외측으로 위치하며, 고관절의 굴곡, 외전 및 내회전 작용을 보조할 수 있다.

엉덩이의 후면 모습에서는 둔근이 눈에 띈다. 중둔근(gluteus medius)과 소둔근(gluteus minimus)은 엉덩이의 외측에 위치해 주요 고관절 외전근으로 작용할 수 있으며, 또한 그 전방 섬유는 고관절의 내회전을 일으킬 수 있다. 둔부의 보다 뒤쪽으로 위치한 강력한 근육인 대둔근(gluteus maximus)은 주요 고관절 신근이자 외회전근이다. 대둔근보다 깊이 있는 심부 외측회전근은 6개의 작은 근육으로 이루어지고 골반과 대퇴골의 대전자 사이에 걸쳐 있다. 이들 근육은 고관절 외회전근으로 작용하도록 이상적으로 위치해 있다.

반건양근(semitendinosus), 반막양근(semimembranosus)과 대퇴이두근(biceps femoris)으로 이루어지는 햄스트링(hamstrings)은 넓적다리의 뒤쪽을 따라 내려가고 주요 고관절 신근이자 슬관절 굴근이다. 보다 외측으로 위치한 대퇴이두근은 무릎이 펴져 있을 때 고관절의 외회전을 보조할 수도 있다. 보다 내측으로 위치한 반건양근과 반막양근은 고관절의 내회전을 도울 수 있다.

무릎은 주로 굴곡과 신전을 가능하게 하는 변형 경첩관절로 분류된다. 햄스트링은 무릎의 주요 굴근으로 기능하는 반면, 대퇴사두근(quadriceps femoris)은 주요 신근이다. 대퇴사두근은 넓적다리의 앞쪽 근량의 대부분을 형성하고 대퇴직근(rectus femoris)과 내측광근(vastus medialis), 중간광근(vastus intermedius), 외측광근(vastus lateralis) 등 3개의 광근으로 구성되어 있다. 이들 중 대퇴직근은 고관절도 지나가므로 슬관절 신전은 물론 고관절 굴곡의 주동근육으로도 기능한다. 고관절과 발목관절에서 주요 작용을 하는 일부 근육은 슬관절도 지나가 무릎의 움직임을 도울 수 있다. 아울러 다리의 뒤쪽 심부에 위치한 작은 근육인 슬와근(popliteus)도 무릎의 굴곡을 돕고 심한 굴곡과 걷기에서 무릎에 대해 중요한 안정성을 제공한다.

발목은 족저굴곡 및 족배굴곡 동작을 하는 경첩관절이다. 하퇴부의 앞쪽에 있는 전경골근(tibialis anterior)과 장지신근(extensor digitorum longus)은 발목과 발의 주요 족배굴근이다. 이들의 족배굴곡 작용은 발목의 앞쪽을 지나가는 기타 두 근육인 장무지신근(extensor hallucis longus)과 제3비골근(peroneus tertius)의 도움을 받을 수 있다. 종아리에는 근복(belly)이 내외로 2개인 비복근(gastrocnemius)과 보다 심부의 더 납작한 근육인 가자미근(soleus)이 있다. 이들 근육은 발목과 발의 주요 족저굴근이다. 또한 족저굴곡은 발목의 외측을 따라가는 두 근육인 장비골근(peroneus longus)과 단비골근(peroneus brevis) 그리고 발목의 내측을 지나가는 세 근육인 후경골근(tibialis posterior), 장무지굴근(flexor hallucis longus)과 장지굴근(flexor digitorum longus)의 도움을 받을 수 있다.

팔 근육

표 3-3에는 팔의 주요 관절에서 일어나는 동작과 그러한 동작을 일으키는 근육이 나열되어 있으며, 그림 3-4는 이러한 근육을 그림으로 보여준다.

어깨관절은 볼-소켓관절이라 3쌍의 동작, 즉 굴곡-신전, 외전-내전과 외회전-내회전이 모두 가능하다. 어깨관절의 큰 동작을 주로 일으키는 근육에는 큰 가슴 근육인 대흉근(pectoralis major), 어깨의 둥근 윤곽을 형성하는 근육인 삼각근(deltoid)과 몸의 뒤쪽에 위치한 넓은 어깨 근육으로 대원근(teres major)의 도움을 받는 광배근(latissimus dorsi)이 있다.

신체의 전면 모습에서 시작하자면, 전삼각근(anterior deltoid)과 대흉근의 상부(쇄골부분)는 어깨관절의 주요 굴근 및 수평 내전근으로 기능하도록 이상적으로 위치해 있다. 또한 이들 근육은 어깨관절 내회전을 보조할 수 있다. 이들 근육보다 깊이 놓여 있는 오훼완근(coracobrachialis)은 어깨관절의 굴곡과 내전을 보조하고 아울러 주요 수평 내전근으로 기능할 수 있다. 대흉근의 하부(흉골 부분)는 어깨관절의 주요 수평 내전근 상부 및 어깨관절의 이차 내회전근과 작용을 공유한다. 그러나 이 부위는 어깨관절의 축 아래에 위치해 팔을 앞쪽으로 올릴 때 어깨관절의 굴근이 아니라 저항에 대항하는 주요 신근으로 작용할 수 있다. 외측으로 이동해보면, 중삼각근(middle deltoid)

표 3-3. 팔의 주요 관절 동작과 근육

관절 동작	주동근육	이차근육
어깨관절 굴곡	전삼각근 대흉근(쇄골 부분, 상부)	오훼완근 상완이두근
어깨관절 신전	광배근 대원근 대흉근(흉골 부분, 하부)	후삼각근 상완삼두근(장두)
어깨관절 외전	중삼각근 극상근	전삼각근 대흉근(쇄골 부분, 상부) 상완이두근(어깨가 외회전되어 있을 때)
어깨관절 내전	대흉근 광배근	후삼각극 전삼각근 대원근 오훼완근 상완이두근(단두) 상완삼두근(장두)
어깨관절 외회전	극하근 소원근	후삼각근
어깨관절 내회전	견갑하근 대원근	전삼각근 대흉근 광배근
어깨관절 수평 외전	극하근 소원근 후삼각근	중삼각근(후방 섬유) 대원근 광배근
어깨관절 수평 내전	대흉근 전삼각근 오훼완근	상완이두근(단두) (팔꿈치가 신전되어 있을 때)
견갑골 상승	상승모근 견갑거근 능형근	없음
견갑골 하강	하승모근 전거근(하부 섬유)	소흉근
견갑골 외전(전인)	전거근	소흉근
견갑골 내전(후인)	승모근 능형근	견갑거근
견갑골 상방 회전	전거근 승모근	없음
견갑골 하방 회전	능형근	견갑거근 소흉근
팔꿈치관절 굴곡	상완이두근 상완근	상완요골근 원회내근
팔꿈치관절 신전	상완삼두근	주근

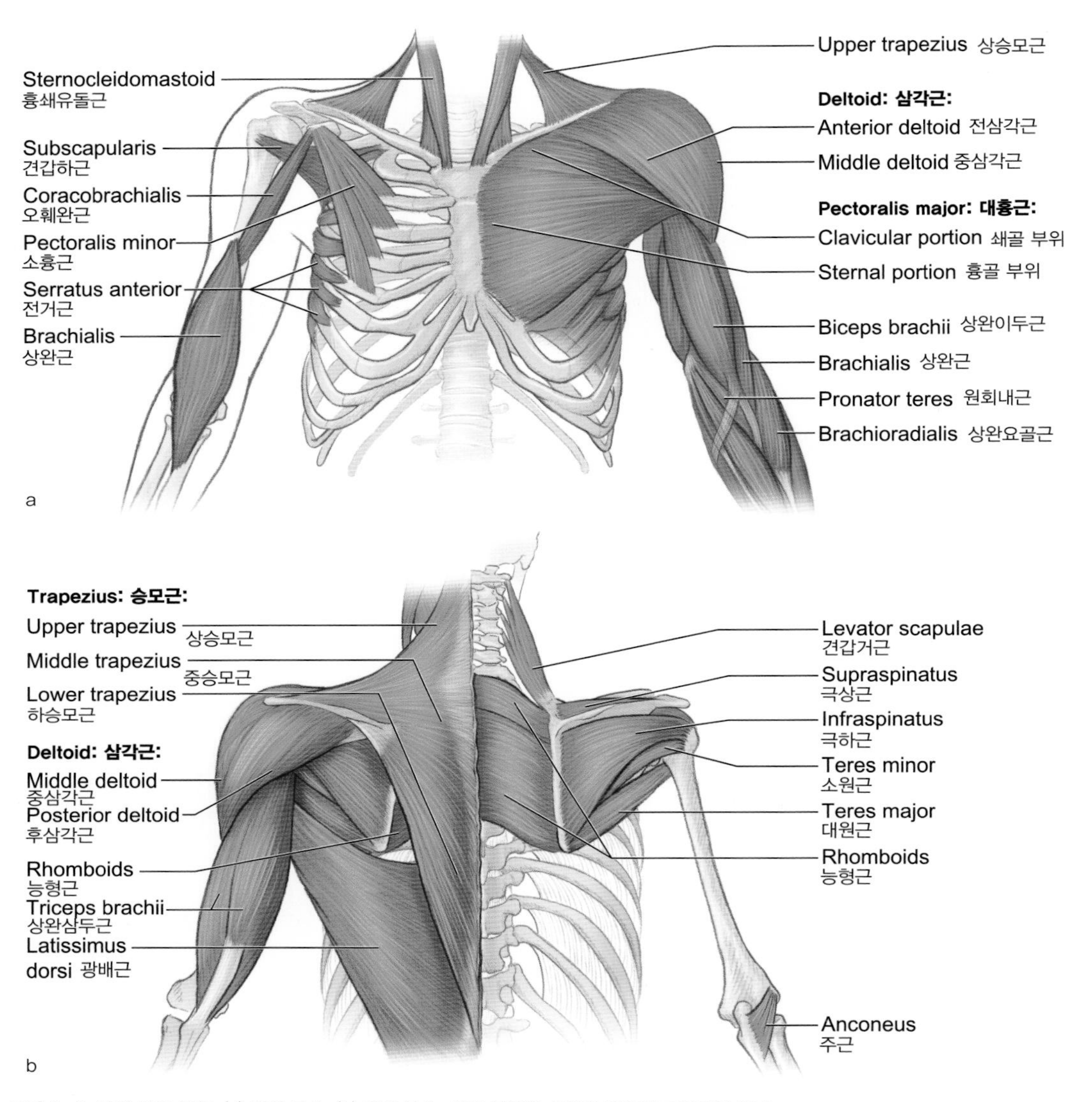

그림 3-4. 팔의 주요 근육: (a) 전면 모습, (b) 후면 모습. 심부 근육은 신체의 우측에 표기되어 있다.

이 어깨관절 외전의 주요 근육이다. 또한 전삼각근과 대흉근(쇄골 부분)이 특정한 상황에서 어깨관절 외전을 보조할 수 있다.

신체의 후면 모습을 살펴보자면, 강력한 광배근과 이 근육의 '작은 조력자'인 대원근이 어깨관절의 주요 신근으로 작용하도록 적절히 위치해 있는 반면, 후삼각근은 어깨관절 신전을 보조할 수 있다. 또한 세 근육은 모두 어깨관절의 수평 외전을 일으킬 수 있다. 그러나 후삼각근은 아울러 어깨관절 외회전을 보조하며, 나머지 두 근육은 관절을 가로질러 상완골의 앞쪽에 부착되므로 어깨관절 내회전이란 반대 동작을 일으킨다.

고관절과는 달리 어깨는 내측에 내전을 일으키는 근육군이 없다. 대신 어깨의 앞쪽 근육이 어깨의 뒤쪽 근육과 짝을 이루어 동시에 수축하면 내전이 일어난다. 대흉근과 광배근이 강력한 짝을 이루는 근육이고 흔히 사용되나, 전삼각근과 후삼각근 같은 기타 많은 근육도 이러한 동작을 보조할 수 있다.

이들 근육 외에 회전근개(rotator cuff)와 견갑골 근육이 흔히 뚜렷함은 덜 하지만 어깨관절의 최적 동작에 기여한다. 회전근개는 견갑골과 상완골 상부 사이에 걸쳐 있는 4개의 작은 근육으로 구성된다. 회전근개의 필수적인 일반 기능은 어깨관절의 안정성을 유지하는 것이다. 아울러 이들 중 하나인 극상근(supraspinatus)은 어깨관절 외전의 주작용근인 반면, 나머지는 어깨관절 외회전(소원근[teres minor]과 극하근[infraspinatus]) 또는 내회전(견갑하근[subscapularis])의 주작용근이다. 또한 소원근과 극하근은 비교적 수평적인 배열로 되어 있어 어깨관절의 주요 수평 외전근으로 기능할 수 있다. 회전근개의 적절한 근력은 어깨관절의 올바른 역학과 부상 방지에 중요하다. 고전적인 필라테스 매트 운동에서는 이들 근육을 구분하여 강화하는 것이 강조되지 않지만, 현재 탄력 밴드로 저항을 추가하는 접근방식처럼 이 근육들을 강화하는 운동이 매트 운동에 있다. 더욱이 비틀기(Twist, 운동 8-6)와 같이 체중을 팔로 지지하도록 요구하는 많은 고전적인 상급 매트 운동은 기능적인 방식으로 적용되어 회전근개의 근력과 안정성을 길러주는 효과를 보인다.

견갑골 근육은 견갑골을 척추, 두개골 및 흉곽과 연결하며, 상완골에는 부착부가 없다. 따라서 견갑골 근육은 상완골이 아니라 견갑골의 움직임을 일으킨다. 그러나 이러한 견갑골의 움직임은 자연스레 어깨관절에서 상완골의 움직임과 관련이 있고 최적 역학을 촉진하는 기능을 한다.

견갑골의 움직임은 제2장(그림 2-11)에서 설명했다. 일부 명심해야 할 일반 원리는 신체의 뒤쪽에 위치한 견갑골 근육, 특히 승모근(trapezius)과 능형근(rhomboid)은 견갑골을 척추 쪽으로 당겨 견갑골 내전을 일으키는 반면, 앞쪽에 있는 근육인 전거근(serratus anterior)과 소흉근(pectoralis minor)은 반대의 움직임인 견갑골 외전을 일으킨다는 것이다. 섬유가 견갑골에서 위로 주행하여 목 또는 등 상부에 부착되는 근육인 견갑거근(levator scapulae), 상승모근(upper trapezius)과 능형근은 견갑골을 위로 당겨 견갑골 상승을 일으키는 경향이 있는 반면, 하승모근(lower trapezius), 전거근의 하부 섬유와 소흉근은 견갑골 하강을 일으키는 경향이 있다. 견갑골 부착부에 대해 당기는 라인이 어떠하냐가 근육이 일으키는 회전의 유형을 결정하는데, 전거근과 승모근은 상방 회전을 일으키고 기타 근육, 특히 능형근은 하방 회전을 일으킨다. 견갑골의 상방 회전은 팔을 앞쪽이나 측면으로 올릴 때 언제든지 요구되므로, 견갑골 상방 회전근의 충분한 근력과 적절한 활성화가 어깨관절의 최적 역학 및 기능에 특히 중요하다.

팔꿈치는 굴곡과 신전 동작을 하는 경첩관절이다. 근복이 2개인 상완이두근(biceps brachii)과 상완근(brachialis, 상완이두근보다 깊이 있고 근복이 더 아래로 뻗어 있다)은 팔의 앞쪽에 있고 팔꿈치관절의 주요 굴근이다. 팔꿈치의 앞쪽을 지나가고 전완을 움직이는 작용을 하는 기타 두 근육인 상완요골근(brachioradialis)과 원회내근(pronator teres)도 팔꿈치관절의 굴곡을 도울 수 있다. 상완삼두근(triceps brachii)은 상완의 뒤쪽에 있고 가장 강력한 팔꿈치관절 신근이다. 팔꿈치의 뒤쪽을 지나가는 작은 근육인 주근(anconeus)이 팔꿈치관절의 신전을 도울 수 있다. 상완이두근과 상완삼두근은 어깨관절도 지나가 어깨관절의 다양한 동작에 추가로 기여할 수 있다.

전신 움직임에서 작용하는 근육

걷기, 뛰기 또는 보다 복잡한 매트 운동과 같은 기능적 움직임을 수행할 때에는 단일 근육이 분리되어 작용하지 않는다. 대신 그러한 움직임은 고도로 조화롭게 작용하는 근육들의 협동을 동반하여 요구되는 움직임을 일으킨다. 근육 수축의 유형, 근육의 다양한 역할과 짝힘 근육(force couple, 이 장에서 곧 설명함)으로 협력하는 근육의 능력을 이해하면 전신 움직임에 대한 이해가 개선될 수 있다.

근육 수축의 유형

근육의 작용을 배우는 일반적인 방법은 근육이 단축될 때 일으키는 작용을 추정하는 것이지만, 모든 근육 수축이 실제로 근육의 단축을 가져오는 것은 아니다. 근육세포는 능동적으로 긴장을 일으키지만, 수축하는 근육 및 이에 반대되는 저항과 관련된 힘의 비율에 따라 근육 전체는 단축되거나, 신장되거나, 혹은 변함이 없을 수도 있다. 이러한 원리를 고려하면 근육 수축은 동적 또는 정적 수축으로 분류할 수 있다.

동적 수축

근육의 '동적 수축(dynamic contraction, 등장성 수축[isotonic contraction])'은 관련 근육의 길이가 변화하고 관절 동작이 일어나는 경우의 수축이다. 동적 수축은 단축성 수축(concentric contraction)과 신장성 수축(eccentric contraction)으로 나눌 수 있다. 단축성 수축은 근육의 단축을 동반하고 관절은 주동근육의 작용 방향으로 움직인다. 중력이 저항을 제공할 경우에 단축성 수축은 관절이 중력의 작용과 반대 방향으로 움직일 때, 흔히 움직임의 상향 단계에서 일어난다. 예를 들어 가슴 들어올리기(Chest Lift, 운동 4-2)를 수행할 때 움직임의 상향 단계에서 복근은 단축성 수축으로 작용하여 척추를 굴곡시켜 몸통 상부를 매트에서 들어 올린다.

반면 신장성 수축은 근육의 신장을 동반하고(즉 뼈에 대한 근육의 부착부들 사이의 거리가 멀어진다) 주동근육의 작용 방향과 반대 방향으로 움직임이 일어난다. 중력이 저항을 제공할 경우에 신장성 수축은 관절이 중력의 방향으로 움직일 때, 흔히 움직임의 하향 단계에서 일어난다. 예를 들어 가슴 들어올리기를 수행할 때 움직임의 하향 단계에서 복근(척추 굴근)은 신장성 수축으로 작용하여 몸통의 하강을 제어한다.

이는 동작을 분석하고 필라테스 매트 운동을 최적의 테크닉으로 수행하기 위해 이해해야 하는 중요한 개념이다. 가슴 들어올리기의 하향 단계에서는 척추 신근이 척추 신전을 일으킨다고 생각할지도 모른다. 그러나 신근을 사용한다면 머리와 몸통이 매트에 부딪힐 것이다. 대신 상향 단계에서 작용하는 근육인 복근, 즉 척추 굴근을 신장성으로 사용하면 몸통을 부드럽게 내리고 척추를 점차 감아 내려 매트 위의 중립 자세로 되돌아갈 수 있다. 또한 신장성 수축은 빠른 움직임에서 그 방향을 반대로 돌리기 전에 신체 분절을 감속시킬 경우에도 흔히 일어난다.

정적 수축

근육의 '정적 수축(static contraction, 등척성 수축[isometric contraction])'에서는 근육의 길이 변화가 없거나 관절의 동작이 일어나지 않는다. 비록 근육은 긴장을 일으키지만, 이러한 근육 수축의 효과가 저항 효과에 의해 정확히 상쇄되어 전체 움직임은 없다. 필라테스에서는 종종 정적 수축을 이용하여 원치 않는 신체 분절의 움직임을 방지하거나 팔다리나 기타 신체 분절의 원하는 라인을 이루도록 돕는다. 예를 들어 푸시업(Push-Up, 운동 7-6)을 수행할 때에는 무릎, 엉덩이와 척추에서 근육의 정적 수축이 어깨의 옆, 골반과 무릎을 원하는 일직선 관계로 유지하는 데 필수적이다.

근육의 역할

근육은 많은 역할을 수행할 수 있다. 근육은 그저 한 가지 방식으로 기능하지 않고 원하는 움직임에 따라 다양한 역할을 수행한다.

'주동근(mover or agonist, 작용근이라고도 함)'은 특정한 관절에서 원하는 동작을 일으키는 근육이다. 주동근은 주동근육(주작용근)과 이차근육(보조작용근)으로 세분할 수 있다. 앞서 설명하였듯이 주동근육은 원하는 동작을 일으키는 데 특히 중요한 근육인 반면, 이차근육은 덜 효과적이지만 원하는 동작을 보조할 수 있는 근육이다.

'길항근(antagonist, 대항근이라고도 함)'은 원하는 주동근의 움직임과 정반대되는 작용을 하는 근육이다. 많은 움직임에서 길항근은 작용하기보다는 이완된다. 일부 유형의 움직임에서는 길항근의 활성화 결여가 고도의 기량 수준을 나타내는 징표로 보다 효율적인 움직임을 가능하게 한다. 일부 필라테스 매트 운동은 이러한 범주로 분류되며, 이런 경우에 목표는 주동근을 적시에 그리고 적절한 크기의 힘으로 활성화해 길항근이 움직임을 정지시키거나 움직임의 억제를 도울 필요가 없도록 하는 것이다. 예를 들어 엎드려 다리 당기기(Leg Pull Front, 운동 7-5)에서 고관절 굴근을 이완시키고 고관절 신근으로 다리를 원하는 높이로 들어 올릴 정도의 힘만 사용하면 운동의 효율적인 수행이 가능하다. 그러나 신체의 부분을 견고하게 유지하거나 감속시켜야 할 때 또는 극도의 정확성이 요구될 때에는 길항근이 흔히 주동근과 함께 작용한다. 이러한 조화로운 동시 사용을 '동시수축(cocontraction)'이라 한다. 동시수축은 필라테스 매트 운동에서도 흔히 사용되는데, 제2장에서 설명하였듯이 복근과 척추 신근이 동시에 수축하는 경우로 엎드려 누워 등 신전(Back Extension Prone, 운동 4-8)과 잭나이프(Jackknife, 운동 6-9; 다리를 천장 쪽으로 들어 올리는 단계)가 있다.

'협동근(synergist, 협력근이라고도 함)'은 주동근육과 동시에 작용하여 그러한 주요 근육의 원치 않는 이차 작용을 중화하는(반작용하는) 근육이라고 말할 수 있다. 제2장에서 예를 찾아보면 하승모근이 협동근으로 작용한다. 즉 이 근육은 하강 작용을 통해 원치 않는 상승모근의 상승 작용을 중화하는 역할을 하면서도 견갑골의 상방 회전이란 원하는 상승모근의 작용에는 관여하지 않는다(그림 2-12).

'안정근(stabilizer)'은 등척성으로 수축하여 특정한 움직임과 관련된 힘에 대항해 신체의 부분을 지지하거나 안정시키는 근육이다. 제2장에서 설명하였듯이 복근의 수축은 중심부 안정성의 유지에 도움이 되며, 필라테스 매트 운동의 중요한 부분이다. 그러나 모든 근육이 안정근으로 작용할 수 있으며, 특정한 움직임이 어느 근육이 원하는 안정성을 만들어내는 데 중요한지를 결정한다. 복근이 흔히 제일 먼저 머리에 떠오르는 근육군이지만, 척추 신근, 회전근개와 견갑골 근육 같은 기타 많은 근육이 필라테스 매트 운동의 능숙한 수행을 위해 하는 역할을 이해하는 것이 중요하다.

짝힘 근육

'짝힘 근육(force couple)'은 관절의 축에 대해 서로 다른 위치에 있지만 함께 작용하여 동일한 방향으로 회전 또는 관절 동작을 일으키는 근육들이다. 필라테스 매트 운동에서 특히 중요한 하나는 복근–햄스트링 짝힘 근육이다(그림 3–5). 복근의 하부는 골반에 부착되어 있기 때문에 복근이 수축하면 골반의 후방 회전이 일어날 수 있다. 비슷하게 햄스트링은 골반의 뒤쪽 바닥에 부착되어 있어 골반의 후방 회전을 일으킬 수 있다. 그래서 이들 근육이 서로 골반의 반대쪽에 위치함에도 이들은 함께 동일한 움직임, 즉 골반의 후방 회전을 일으키는 작용을 한다. 골반 감아올리기(Pelvic Curl, 운동 4–1)처럼 매트 운동에서는 때로 이러한 작용을 이용하여 골반의 후방경사를 일으킨다. 그러나 기타 많은 운동에서는 이와 같은 짝힘 근육을 사용하여 원치 않는 골반의 전방경사를 방지하고(그림 3–5a) 골반의 중립을 유지한다(그림 3–5b). 때로는 어깨교각(Shoulder Bridge, 운동 7–1)에서처럼 골반의 전방경사의 정도를 제한하기 위해 사용된다. 서로 다른 지침이 이러한 짝힘 근육의 사용을 촉진할 수 있는데, 예를 들어 "복근의 하부 부착부를 위로 당기면서 햄스트링을 아래로 당기는 데 집중하라"는 경우이다.

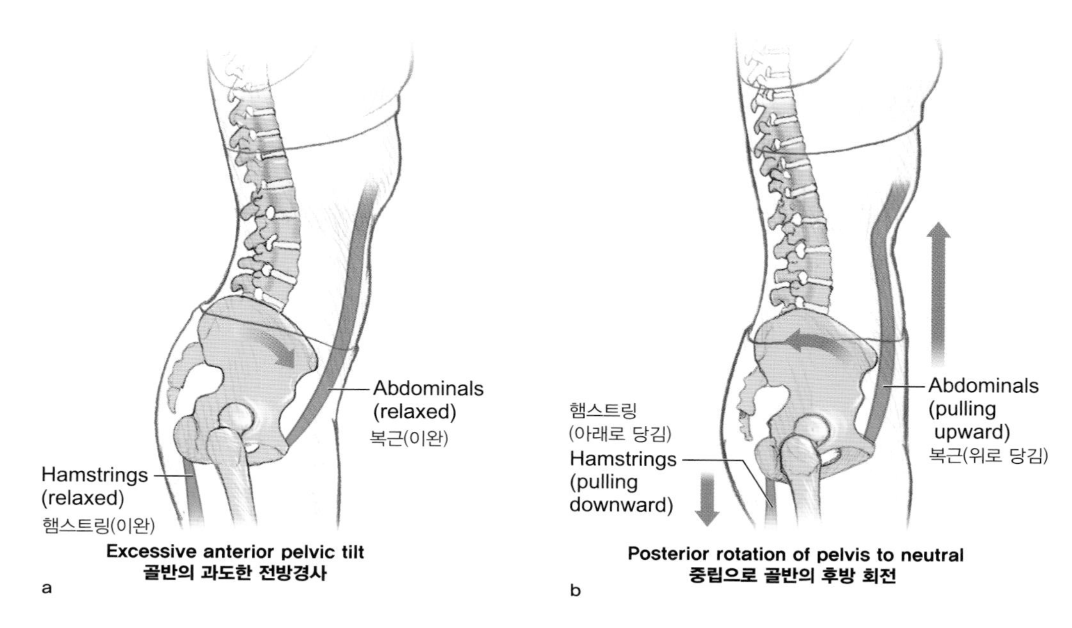

그림 3-5. 복근-햄스트링 짝힘 근육. (a) 복근과 햄스트링이 이완되어 있으며, 짝힘 근육은 작용하지 않는 상태이다. (b) 짝힘 근육이 작용하여 골반을 후방으로 회전시켜 원하는 중립 자세를 잡는다.

매트 운동의 동작 분석

이제 이 장에서 제시한 정보를 매트 운동의 분석에 적용할 차례이다. 흔한 접근방식은 동작을 검토하고, 동작이 일어나는 주요 관절 또는 관절들에 초점을 두며, 또 동작을 일으키거나 제어하기 위해서는 어느 근육군이 활성화되어야 하는지를 추정하는 것이다. 필라테스 매트 운동에서는 중력이 주요 외부 저항을 제공한다. 작용하는 근육을 추정하기 위해서는 운동의 다양한 단계에서 일어나는 관절의 동작과 이들 단계에서 이러한 동작의 중력에 대한 관계를 살펴보아야 한다. 동작이 중력에 대항할 경우에는 동작의 방향과 동일한 작용을 하는 근육군이 단축성으로 작용할 것이다. 동작이 중력과 동일한 방향일 경우에는 동작의 방향과 반대의 작용을 하는 근육군이 신장성으로 작용할 것이다. 동작 분석을 할 때에는 동작 분석이 신체 자세나 신체 분절이 아니라 동작의 '방향'에 기초해야 한다.

엎드려 누워 등 신전(Back Extension Prone, 운동 4-8)을 예로 들어보자. 동작을 눈으로 검토해보면 척추가 작용의 주요 부위이고 상향 단계에서 척추 신전이 일어난다는 사실이 밝혀진다. 이는 중력에 대항해 작용하는 단계이므로 동작의 방향과 동일한 작용을 하는 근육이 작용할 것이라는 점을 알게 된다. 즉 척추 신근이 단축성으로 작용하여 척추 신전을 일으킨다. 하향 단계를 눈으로 검토해보면 동작의 방향이 척추 굴곡임이 드러나며, 척추는 아치를 이룬 신전 자세에서 앞쪽 방향으로 매트 위에서 '평평한' 중립 자세로 움직인다. 그러나 이 단계에서 신체는 중력과 동일한 방향으로 움직이므로 동작의 방향과 반대의 작용을 하는 근육이 동작을 제어하기 위해 작용한다는 점을 알게 된다. 즉 척추 신근이 신장성으로 작용하여 척추 굴곡을 제어한다. 척추 신근에는 척추기립근, 반극근과 후방 심부 척추 근육이 있다. 그래서 이처럼 단순히 상하로 움직이는 운동에서는 동일한 근육군이 상향 단계에서 단축성으로 작용하고 하향 단계에서 신장성으로 작용할 것이다. 이와 같은 동작 분석을 요약한 표가 그림 3-6에 나와 있다.

보다 단순한 동작 분석은 흔히 근육 예시로 기능적 근육군만 열거하고 주동근육만 또는 주동근육 및 이차근육 둘 다 나열한다. 보다 포괄적인 동작 분석에는 안정근이나 협동근과 같이 작용근 외에 역할을 하는 주요 근육에 관한 정보가 포함될 수도 있다. 길항근이 관절 안정화, 감속 또는 정확성에 중요한 역할을 할 경우에는 이러한 근육이 포함될 수도 있다. 운동범위가 큰 일부 운동에서 길항근이 유연성의 향상에 도움이 되는 동적 스트레칭을 받으면 이런 근육이 언급될 수도 있다. 아니면 길항근은 운동범위의 끝에서 제약을 가해 특히 햄스트링과 같은 근육이 긴장되어 있는 사람에서 원하는 자세를 제한할 수도 있다.

또한 다음과 같은 원리가 매트 운동을 분석하는 데 도움이 될 수도 있다. 첫 번째 원리는 특정한 동작을 일으키는 작용근(주동근)을 알아내는 데 초점을 둔다. 마지막 두 원리는 주요 근육의 근력 또는 유연성 부족이 어떻게 매트 운동의 적절한 수행을 가로막을 수 있는지와 어떠한 변경이 이러한 상황을 바로잡는 데 도움이 될 수 있는지

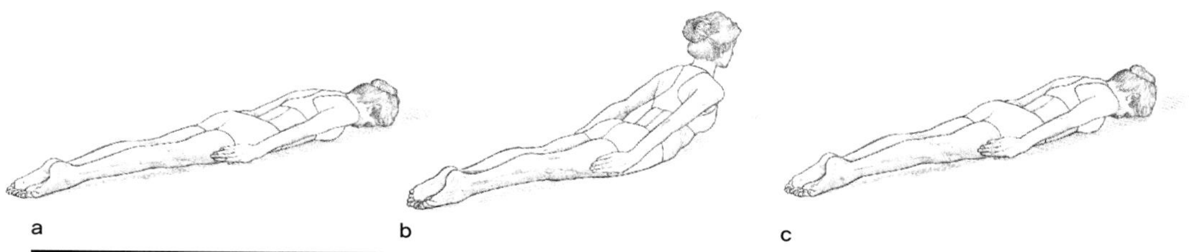

움직임의 단계	관절 동작	수축 유형	작용근: 기능적 근육군(예)
상향 단계, a서 b로	척추 신전	단축성	척추 신근(척추기립근, 반극근, 후방 심부 척추 근육)
하향 단계, b서 c로	척추 굴곡	신장성	척추 신근(척추기립근, 반극근, 후방 심부 척추 근육)

그림 3-6. 엎드려 누워 등 신전(Back Extension Prone)의 해부학적 분석.

에 중점을 둔다.

- **기능적 근육군 대 특정 근육.** 동작 분석의 초기 단계에서는 고려 대상인 관절에 작용하는 기능적 근육군을 알아내야 한다. 기능적 근육군에서는 척추 굴근 또는 고관절 신근과 같이 관절의 이름과 동작을 일으키거나 제어하는 작용을 하는 근육군의 작용을 사용한다. 그런 다음 표 3-1~3-3에서 그 근육군에 속하는 특정 근육의 예를 살펴본다. 기능적 근육군을 사용하면 당신의 논리를 쉽게 확인할 수 있으며, 이것이 근육 사용을 알아내는 간단한 방법이다.

- **서로 다른 자세에서의 동작 용어.** 동작 용어는 해부학적 자세에서 만들어지지만, 공간에서 신체의 자세가 변화해도 동일한 용어가 사용된다. 공간에 대해서가 아니라 신체에 대해서 동작을 생각하는 것이 중요하다. 그래서 신체(가슴)에 대해 앞쪽 방향으로 팔을 올리는 것은 서 있든, 앉아 있든, 혹은 등을 대고 누워 있든 어깨관절 굴곡이라 한다.

- **동작의 방향 대 자세.** 눈으로 동작을 분석할 때에는 특정한 관절의 자세가 아니

라 그 관절에서 동작의 방향에 집중해야 한다. 예를 들어 몸통 감기(Roll-Up, 운동 5-2)의 단계 2에서 팔을 머리 위에서 천장 쪽으로 올릴 때 상완은 가슴에 대해 뒤쪽 방향으로 움직이므로 동작은 어깨관절 신전이다. 만일 동작을 멈춘다면 팔이 어깨관절 굴곡의 자세로 있을 것임에도 불구하고 말이다.

- **열린 및 닫힌 운동 사슬.** 인체에서 운동 사슬(kinetic or kinematic chain)은 관절들에 의해 연결된 일련의 연속적인 신체 분절들을 말한다. 팔다리의 많은 동작에서 말단 분절(손 또는 발)은 팔을 앞쪽으로 올릴 때처럼 공간에서 자유로이 움직인다. 이를 열린 운동 사슬(open kinetic chain)이라 한다. 반면 일부 동작에서는 말단 분절이 푸시업을 수행할 때와 같이 고정되어 있다. 이를 닫힌 운동 사슬(closed kinetic chain)이라 한다. 비록 동작이 아주 달라 보이지만, 동작 분석이란 목적을 위해서는 중력에 대항해 움직일 때 몸통에 대해 팔다리(이 경우에는 상완)가 움직이는 방향에 초점을 두는 것이 중요하다. 두 경우에서 모두 어깨관절 굴근이 작용근이다. 닫힌 운동 사슬 운동은 여러 관절의 조화를 요하고 흔히 일상생활의 활동을 향상시키는 데 유용한 패턴을 재현하기 때문에 많은 훈련 접근방식에 통합되어 왔다.

- **변화하는 중력의 작용.** 일부 매트 운동은 복잡하며, 중력과의 관계가 변화하면 근육 기능과 아울러 움직임을 일으키거나 제어하기 위해 필요한 수축의 유형도 변화해야 한다. 예를 들어 다리 뻗어 몸 뒤집기(Rollover With Legs Spread, 운동 6-6)에서는 고관절 굴근이 단축성으로 작용하여 다리를 올린다(그림 3-7a). 그러나 다리가 수직 지점을 지나면서 중력이 고관절의 신전보다는 굴곡을 일으키는 경향이 있으므로 이제는 고관절 신근을 사용하여 다리가 매트 쪽으로 떨어지지 않도록 해야 한다. 엉덩이의 각도를 동일하게 유지하면 고관절 신근의 등척성 수축이 활용될 것이다(그림 3-7b). 그런 다음 다리를 완전히 머리 위로 내린 자세를 취할 때에는 고관절 신근이 신장성으로 사용되어 매트 쪽으로 다리의 하강을 제어한다(그림 3-7c). 마지막으

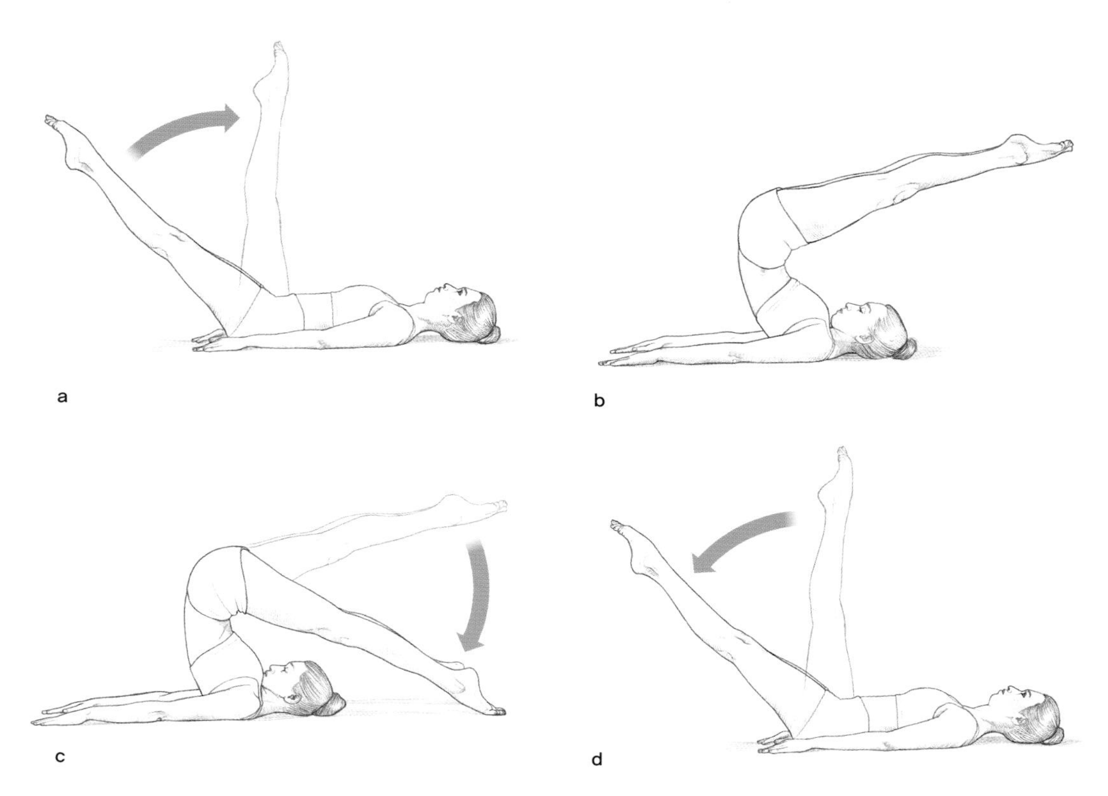

그림 3-7. 다리의 중력에 대한 관계가 변화하면서 근육 수축도 변화한다. (a) 고관절 굴근을 단축성으로 사용하여 다리를 수직으로 들어 올린다. (b) 척추가 굴곡되고 어깨가 신전되면서 고관절 신근을 등척성으로 사용하여 고관절의 각도를 유지한다. (c) 고관절 신근을 신장성으로 사용하여 매트 쪽으로 다리의 하강을 제어한다. (d) 고관절 굴근을 신장성으로 사용하여 수직 지점에서 시작 자세로 다리의 하강을 제어한다.

로, 골반이 매트로 되돌아가고 다리가 다시 수직 지점을 지난 후 운동의 종료를 향할 때에는 중력이 고관절 신전을 일으키는 경향이 있다. 그래서 이제는 고관절 굴근이 신장성으로 작용하여 다리 하강의 제어를 돕는다(그림 3-7d). 그러므로 동작 분석의 관점에서 어느 근육이 작용하는지를 이해하기 위해서는 움직임의 서로 다른 단계에서 주요 신체 분절의 중력에 대한 관계에 유의하는 것이 필수적이다.

- **회전우력.** 대부분의 윤활관절은 근육이 수축하면 관절을 지나가는 축을 중심으로 신체 분절의 회전을 일으켜, 굴곡, 외전, 외회전, 족배굴곡 또는 기타 관절 동작을

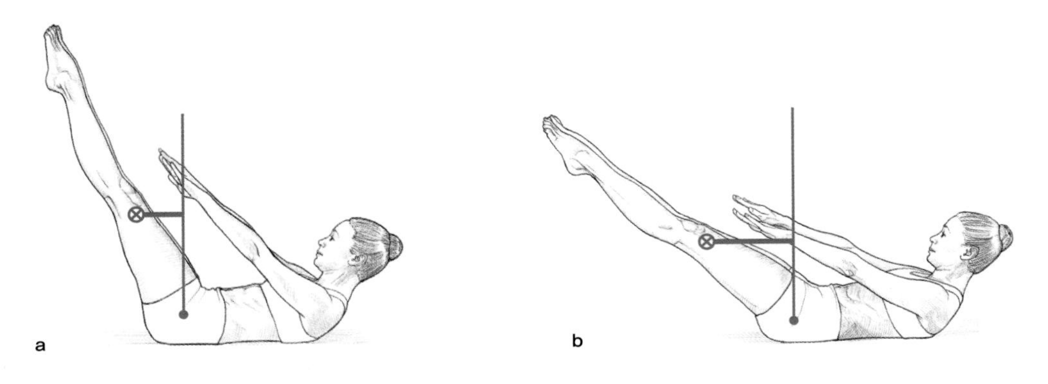

그림 3-8. (a) 다리가 수직에 가까운 자세에서 (b) 보다 낮고 수직에서 더 먼 자세로 변화하면서 회전우력이 증가한다.

가져온다. 이를 '회전운동(rotary motion)'이라 하며, 회전을 일으키는 힘의 효과를 '회전우력(torque)'이라 한다. 회전우력은 힘의 크기와 힘이 작용하는 선에서 회전축까지의 수직 거리(힘의 모멘트[moment of force]라고 함)를 곱한 것으로 정의할 수 있다. 필라테스 매트 운동에서 이 원리는 운동의 효과성과 안전성에 모두 중요하다. 본질적으로, 팔다리의 하중은 동일하지만 몸통에 더 가까이 또는 몸통에서 더 멀리 움직이는 것은 팔다리가 일으키는 회전우력과 생성되어야 하는 근력의 크기에 현저한 영향을 미친다. 따라서 가슴 들어올리기(Chest Lift, 운동 4-2)를 양손을 머리 뒤로 낀 채 하면 동일한 운동을 양팔을 앞으로 뻗어 다리 옆으로 둔 채 하는 경우보다 복근이 더 힘들어진다.

회전우력이란 이슈는 다리에서 한층 더 중요한데, 다리의 하중이 팔보다 훨씬 더 크기 때문이다. 그래서 헌드레드(Hundred, 운동 5-4)를 수행할 때에는 다리가 수직에서 멀어질수록(그림 3-8) 다리의 힘의 모멘트가 커지고 다리가 생성하는 회전우력이 커진다. 이에 따라 고관절 굴근은 커진 회전우력과 균형을 맞추기 위해 더 힘써 작용하도록 요구된다. 이렇게 요구되는 근육 수축 힘의 증가는 매우 클 수 있는데, 근육의 힘이 작용하는 선은 관절에 아주 가까이 지나가는 경향이 있어 힘의 모멘트가 작기 때문이다. 만일 복근이 적절히 작용하지 않으면, 이러한 고관절 굴근, 특히 장요근의 힘찬

수축은 골반을 전방으로 경사시키고 요추를 당겨 과신전시켜 요추에 손상을 일으키는 상황을 초래할 가능성이 있다. 다리를 바닥에서 들고 하는 운동을 수행할 때에는 골반과 요추의 안정성을 일관되게 유지할 수 있는 다리 높이를 선택하여 부상으로부터 몸을 보호하면서 운동에서 최대의 효과를 얻는 것이 중요하다.

- **다관절 근육과 유연성.** 햄스트링과 같은 근육은 둘 이상의 관절에 걸쳐 신장되면 그 신장성의 한계에 이르기 쉬울 수 있다. 고관절 굴곡과 슬관절 신전의 결합은 두 관절에 걸쳐 햄스트링의 신장을 요한다. 매트 운동에서 많은 운동이 이러한 결합을 앉기(척추 스트레칭[Spine Stretch], 운동 6-1), 다리 머리 위로 가져가기(다리 뻗어 몸 뒤집기[Rollover With Legs Spread], 운동 6-6) 또는 다리를 매트에서 든 채 V자 자세 취하기(다리 벌려 몸통 굴리기[Rocker With Open Legs], 운동 6-5; 티저[Teaser], 운동 5-9)에 포함시킨다. 햄스트링의 유연성이 충분하지 않은 사람은 다리 벌려 몸통 굴리기에서 무릎을 약간 구부리거나 손의 위치를 더 낮게 잡는 것과 같은 변형운동을 이용해 신체 정렬이 과도하게 와해되지 않고 의도된 운동 효과를 얻을 수 있도록 해야 한다.

매트 운동 설명의 이해

구체적인 필라테스 매트 운동은 제4장에서 제9장까지 다음과 같은 체제로 설명한다.

- **운동 이름.** 가능한 한 운동의 이름은 조셉 필라테스가 『조절학을 통한 삶의 복귀(Return to Life Through Contrology)』에서 표현하였던 원래의 이름을 사용했다. 일부 경우에는 필라테스의 한 분파나 그 이상이 보다 흔히 사용하는 이름을 반영하여 대체명을 괄호 속에 표시했다. 이 책에 포함된 일부 운동은 위의 책에 나와 있지 않은 것으로, 이들 운동은 책의 끝에 있는 운동 색인(exercise finder)에 별표(*)로 표시되어

있다.

- **운동 번호.** 운동을 할 때 식별 번호가 운동 이름 옆에 표기되어 있다. 앞의 숫자는 그 운동이 위치한 장(chapter)을 표시하고 뒤의 숫자는 그 장에 제시된 운동의 순서에서 그 운동의 위치를 나타낸다. 예를 들어 티저 운동 옆의 5-9는 티저 운동이 제5장의 9번째 운동임을 나타낸다. 어느 운동이 그 운동이 설명되어 있는 페이지가 아닌 다른 페이지에서 언급되어 있으면 운동 이름 다음에 식별 번호가 나와 있어 그 운동을 쉽게 찾을 수 있다.

- **운동 수준.** 운동은 중심부로부터 팔다리의 거리, 근력 요구, 유연성 요구와 균형을 위한 지지기반 같은 일반 요인들로 판단한 복잡성과 난이도에 기초해 초급, 중급 및 상급으로 나열되어 있다. 그러나 개인차가 운동의 난이도에 큰 영향을 미친다. 그러므로 자신이 해당 운동을 해본 경험과 자신의 육체적 한계에 근거해 자기 몸을 감안하여 수준을 판단하는 것이 중요하다.

- **운동.** 운동을 수행하는 기본적인 단계가 연관된 호흡 패턴과 함께 제시된다. 이와 같은 설명에서는 신체의 자세와 동작에 대해 의도적으로 단순한 용어를 사용하여 해부학적 지식이 떨어지는 독자라도 요구되는 동작의 순서를 이해하기 쉽도록 했다. 이러한 단계 설명 위에는 도해가 있어 분명한 이해를 돕는다. 일반적으로 단계로 설명하고 도해로 보여주는 자세는 『조절학을 통한 삶의 복귀』에 나와 있는 것과 비슷하다. 일부 경우에는 변화를 주어 운동 안전성과 신체 정렬에 대한 현재의 과학적 이해와 보다 일치하도록 했다. 예를 들어 헌드레드(Hundred, 운동 5-4)와 같이 위의 책에 설명되어 있는 다양한 운동은 다리를 매트에서 직상방으로 들어 올려 시작한다. 이 책에서는 다리를 매트에서 60도 드는 시작 자세를 흔히 사용한다. 이러한 자세는 무릎을 구부리고 구부린 다리를 가슴 쪽으로 들어 올린 다음(한 번에 하나씩 또는 함께) 원하는 각도로

다리를 펴는 식으로 확립한다.

- **표적근육과 동반근육.** 각각의 운동에서는 그 운동의 수행에 중요한 표적근육(targeted muscle)과 동반근육(accompanying muscle)이 나열되어 있다. 동작 분석에서 늘 그러하듯이 이러한 근육의 목록은 시작 자세로부터 일어나는 동작과 관련된 근육이고 일반적으로 시작 자세를 취하기 위해 필요한 근육은 다루지 않는다. 이런 목록은 작용근에 초점을 두지만 흔히 주요 안정근과 간혹 협동근도 포함한다.

간단하게 하기 위해 이 책은 척추, 엉덩이, 무릎, 발목, 어깨와 팔꿈치의 주요 근육에만 초점을 맞춘다. 어깨의 경우에 굴곡 또는 외전처럼 어깨관절의 기본 동작만이 포함되었지만, 많은 매트 운동에서는 팔이 공간에서 움직이면서 미세한 회전을 일으킬 수도, 순전히 한 곳에 머무르지 않을 수도 있다. 비슷하게, 팔이 움직일 때마다 일어나는 어깨관절의 움직임은 자연스레 견갑골의 연관 움직임을 동반하고 이러한 움직임은 최적의 테크닉과 소켓 속 상완골두의 적절한 위치에 중요하다. 일반적으로 이와 같은 견갑골의 움직임은 특정한 운동과 흔히 연관된 정렬 문제의 방지에 중요한 경우를 제외하고는 언급되지 않는다.

조셉 필라테스는 자신의 원래 운동에서 골반저근을 강조하지 않았기 때문에 이러한 근육은 골반 감아올리기(Pelvic Curl, 운동 4-1)에서만 언급된다. 운동을 추가해 골반저근의 사용에 초점을 두는 것은 독자의 재량에 맡긴다. 아울러 복횡근과 다열근을 포함해 중심부를 안정화하는 심부 근육은 명시적으로 언급하지 않더라도 매트 운동에서 작용하는 것으로 본다.

이미 말하였듯이 주요 근육은 2가지 범주, 즉 표적근육과 동반근육으로 나뉜다. 운동 설명 위에 있는 해부학적 도해에서는 표적근육과 동반근육이 다음과 같이 색깔로 구분되어 있다.

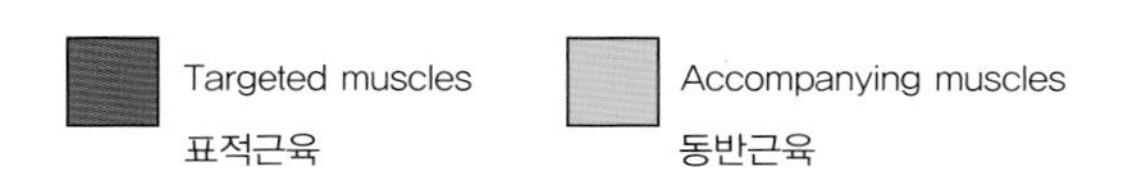

표적근육은 독자가 특히 중요한 이들 근육에 집중하도록 돕기 위해 먼저 나열되어 있다. 표적근육과 동반근육 모두 기능적 근육군(예, 고관절 신근 또는 척추 신근)이 먼저 굵은 글자체로 열거되어 있고 이어 이러한 기능적 근육군을 구성하는 주동근육의 목록이 일반 글자체로 나온다. 이차근육은 표적근육에만 나열되어 있고 동반근육에는 없다. 더욱이 여러 부분으로 이루어져 있는 근육의 경우에 그 구성 근육이 표적근육의 주동근육에만 괄호 속에 표기되어 있고 표적근육의 이차근육 또는 동반근육의 주동근육에는 없다. 예를 들어 척추 신근을 표적으로 하면 주동근육인 척추기립근을 구성하는 근육(극근, 최장근과 장늑근)이 괄호 속에 표기되어 있지만, 이차근육인 반극근 및 후방 심부 척추 근육의 구성 근육은 그렇지 않다. 만일 다른 운동에서 척추기립근이 동반근육 범주로 분류되어 있다면, 그 구성 근육은 표기되어 있지 않을 것이다. 이러한 접근방식은 특정한 운동에서 가장 필수적인 근육을 더 자세히 알려주면서 주요 근육의 목록을 너무 길게 또 복잡하게 하지 않는다.

이들 주요 근육은 일반적으로 표 3-1, 3-2 및 3-3에서 나열한 주동근육과 이차근육에 해당한다. 그러나 일부 경우에 필라테스 운동은 보통 주동근육이라 생각되는 근육의 효과를 감소시키는 자세를 요하고 보통 이차근육이라 생각되는 근육이 주동근육의 역할을 떠맡을 수도 있다. 그런 경우에는 특정한 필라테스 운동 하에 나열한 근육의 목록이 표에서 제시한 것과 약간 다를 수도 있다.

더욱이 필라테스 매트 운동에서 가장 중요한 근육이라고 선정한 것은 웨이트트레이닝과 같은 기타 훈련법에서보다 훨씬 더 주관적이고 복잡하다. 웨이트트레이닝에서는 무거운 중량을 들어 올리기 위해 필요한 움직임을 일으키는 근육군이 강화해야 할 표적근육군이다. 반면 필라테스 매트 운동에는 중력 이외에 외부 저항이 포함되지 않으므로, 많은 근육의 강화에 있어 그 효과는 논란의 여지가 있고 아울러 수행자의 현재 체력 수준에 의존한다. 대신 제2장에서 설명하였듯이 많은 운동이 중심부의 세부적인 움직임과 안정화를 강조하고 팔다리의 움직임은 자체 근력보다는 안정성을 향상시키는 기능을 한다. 이와 같은 어려움에도 불구하고 가능한 한 근력 또는 근지구력이란 기준을 사용해 특정한 운동에 의해 특히 단련되는 근육을 나타내는 노력이 이루어졌다. 당연히 척추 굴근(복근)은 빈번히 거론되는 근육이다.

큰 운동범위를 요하는 일부 운동에서는 햄스트링과 같은 근육이나 고관절 굴근과 같은 근육군이 동적 스트레칭을 받을 수 있으며, 이는 유연성의 향상에 잠재적으로 유용한다. 이러한 잠재적인 효과는 보통 운동 포커스에서 언급된다.

- **테크닉 지침.** 이러한 지침은 독자가 최적의 테크닉으로 운동을 수행하도록 돕기 위해 제시된다. 이 섹션에서는 해부학적으로 정확한 용어를 사용하여 움직이는 주요 관절과 이러한 움직임을 일으키는 관련 근육을 명확히 한다. 작용하는 근육에 대한 구체적인 정보를 포함시키는 의도는 특정한 운동의 도전과 관련이 있는 이들 근육에 대해 인식과 제어의 증진을 촉진하기 위한 것이다. 이 항목의 끝에는 흔히 마음속으로 모습을 상상해보라는 지시가 있는데, 이는 움직임에 대해 사실상 엄밀하거나 과학적인 느낌이 일반적으로 덜한 모습을 조장하기 위한 것이다. 테크닉 지침에서 제시되는 정보는 제1장에서 논의한 필라테스의 기본 원리와 제2장에서 설명한 신체 정렬의 원리를 적용하는 데 도움이 될 수 있다.

- **운동 포커스.** 이 항목에는 일반적으로 운동의 잠재적인 효과뿐만 아니라 중요한 동작 개념에 대한 설명이 포함된다. 많은 경우에 이 항목에는 특정한 운동이 비슷한 목표 또는 도전을 제기하는 기타 운동과 어떠한 관련을 가지는지에 관한 정보도 들어 있다. 아울러 고위험 운동인 경우에 주의가 포함될 수도 있다.

- **변형운동.** 근력, 유연성 또는 협동이 흔히 제한 요인이 되는 일부 운동에서는 이러한 제한의 해소를 돕기 위해 하나 이상의 변형운동(modification)이 제시된다. 예를 들어 근력이 우려되는 경우에 다리를 수직으로 더 가까이 가져가거나 팔을 몸통으로 보다 가까이 가져가 팔다리가 회전우력을 덜 일으키도록 하는 변형운동이 제시될 수

도 있다. 햄스트링의 유연성이 문제되는 경우에는 무릎을 구부리도록 하는 것이 가능한 변형운동이다. 협동이 우려되는 경우에는 동일한 기술에 초점을 두는 보다 쉬운 운동을 능숙하게 하는 데 집중하는 것이 권장될 수도 있다. 기타 경우에 운동을 부분으로 나누고 개별 부분을 능숙하게 하는 것이 제시될 수 있다. 이러한 각각의 우려에서 운동범위를 감소시키는 것 그리고 지지를 증가시키거나 다리, 골반 또는 매트에서 팔의 지지 자세를 변화시키는 것 또한 적절한 권장사항이 될 수도 있다. 변형운동의 이용은 필라테스의 기본 원리를 성공적으로 적용하고 원하는 테크닉을 터득하며 부상을 방지하는 데 강력한 도구가 될 수 있다.

- **응용운동.** 조셉 필라테스의 원래 운동을 존중하려는 노력으로, 일반적으로 제4장 이후에서 소개하는 운동은 『조절학을 통한 삶의 복귀』에 나와 있는 대로 제시된다. 그러나 오늘날에는 기타 많은 응용운동(variation)이 흔하며, 여기서 선정한 응용운동이 이 항목에서 설명될 수도 있다. 이러한 응용운동은 본 운동 설명에서 사용하는 것과는 다른 호흡 패턴, 체위, 역동성 또는 반복 횟수를 포함할 수도 있다. 응용운동은 운동의 난이도에 영향을 줄 수도 주지 않을 수도 있으나, 흔히 운동의 근육 초점 또는 운동의 느낌에 미묘한 영향을 미친다.

- **상급운동.** 일부 운동의 경우에 운동을 보다 어렵게 하기 위해 하나 또는 그 이상의 상급운동(progression)을 소개한다. 자신이 특정한 운동을 고도로 능숙하게 수행할 수 있을 때에만 그리고 그 상급운동이 자기 몸에 적합한 경우에만 상급운동의 추가를 고려한다. 일부 경우에서는 이러한 상급운동을 변형운동에서 설명한 원리를 반대 방향으로 적용하는 것으로 생각할 수 있다. 예를 들어 팔다리를 중심부에서 더 멀리 이동시켜 팔다리의 회전우력을 올리거나, 운동범위를 증가시키거나, 혹은 다리, 매트 또는 골반에서 팔의 지지를 감소시키면 어려움이 보다 증가할 수 있다. 어려움을 증가시키는 기타 접근방식으로는 더 미세한 균형, 탄력의 보다 능숙한 사용 또는 더 큰

근력을 요하는 체위를 포함시키는 방식 등이 있다.

신체 인식과 안전 유의

제1장에서 설명하였듯이 필라테스는 그저 서둘러 가장 상급의 운동을 수행하는 것이 아니라 운동이 수행되는 과정에 강조점을 둔다. 동작 기술의 순차적인 터득과 신체 인식(body awareness)의 개발을 즐겨야 한다. 자세를 희생시키거나 부상 때문에 훈련을 급작스레 멈추게 해서는 안 된다.

일부 경우에는 최적의 테크닉으로 필라테스 운동을 수행해도 혹은 근력, 유연성과 협동이 향상될 때까지 기다려도 여전히 운동이 당신의 몸에 적합하지 않을 수도 있다. 역사적인 시각을 제공하고 초창기 운동법을 보다 충실하게 대변하기 위해『조절학을 통한 삶의 복귀』에 나와 있는 모든 매트 운동이 이 책에 포함되어 있다. 그러나 많은 운동 전문가와 전문 의료인이 이들 운동의 일부가 일반인에게 적절하지 않거나 적어도 아주 위험하다고 생각한다. 특히 우려되는 운동은 티저(Teaser, 운동 5-9) 같이 두 다리를 매트에서 들어 올리는 경우, 몸통 흔들기(Rocking, 운동 9-5)와 백조 다이빙(Swan Dive, 운동 9-6) 같이 척추를 극도로 과신전시키는 경우, 그리고 제어를 통한 균형(Control Balance, 운동 6-8)과 잭나이프(Jackknife, 운동 6-9) 같이 목에 체중을 싣는 경우이다. 뒤에서 예로 든 운동들에서는 골밀도가 낮은 사람인 경우에 척추 골절을 일으킬 위험에 처할 수 있다. 이는 나이 든 여성에서 흔히 보다 우려되기는 하지만, 일부 사람의 경우에 낮은 골밀도의 첫 징후가 참사를 부를 가능성이 있는 척추 골절이다. 더욱이 유전, 운동 경력, 식사장애와 기타 질환 같은 요인에 따라 젊고 외견상 건강해 보이는 사람도 위험에 처할 수 있다.

그래서 이 프로그램을 시작하기 전에 일부 자세, 특히 방금 예로 든 경우를 피해야 하는지를 의사와 상담해 알아보아야 한다. 또한 자신의 몸에 귀를 기울여야 한다. 관절에서 불편을 느끼면 운동을 지속해서는 안 된다. 그러한 불편이 경미하면 자세를 확인해서 필요한 교정을 하고, 운동을 작은 운동범위로 하거나 기타 적절한 변형운동을 활용한다. 불편이 보다 심하거나 변형운동을 시도한 후에도 지속되면 운동의 수행을 즉시 중단하고, 의사와 상담해 그 운동이 당신에게 적합한지 알아보아야 한다. 적합하면 그리고 금기사항이 없으면, 그 운동을 다시 시도할 경우에 어느 유형의 변형운동이 당신에게 최선일까? 필라테스 매트 운동을 모두 할 수 있어야 능숙해지고 현저한 효과를 보게 되는 것은 아니다. 뭔가가 당신에게 적합하다는 확신이 서지 않으면 나중에 후회하는 것보다 미리 조심하는 편이 낫다. 당신이 할 수 있는 운동을 즐기고 특정한 시기에 당신에게 적합하지 않은 운동에 대해서는 걱정하지 말라. 당신의 체력과 기술이 향상되면 원래 경미한 불편을 동반하였던 운동은 더 이상 불편을 일으키지 않고 당신이 애용하는 운동의 일부가 될 수도 있다.

- **준비를 한다.** 시작을 위한 준비에서는 의사에게 진료를 받아 자신의 몸에 적합한 운동을 선택하는 데 도움이 되도록 해야 한다. 제1장의 끝에서 설명한 매트 운동의 학습에 권장되는 사항을 검토한다. 활발한 보행처럼 큰 근육군을 반복 사용하는 일반 준비운동을 5~10분 동안 수행해 심장박동수와 체온이 충분히 상승되도록 한다.

- **자세를 잡는다.** 특정한 운동에서 요구하는 대로 매트에서 자세를 잡고, 척추나 팔다리를 움직이기 전에 중심부 안정성을 확립하기 위해 근육의 활성화를 생각한다. 많은 운동에서 이는 복벽을 안쪽으로 당겨 복근의 활성화를 촉진한다는 의미이다. 기타 운동에서 이는 복근과 척추 신근을 조화롭게 동시에 수축시켜 등 하부와 골반이 중립을 유지하거나, 원하는 정렬을 이룬 채 움직이도록 한다는 의미이다. 어떠한 중심부 전략이 요구되든지 간에 목표는 움직임의 방향이 어떻든지 강한 중심 감각을 갖는 것이다.

- **운동을 한다.** 중심 감각을 유지하면서 운동 단계에서 설명하는 동작을 수행한다. 필라테스 경험이 제한된 독자는 제4장에서 소개하는 초급 운동으로 시작해서 이어지는 장들에서 제시하는 초급 운동을 점차로 추가해야 한다. 기본 패턴을 배웠으면 제1장에서 설명한 기본 원리를 더 심도 있게 또 명료하게 적용하는 데 집중한다. 제1장을 수시로 참조해 측면 호흡 또는 기본 원리의 설명에서 도움을 받는다. 또한 제2장에서 논의한 중심부 안정성과 기타 정렬 원리의 보다 정확한 사용을 점차로 추가한다. 움직임이 보다 중심을 잡게 되고 더 정확한 제어와 흐름을 보이면 보다 어려운 운동을 추가한다. 마지막으로, 제10장으로 가서 종합적인 매트 운동 세션을 구축하는 방법에 대해 배우고 개인별 요구와 능력에 따라 응용할 수 있는 프로그램의 예를 알아본다.

4 매트에서의 기초 운동 FOUNDATION FOR A MAT SESSION

이 장은 매트 세션을 시작할 때 수행할 수 있는 운동에 초점을 둔다. 이러한 운동은 제2장에서 설명한 '파워하우스(powerhouse)'를 강조하며, 구체적인 준비운동으로 역할을 하여 다음의 보다 어려운 필라테스 운동에 대비하도록 돕는다. 아울러 이들 운동은 정신 집중을 내면으로 돌리고, 일상생활의 스트레스 인자를 풀어주며, 또 내면의 평온을 되찾는 기회도 제공한다.

이와 같은 운동은 단순해 보이지만, 이들 기초 운동의 가치를 놓쳐서는 안 된다. 준비운동의 생리학적 원리를 따름으로써, 이 운동들은 나중에 소개되는 전형적인 매트 운동에서의 많은 운동보다 균형과 근력이란 면에서 덜 복잡하고 덜 어렵다. 또한 이들 기초 운동은 보다 천천히 수행할 수 있고 작은 운동범위로 시작하여 큰 범위로 진행함으로써 난이도를 쉽게 조절할 수 있다. 따라서 이들 운동은 운동 수행의 보다 내부적이고 세부적인 요소, 즉 기타 많은 운동법과 필라테스를 구분시키는 요소에 초점을 맞추는 완벽한 기회를 제공한다.

이 장에서 다루는 테크닉 요소는 골반저근의 활성화, 복횡근의 활성화, 골반의 자세를 잡기 위한 복근과 햄스트링의 동시수축, C 커브를 만들기 위한 척추의 부드러운 분절 움직임(articulation), 복사근의 활성화, 그리고 등을 신전시킬(아치를 이루게 할) 때 척추 신근과 복근의 동시수축이다. 목표는 이러한 운동 기술을 배우고 익혀 관련 운동에 쉽게 적용할 수 있도록 하는 것이다. 기억해야 할 점은 필라테스에서는 운동을 '어떻게' 수행하느냐에 강조점을 둔다는 것이다. 운동 수행의 질과 정확성이 중요하다. 운동 단계를 단순히 따라가서는 충분하지 않다. 이 책의 테크닉 지침과 운동 포커스에서 설명하는 원리의 적용이 각각의 운동으로부터 최대의 효과를 보는 데 필수적이다.

이 장에서 소개하는 운동은 『조절학을 통한 삶의 복귀』에 나오지 않고 전형적인 운동 유형의 일부로 여겨지지 않지만, 이들 운동은 필라테스의 많은 분파에서 표준이 되었고 매트 수업에서 자주 사용된다. 이 운동들은 모두 초급 운동이긴 하지만 난이도가 증가하는 순으로 배치되어 있다. 그러므로 운동은 바로 누운 안정된 자세에서 척추 굴곡을 일으켜 복근 강화와 몸통 안정화를 기하는 것으로 시작하며, 옆으로 누운 덜 안정된 자세에서 하는 측면 굴곡으로 이어진다. 그 다음 척추 회전이 추가된다. 마지막으로, 몸통 근육이 적절히 준비되었을 때 척추 신전이 수행된다.

이들 운동은 운동을 시작할 때 하기 때문에 각각의 운동은 저강도에서 중간 강도로 수행해서 근력 증가를 극대화하기보다는 몸을 준비시키고 테크닉의 내부 연결을 찾는 데 초점을 두도록 해야 한다. 이 운동들이 요구하는 기술을 배우면서 위와 같은 순서로 하는 것이 권장되긴 하지만, 일단 충분히 능숙해졌으면 이들 운동의 일부 순서와 자세를 변경시켜 개인별 요구에 맞춰도 된다.

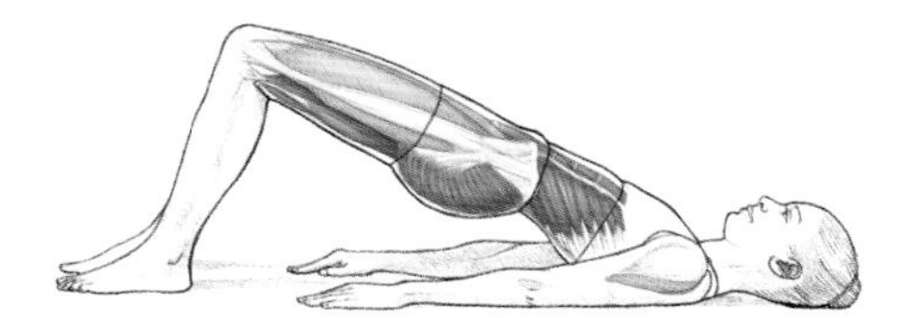

골반 감아올리기

Pelvic Curl

4-1

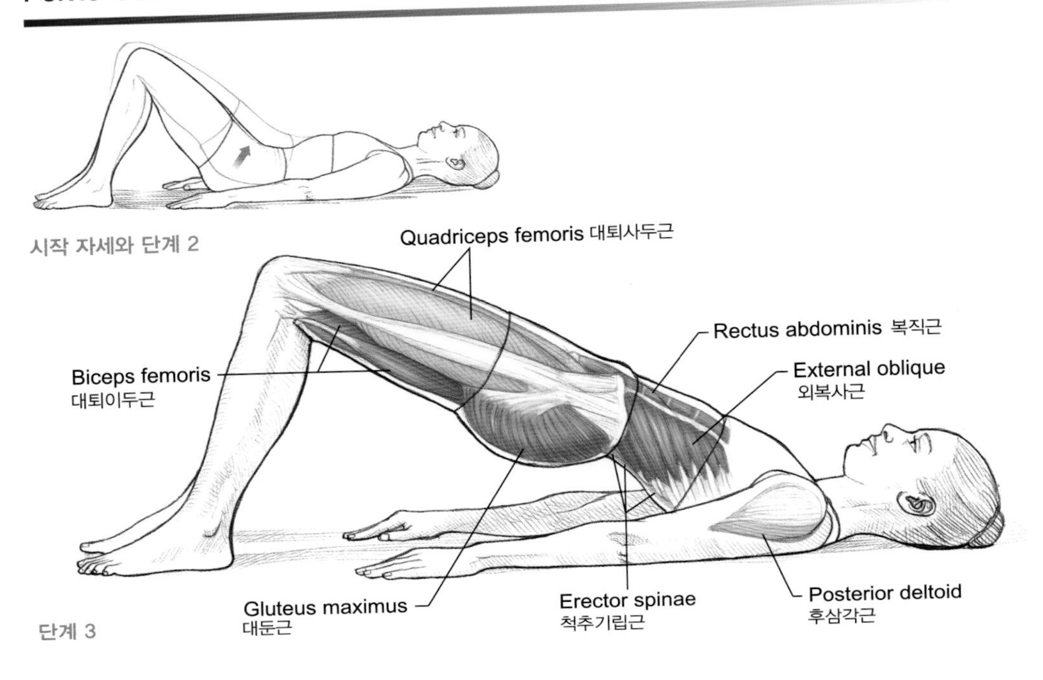

시작 자세와 단계 2

단계 3

운동

1. '시작 자세.' 바로 누워 무릎을 구부리며 발을 매트에 평평하게 대고 엉덩이 너비로 벌린다. 팔을 몸의 양옆에 두고 손바닥을 아래로 향하게 한다. 내면에 집중하고, 골반을 중립 자세로 유지하면서 목, 어깨 및 등 하부 근육을 의식적으로 이완시킨다.
2. '숨을 내쉰다.' 복벽을 안쪽으로 당기고, 골반과 등 하부, 중간 및 상부를 순차적으로 매트에서 천천히 감아올린다.
3. '숨을 들이쉰다.' 몸통 상부를 약간 더 높이 들어 올려 그림에서처럼 몸의 측면으로 어깨, 골반과 무릎이 일직선을 이루도록 한다.
4. '숨을 내쉰다.' 등 상부, 중간 및 하부와 골반을 순차적으로 천천히 내려 시작 자세로 되돌아간다. 이러한 운동을 10회 반복한다.

표적근육

척추 굴근: 복직근, 외복사근, 내복사근

전방 척추 안정근: 복횡근

골반저근: 미골근, 항문거근(치골미골근, 치골직장근, 장골미골근)

고관절 신근: 대둔근, 햄스트링(반건양근, 반막양근, 대퇴이두근)

동반근육

척추 신근: 척추기립근
슬관절 신근: 대퇴사두근
어깨관절 신근: 광배근, 대원근, 후삼각근

테크닉 지침

- 단계 2에서 숨을 내쉬기 시작할 때 골반저근을 위쪽으로 당기고 복벽을 척추 쪽으로 들이 당긴다. 이렇게 하면 골반을 후방으로 경사시키고 척추가 매트에서 감아올려지면서 척추를 바닥에서 꼭대기까지 순차적으로 굴곡시키는 기타 복근을 사용하기 바로 전에 복횡근의 사용을 촉진한다.
- 발을 매트로 밀고, 골반의 바닥을 들어 올리면서 좌골을 무릎 쪽으로 가볍게 당기는 것을 생각하여 고관절 신근, 특히 햄스트링의 사용을 강조한다. 또한 슬관절 신근이 시작 자세에서 넓적다리를 위로 올리도록 돕는다.
- 단계 3에서는 팔을 매트로 내리밀어 어깨관절 신근이 몸통 상부의 들림을 보조하도록 한다. 또한 상부 척추 신근의 활성화에 집중하여 몸통 상부를 어깨 및 무릎과 정렬시킨다.
- 단계 4에서 복근을 사용하여 등 상부로부터 연속적으로 천골까지 몸통을 한 번에 하나의 추골씩 내리는 것(척추의 분절 움직임)을 제어한다.
- 운동 내내 무릎이 앞쪽으로 향한 상태를 유지한다.
- '상상해본다.' 단계 2의 초기에서 골반과 척추가 원하는 동작을 이루도록 도우려면, 치골결합에 부착된 줄을 당겨 골반을 흉골로 보다 가까이 가져가면서 천골로부터 시작해 위쪽으로 각각의 요추 추골의 뒤쪽을 순차적으로 매트로 미는 것을 상상해본다.

운동 포커스

골반 감아올리기는 심부 골반저근과 복횡근의 활성화에 집중하고, 골반과 척추에 순차적으로 분절 움직임(articulation)을 일으키며, 또 원하는 방식으로 파워하우스의 근육을 수축시키는 법에 대해 배우도록 도와줄 수 있다.

'햄스트링에 집중한다.' 햄스트링 근육의 적절한 수축은 이 운동에서 요구되는 골반과 척추의 분절 움직임에 중요하다. 3개의 햄스트링 근육(그림 참조)은 넓적다리의 뒤쪽을 따라 좌골에서 무릎 아래까지 주행한다. 발이 매트에서 닫힌 운동 사슬(closed kinetic chain, 제3장 참조) 상태에 있는 이 운동과 기타 비슷하게 바로 누워 하는 필라테스 운동에서는 햄스트링이 다리를 움직이기보다는 골반을 들어 올려 고관절 신전을 일으킨다. 골반의 꼭대기보다는 골반의 바닥을 들어 올리는 데 집중하면 이 중요한 근육의 동원과 등 하부가 아치를 이루게 하는 흔한 실수의 방지에 도움이 될 수 있다. 또한

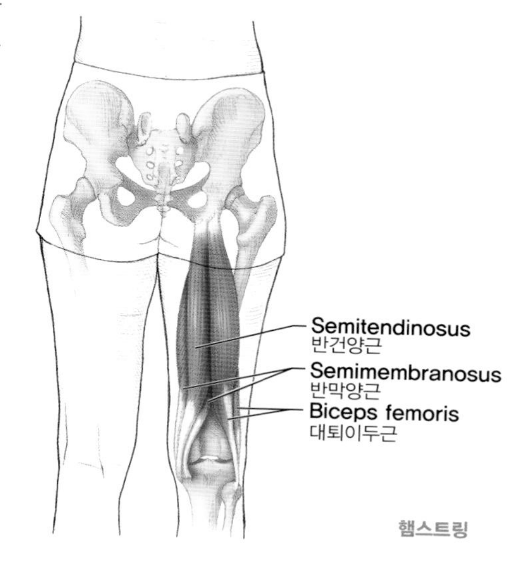

햄스트링

복근-햄스트링 짝힘 근육(abdominal-hamstring force couple, 제3장 참조)이라 하는 햄스트링과 복근의 조화로운 수축도 골반의 꼭대기를 뒤쪽으로 회전시키도록 돕는 중요한 역할을 한다. 이러한 기능은 이 운동의 초기에 사용되어 골반을 감아올리고, 나중에는 골반의 중립 자세를 유지하도록 돕고 등 하부가 아치를 이루는 것에 대한 대항을 보조한다.

맞춤형 운동

변형운동

원래의 운동은 골반의 후방경사와 등 하부의 굴곡을 강조하지만, 골반과 요추의 중립 자세를 유지하면서(제2장 참조) 이 운동을 수행해도 유용한 효과를 볼 수 있다. 이러한 접근방식을 위해서는 단계 2에서 골반의 전방과 아울러 등의 근육으로 평평하게 당겨 올리는 데 집중하여 복근과 척추 신근의 동시수축을 촉진한다. 요추는 매트 쪽으로 당겨지는 대신 중립 자세로 매트에서 떨어져 약간 아치를 이루어야 한다. 골반이 들리고 내려질 때에는 이 운동의 원래 형태에서처럼 척추의 순차적인 분절 움직임을 강조하는 대신 척추의 중립 자세를 그대로 유지하면서 고관절에서 경첩 작용이 일어나는 것을 생각한다. 이와 같은 변형운동은 척추 굴곡이 적절하지 않을 수도 있는 일부 유형의 요추 질환 또는 골다공증이 있는 사람인 경우에 도움이 될 수 있다. 또한 바로 누운 자세에서 지지(bracing, 제7장 참조) 기술을 익히는 데에도 유용하다.

상급운동

넓적다리를 서로 정렬한 상태를 유지하면서 한쪽 무릎을 신전시킨다. 이렇게 한쪽 다리를 공중으로 내민 채 동일한 운동을 순차적으로 수행한다. 이제는 체중이 양쪽 대신 한쪽 다리에 의해 들려지기 때문에 지지하는 다리의 엉덩이 및 무릎 근육들에 가해지는 부하가 현저히 증가한다. 능숙해지면 이 상급운동을 전완으로 지지한 채 수행하면(그림 참조) 난이도가 한층 더 올라갈 것이다.

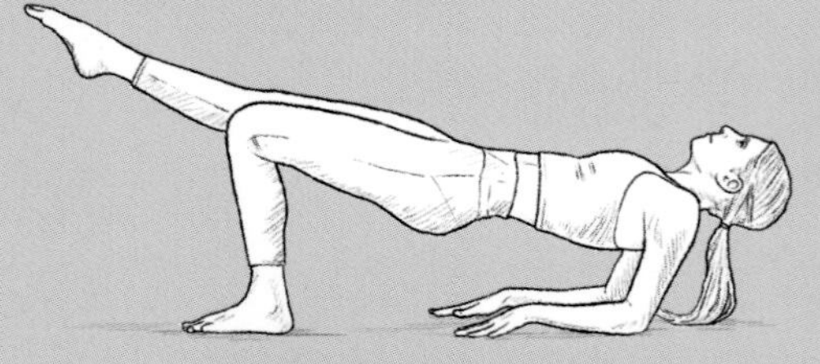

골반 감아올리기 상급운동

초급

가슴 들어올리기
Chest Lift

4-2

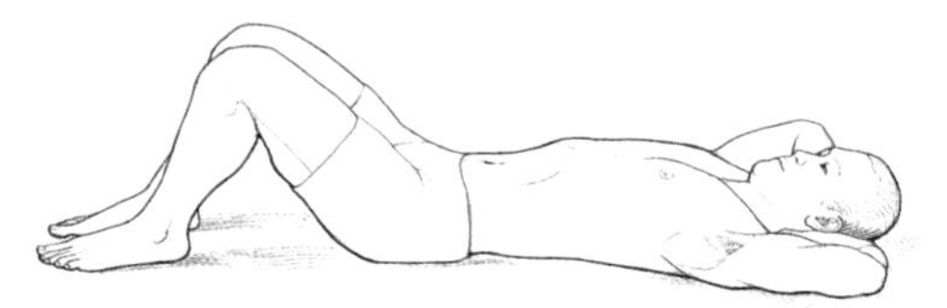

시작 자세

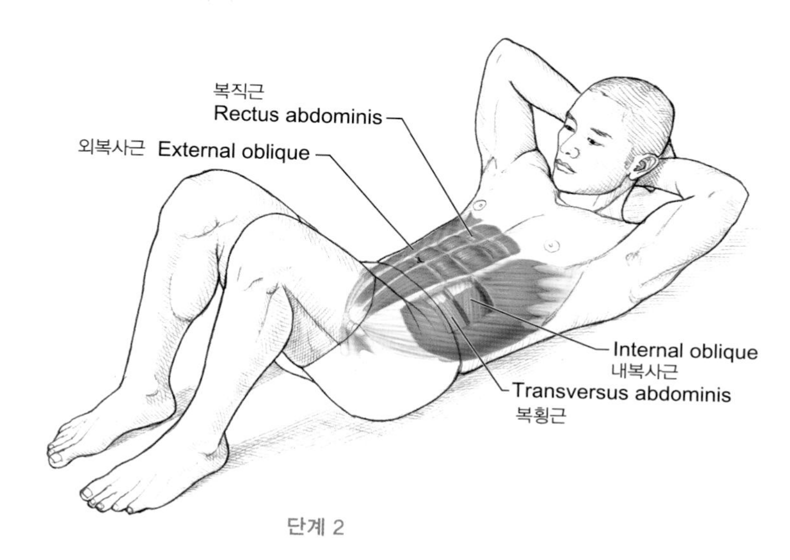

단계 2

운동

1. '시작 자세.' 바로 누워 무릎을 구부리며 발을 매트에 평평하게 대고 엉덩이 너비로 벌린다. 손가락을 머리 뒤에 깍지 끼고 팔꿈치를 구부려 측면으로 향하게 한다. 턱을 가슴 쪽으로 약간 아래로 기울인다.
2. '숨을 내쉰다.' 그림에서처럼 머리와 몸통 상부를 천천히 감아올려 견갑골이 매트에서 들리면서 허리의 뒤쪽 부분은 매트에 닿아 있도록 한다. 복벽을 더 들이 당겨 앞으로 커브를 이룬 몸통 자세를 심화시킨다.
3. '숨을 들이쉰다.' 잠시 멈춘다.
4. '숨을 내쉰다.' 몸통과 머리를 천천히 내려 시작 자세로 되돌아간다. 이러한 운동을 10회 반복한다.

표적근육

척추 굴근: 복직근, 외복사근, 내복사근

동반근육

전방 척추 안정근: 복횡근

테크닉 지침

- 단계 2에서 숨을 내쉬기 시작할 때 복벽을 척추 쪽으로 들이 당겨, 기타 복근(복직근, 외복사근과 내복사근)을 사용하여 골반을 약간 후방으로 경사시킨 다음 척추를 꼬대기에서 바닥까지 순차적으로 굴곡시키기 바로 전에 복횡근의 사용을 촉진한다.
- 단계 2에서 일단 머리가 들렸으면, 턱을 가슴에서 동일한 거리로 유지하고 복근의 사용에 집중하여 하부 흉곽의 앞쪽을 골반의 앞쪽으로 내린다.
- 복근을 표적으로 하는 것을 돕기 위해서는 몸통이 들려 굴곡될 때 팔꿈치가 뒤로 어깨 라인과 일치하도록 해야 한다. 머리를 당겨, 즉 몸통 올리기를 돕기 위해 지나치게 탄력을 이용하면서 팔꿈치를 앞으로 흔들지 않도록 한다.
- 단계 3에서 잠시 멈출 때에는 측면 호흡(제1장 참조)에 집중해 복벽이 들이 당겨진 상태를 유지하고 몸통이 들숨에도 불구하고 동일한 높이로 유지될 수 있도록 한다.
- 단계 4에서는 복근을 사용하여 몸통을 다시 시작 자세로 내리는 것을 제어한다. 경직되게 척추의 부위들을 내리는 것이 아니라 척추의 하부에서 상부까지 추골을 하나씩 순차적으로 매트로 미는 데 집중한다.
- '상상해본다.' 단계 2에서 척추가 원하는 굴곡을 이루도록 도우려면, 몸통 상부와 중간이 위로 그리고 운동용 볼 주위로 커브를 이루는 모습을 상상해보아 커브가 어느 한 부위에서 과장되기보다는 척추 전체에 고르게 분포되도록 한다.

운동 포커스

비교적 단순한 이 운동은 복근의 근력을 증가시키고 보다 어려운 복근 운동에 사용하기 위해 복근을 효과적으로 동원하는 방법을 배울 수 있는 완벽한 기회를 제공한다.

'C 커브를 만든다.' 기억해야 할 핵심 개념은 이렇다. 즉 복근은 흉곽과 골반 사이에 걸쳐 있으므로, 이 운동을 위해 복근에 가하는 효과적인 과부하는 목이나 엉덩이의 과도한 굴곡보다는 등 상부에서 등 하부가 시작되는 부분까지에서 최대의 굴곡을 수반한다는 것이다. 원하는 척추 굴곡의 분포를 이루면서 복벽을 들이 당겨 가능한 한 오목하게 하는 것은 척추의 C 커브를 만드는 것이라고 말할 수 있다. 이 용어는 관련 운동의 설명을 단순화하기 위해 사용될 것이다.

맞춤형 운동

응용운동

가슴을 들어 올려 전방 굴곡으로 들어가면서 골반을 약간 후방으로 경사시키는 대신 중립 자세로 유지한다. 이는 복근과 척추 신근의 능숙한 동시수축을 요한다. 바로 누워 복근 운동을 하는 중에 골반을 중립 자세로 유지하면 뚜렷한 효과가 나타난다(제3장 참조). 그러나 이 응용운동은 적합한 경우에만, 특히 복근을 효과적으로 활성화할 수 있고 단계 2에서 등 하부가 매트에 닿아 있을 수 있으며 몸통 굴곡을 충분히 이룰 수 있는 경우에만 실시해야 한다.

상급운동

이 상급운동은 골반 중립이란 목표를 달성하고 몸통의 전방 굴곡을 확대하는 데 모두 도움이 된다. 단계 3에서 손을 머리 뒤로부터 넓적다리 뒤로 옮긴다. 팔을 구부려 가슴을 매트에서 더 높이 들어 올리고, 골반을 중립 자세로 바꾼다. 그런 다음 이러한 몸통 높이와 골반 자세를 유지하면서 손을 머리 뒤로 옮기고 단계 4에서처럼 천천히 몸통을 내린다. 단계 3에서 손이 넓적다리 뒤에 있을 때 팔이 복근의 작용을 지지하는 데 도움이 된다. 손은 신체적으로 몸통을 최적의 자세로 들어 올리고 골반을 중립 자세로 바꿀 수 있도록 한다.

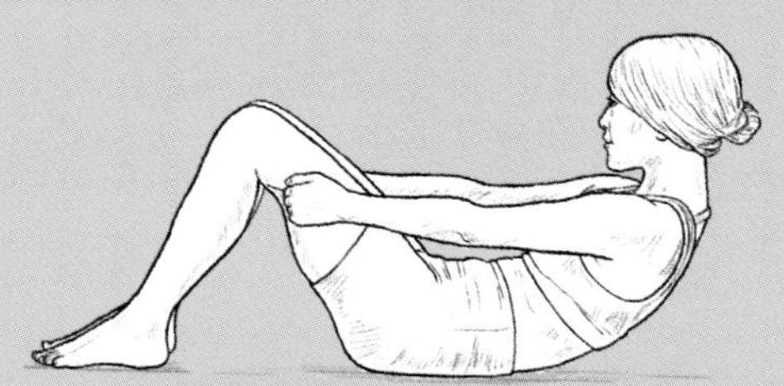

가슴 들어올리기 상급운동

바로 누워 다리 들어올리기

Leg Lift Supine

4-3

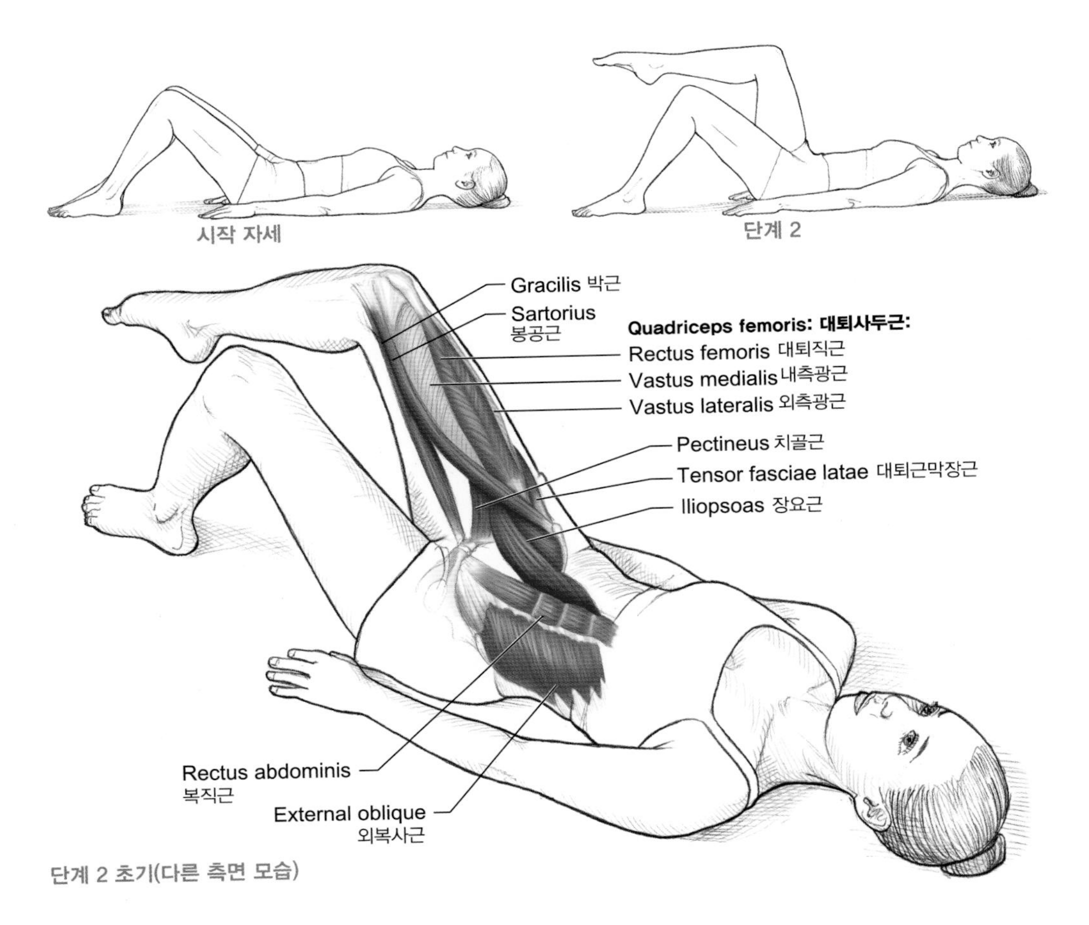

단계 2 초기(다른 측면 모습)

운동

1. '시작 자세.' 바로 누워 무릎을 구부려 하퇴부가 대퇴부에 대해 대략 90도 각도를 이루게 하며 발을 매트에 평평하게 대고 엉덩이 너비로 벌린다. 팔을 몸의 양옆에 두고 손바닥을 아래로 향하게 한다.
2. '숨을 내쉰다.' 그림의 단계 2에서처럼 한쪽 다리를 올려 무릎이 고관절의 바로 위에 오고 넓적다리가 매트와 수직이 되도록 하면서 슬관절의 각도는 90도로 유지한다.
3. '숨을 들이쉰다.' 다리를 내려 발가락이 매트에 닿도록 하면서 여전히 슬관절의 각도는 90도로 유지한다. 이러한 운동을 같은 쪽 다리로 5회 반복한다. 발을 매트에 완전히 내린다. 동일한 운동을 반대쪽 다리로 수행한다.

표적근육

고관절 굴근: 장요근, 대퇴직근, 봉공근, 치골근, 대퇴근막장근, 박근
전방 척추 안정근: 복직근, 외복사근, 내복사근, 복횡근

동반근육

슬관절 신근: 대퇴사두근

테크닉 지침

- 단계 2에서 고관절 굴근이 다리를 올리면서 골반을 고정시키고 하중이 골반의 양측에 고르게 분포되게 하는 데 집중한 다음, 단계 3에서 다리를 신장성으로 내린다. 다리를 들어 올리고 내리면서 하중을 골반의 반대 측으로 이동시키지 않도록 한다.
- 단계 2에서 다리를 들어 올리면서 슬관절 신근을 수축시켜 원하는 무릎의 90도 각도를 유지하고 중력으로 인해 하퇴부가 떨어지지 않도록 한다.
- 무릎 각도나 흉곽 또는 골반 정렬에 변화를 일으키지 않으면서 다리를 들어 올리고 내려 움직임을 고관절로 분리시키는 것을 강조한다.
- '상상해본다.' 원하는 분리된 움직임을 이루도록 도우려면, 고관절이 문의 경첩처럼 작용해 문이 안정된 문틀에 영향을 미치지 않으면서 쉽게 열리고 닫히는 것을 상상해본다. 다리는 문처럼 움직인다. 다리가 분리되어 움직일 때 편안한 느낌이 들어야 한다.

운동 포커스

단순하지만 유용한 이 운동은 하지를 움직이면서 몸통의 안정을 유지하기 위해 필요한 근육, 주로 복근의 사용에 초점을 둔다.

'고관절 굴곡과 함께 몸통의 안정화.' 이 운동에서는 복근이 작용근이라기보다는 안정근으로 작용한다. 많은 고관절 굴근의 상부 부착부는 하부 척추의 양측과 골반의 앞쪽이기 때문에 이들 근육이 강하게 수축하여 다리를 들어 올릴 때에는 또한 등 하부가 아치를 이루게 하고 골반의 앞쪽을 전방으로 당겨 골반의 전방경사를 일으키는 경향이 있으며, 복근과 기타 중심부 근육이 골반과 척추를 적절히 안정화하지 못할 경우에 그렇다. 연구에 따르면 복횡근(그림 참조)은 팔다리가 움직일 때 안정화에 특히 중요한 역할을 한다고 한다. 복횡근의 섬유는 거의 수평으로 주행한다. 그러므로 심부 복벽을 척추 쪽으로 들이 당기면 이 근육을 활성화하여 원하는 골반의 중립 자세를 유지하는 데 도움이 될 수 있다. 파워하우스의 복근과

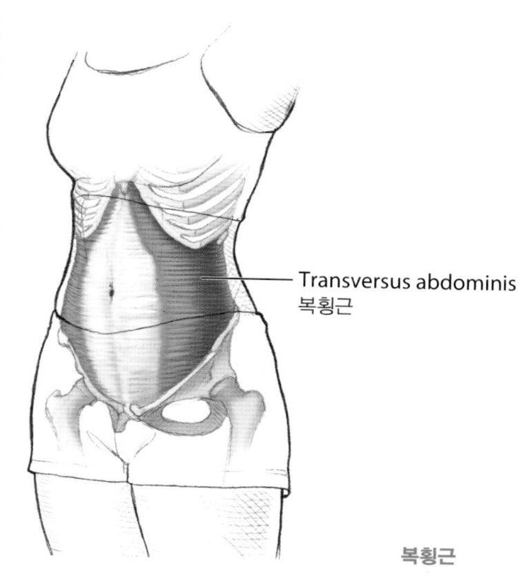

복횡근

기타 근육을 사용하여 몸통을 안정화하는 기술은 필라테스에서 필수적인 목표이고 티저(Teaser, 운동 5-9)와 같이 필라테스에서 일부 주요 상급운동의 적절한 수행에 중요하다.

맞춤형 운동

변형운동

만일 원래의 운동에서 골반의 고정을 유지하는 데 곤란을 겪거나 등 하부가 아치를 이루는 것이 느껴지면, 손가락을 옮겨 둔부의 바닥 아래에 둔다. 이제는 배꼽과 치골결합 사이에 있는 부위의 복부를 당기는 데 집중해 손가락이 둔부에 눌리는 압박을 약간 더 느끼도록 한다. 단계 2에서 다리를 올리고 단계 3에서 내리면서 손가락에 가해지는 이와 같은 압박을 동일하게 유지한다. 만약 골반이 전방 또는 후방으로 기울어 손가락에 가해지는 압박에 변화를 느끼면, 바로 근육의 활성화를 조정하여 몸통의 안정성을 회복시킨다.

상급운동

이러한 몸통 안정화 기술을 향상시키려면 원래의 운동을 반복할 때마다 다리를 펴도록 한다. 단계 3에서 발가락이 바닥에 닿은 후, 발 전체가 바닥에 닿도록 한 다음 무릎을 펴면서 발이 바닥을 따라 미끄러져 나가게 한다. 잠시 멈춘 다음 무릎을 구부리면서 발이 바닥을 따라 미끄러져 시작 자세로 되돌아가게 한다. 다리의 하중을 중심부에서 더 멀리 가져가면 안정화의 어려움이 증가한다. 가슴 위에 팔짱을 껴서 팔이 바닥을 눌러 안정화를 돕는 것을 막으면 이런 안정화의 어려움을 가중시킨다. 이와 같은 상급운동은 한쪽 다리 스트레칭(운동 5-5)처럼 한쪽 다리를 펴고 팔을 바닥에 대어 지지하지 않은 채 수행하는 운동들에 대비하는 데 도움이 될 것이다.

바로 누워 다리 들어올리기 상급운동

옆으로 누워 다리 들어올리기
Leg Lift Side

4-4

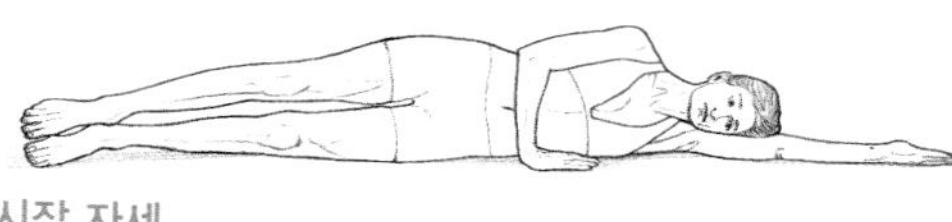

시작 자세

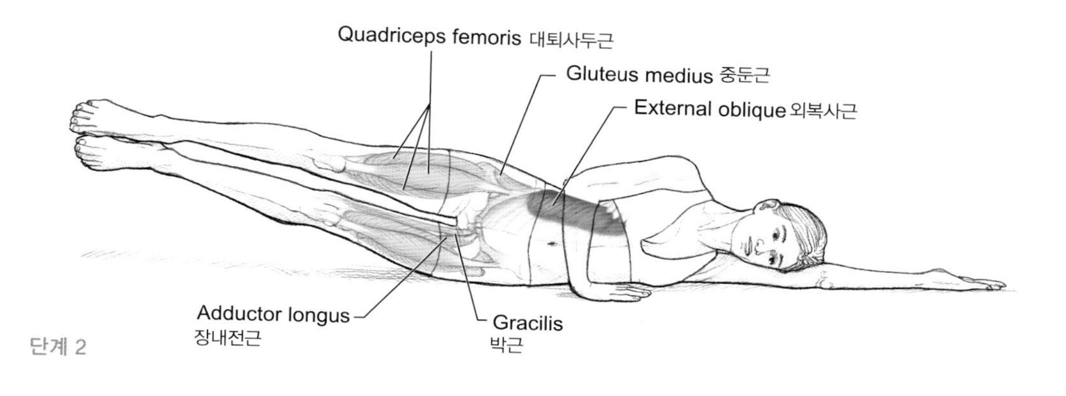

단계 2

운동

1. '시작 자세.' 한쪽 측면으로 누워 아래쪽 팔과 두 다리를 펴고 몸통 라인과 일치시킨다. 머리는 아래쪽 팔에 얹는다. 위쪽 팔을 구부려 손바닥으로 몸통 앞 매트를 짚고 손가락을 머리 쪽으로 향하게 한다.
2. '숨을 내쉰다.' 두 다리를 일체로 천장 쪽으로 올린 다음, 척추를 측면으로 굴곡시켜 다리를 더 높이 들어 올린다. 그림을 참조한다.
3. '숨을 들이쉰다.' 다리를 내려 매트에 닿게 하는 것이 아니라 매트 바로 위에 있게 한다. 이러한 운동을 10회 반복한다. 다리를 시작 자세로 내린다. 동일한 운동을 반대 측으로 수행한다.

표적근육

하부 척추 측면 굴근: 외복사근, 내복사근, 요방형근, 척추기립근(극근, 최장근, 장늑근), 반극근, 후방 심부 척추 근육(다열근, 회선근, 횡돌간근), 복직근, 장요근

동반근육

위쪽 다리의 고관절 외전근: 중둔근, 소둔근
아래쪽 다리의 고관절 내전근: 장내전근, 단내전근, 대내전근, 박근
슬관절 신근: 대퇴사두근

발목관절 족저굴근: 비복근, 가자미근

테크닉 지침

- 단계 2에서 고관절 내전근을 사용하여 아래쪽 다리를 위쪽 다리에 대해 당겨 올리면서 위쪽 다리의 고관절 외전근이 위쪽 다리를 올리도록 함으로써 다리를 하나의 단위로 움직인다. 슬관절 신근이 양 무릎을 펴고 발목관절 족저굴근이 양발을 세운 상태를 유지한다.
- 먼저 허리가 매트에서 들린 채 몸통의 고정을 유지하면서 고관절에서 일어나는 움직임에 집중한다. 다음 다리를 보다 높이 들어 올리기 위해 다리를 천장 쪽으로 올리면서 골반의 측면을 신체의 상부 흉곽으로 더 가까이 가져가 척추 측면 굴근의 활성화를 강조한다. 이 단계에서는 척추가 측면으로 굴곡하고 골반이 측면으로 기울면서 허리가 매트 쪽으로 낮아진다.
- 단계 1과 단계 2의 시작에서 엉덩이는 위쪽 관골이 아래쪽 관골 위에 수직으로 놓여 얹혀 있어야 한다. 다리를 움직이면서 위쪽 관골을 앞쪽이나 뒤쪽으로 흔들지 않도록 한다.
- '상상해본다.' 정확한 자세와 움직임의 특성을 이룩하도록 도우려면, 궁사의 활이 팽팽하게 당겨지는 모습을 상상해본다. 다리는 하늘을 향해 위로 아치를 이루면서 몸통과 함께 활 모양을 형성한다.

운동 포커스

이 운동은 고관절 내전근과 외전근에 모두 어느 정도 근긴장을 제공할 수 있지만, 그 주요 목적은 척추의 측면 굴근을 강화하고 중심부 안정성에 필수적인 기술을 터득하는 것이다.

'척추 측면 굴곡.' 이상적이라면, 측면 굴곡은 척추를 바로 측면으로 구부리는 것이다. 이렇게 움직이려면 앞쪽에 위치한 근육으로 주로 복사근과 장요근, 측면에 위치한 근육으로 주로 요방형근, 그리고 뒤쪽에 위치한 근육으로 척추기립근, 반극근, 후방 심부 척추 근육 등(그림 참조)이 미세하게 조화를 이루어 동시에 수축해야 한다. 최적의 자세에서는 복사근이 대부분의 작용을 하면서 몸통이 전방으로 굴곡되지 않을 정도로만 뒤쪽 근육이 활성화된다. 뒤쪽 근육이 과다하게 활성화되어 등 하부가 아치를 이루어서는 안 된다.

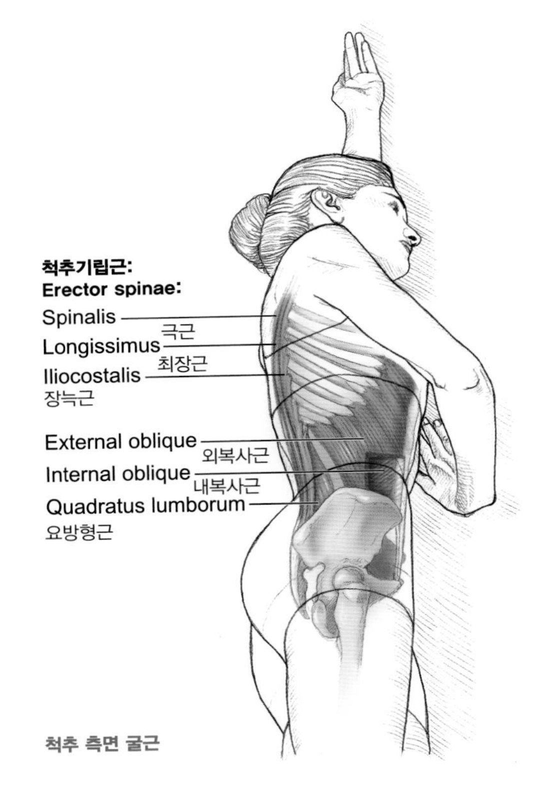

척추 측면 굴근

맞춤형 운동

변형운동

원래의 운동에서 등 근육을 과도하게 활성화하는 것이 흔히 범하는 실수이다. 만일 단계 2에서 다리를 올리거나 단계 3에서 내리면서 등 하부가 아치를 이루면, 발을 골반에 비해 앞쪽으로 25cm 정도 나오게 해서 위에서 보았을 때 몸이 약간 바나나 모양을 이루도록 한다. 그런 다음 복벽을 안쪽으로 깊숙이 당겨 약한 C 커브를 만들고 다리를 올리고 내리면서 이러한 자세를 유지한다. 능숙해지고 근력이 생기면서 점차 발을 뒤로 옮겨 골반과 정렬하도록 한다. 또한 골반과 요추가 전후 방향으로 중립 자세를 이루도록 한다. 비록 이들이 주로 측면으로 움직이긴 하지만 말이다.

상급운동

단계 2에서 취한 자세를 유지하면서 이 운동의 강도를 증가시키려면, 위쪽 다리를 3~5회 들어 올리고 내린 후 단계 3으로 가서 두 다리를 내린다. 이는 골반의 측면 안정성과 일부 무릎 부상의 예방에 중요한 근육군인 고관절 외전근의 활성화에 도움을 줄 수 있다. 고관절 외전근은 골반의 측면(그림 참조)과 대퇴골 측면의 큰 돌기인 대전자 사이를 주행한다는 점에 주목한다. 흔히 근력이 부족한 이들 근육을 충분히 동원하려면 골반을 움직이지 않으면서 위쪽 다리의 넓적다리 측면을 골반 쪽으로 가져간다. 위쪽 다리의 이러한 움직임은 표적근육인 하부 척추 측면 굴근의 등척성 수축과 함께 일어난다.

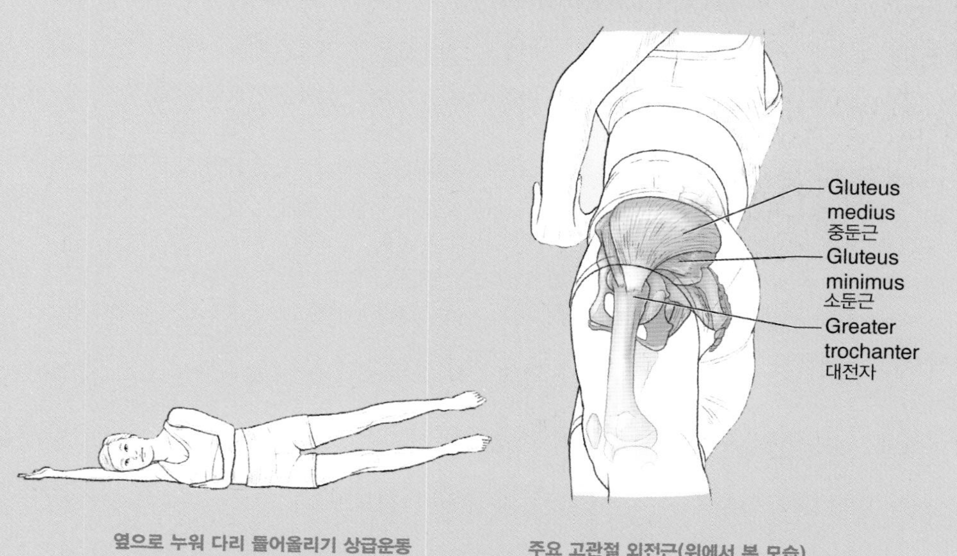

옆으로 누워 다리 들어올리기 상급운동

주요 고관절 외전근(위에서 본 모습)

초급

옆으로 누워 다리 당기기
Leg Pull Side

4-5

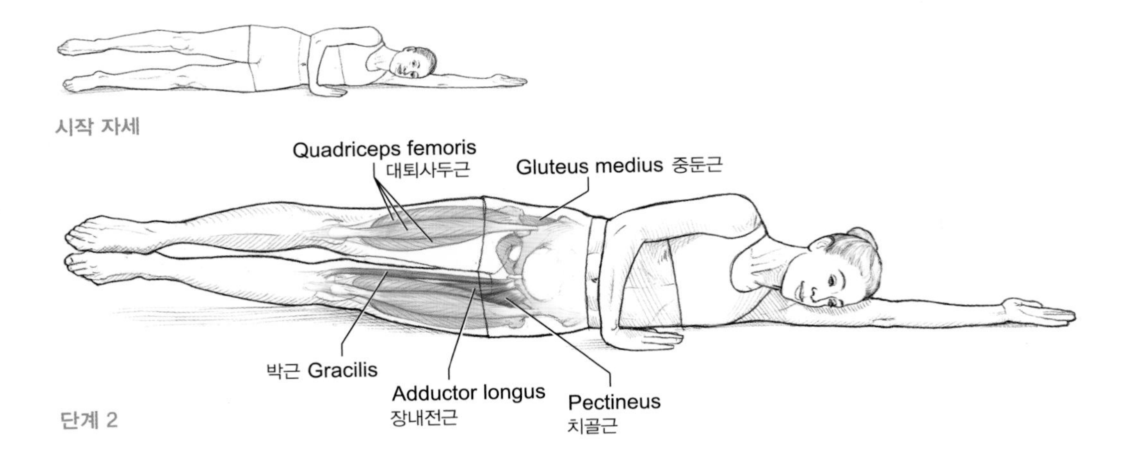

시작 자세

단계 2

운동

1. '시작 자세.' 한쪽 측면으로 누워 아래쪽 팔과 두 다리를 펴고 몸통 라인과 일치시킨다. 머리는 아래쪽 팔에 얹는다. 위쪽 팔을 구부려 손바닥으로 몸통 앞 매트를 짚고 손가락을 머리 쪽으로 향하게 한다. 아래쪽 다리는 매트에 놓고, 위쪽 다리는 위쪽 엉덩이보다 약간 더 높게 든다. 발은 세운다.
2. '숨을 내쉰다.' 아래쪽 다리를 위쪽 다리 쪽으로 올리며, 이상적으로는 닿을 때까지 올린다. 그림을 참조한다.
3. '숨을 들이쉰다.' 아래쪽 다리를 내려 매트에 가볍게 닿게 한다. 이러한 운동을 10회 반복한다. 마지막 반복 후 아래쪽 다리를 내려 매트에 완전히 놓는다. 동일한 운동을 반대 측으로 수행한다.

표적근육

아래쪽 다리의 고관절 내전근: 장내전근, 단내전근, 대내전근, 박근, 치골근

동반근육

외측 척추 안정근과 하부 척추 측면 굴근: 외복사근, 내복사근, 요방형근, 척추기립근
위쪽 다리의 고관절 외전근: 중둔근, 소둔근
슬관절 신근: 대퇴사두근
발목관절 족저굴근: 비복근, 가자미근

테크닉 지침

- 고관절 외전근을 사용하여 위쪽 다리를 고정시키는 데 집중한다. 단계 2에서 고관절 내전근을 사용하여 아래쪽 다리를 올린 다음, 단계 3에서 이 근육을 신장성으로 사용하여 아래쪽 다리를 내린다. 운동 내내 슬관절 신근이 무릎을 펴고 발목관절 족저굴근이 발을 세운 상태를 유지한다.
- 운동 내내 허리가 매트에서 들리고 골반이 고정된 상태를 유지한다. 허리가 들린 상태에서 흉곽의 바닥을 골반 쪽에 가깝게 유지하면 몸의 아래쪽 척추 측면 굴근을 사용하여 골반의 측면 경사를 제한할 수 있다. 이는 고관절 내전근에 더 큰 부하를 촉진한다.
- 엉덩이가 서로 얹힌 상태를 유지하고 위쪽 관골을 앞쪽이나 뒤쪽으로 흔들지 않도록 한다.
- '상상해본다.' 다리의 움직임이 고관절에서 분리되어 일어나는 원하는 움직임을 이루도록 도우려면, 컴퍼스가 옆으로 향한 상태에서 아래쪽 다리가 올라가 각도가 좁혀지는 모습을 상상해본다.

운동 포커스

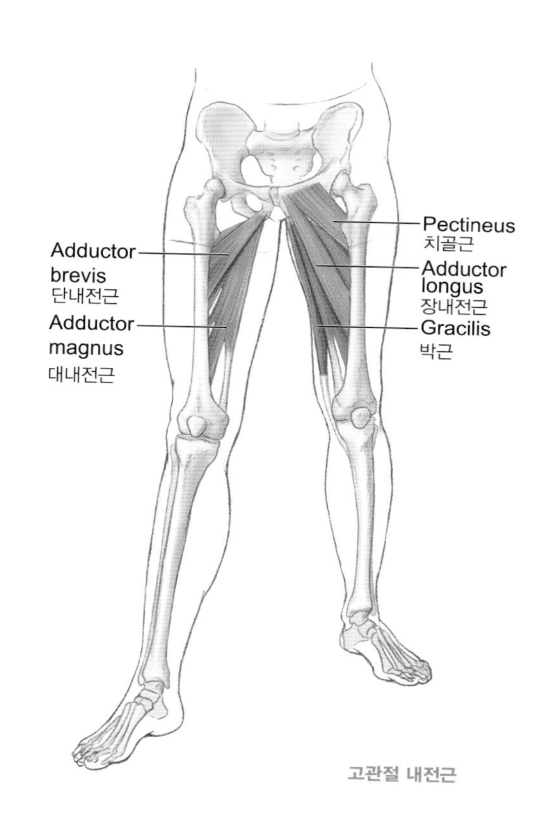

고관절 내전근

이 운동의 목적은 어려운 옆으로 누운 자세에서 몸통의 안정성을 유지하면서 고관절 내전근의 근력 또는 근긴장을 향상시키는 것이다. 만일 몸통의 안정성이 적절히 유지될 수 없고 등이 아치를 이루거나 엉덩이가 앞뒤로 흔들리면, 앞서 소개한 옆으로 누워 다리 들어올리기(운동 4-4)에서 설명하였듯이 다리를 약간 앞으로 움직여 바나나 모양을 만든다.

고관절 내전근(그림 참조)은 장내전근, 단내전근, 대내전근, 박근과 치골근을 포함하는 큰 근육군이다. 치골근을 제외한 이들 근육은 모두 고관절의 내전에서 주작용근이다. 그 위치 때문에 고관절 내전근은 흔히 내측 대퇴 근육이라 한다. 보편적인 이 운동은 내측 대퇴를 단련시키고 이들 근육이 약할 경우에 걷는 도중 일어날 수 있는 비틀거림에 대처하도록 돕는다.

고관절 내전근은 옆으로 누워 다리 들어올리기와 같이 옆으로 누워 하는 운동에서 아래쪽 다리를 매트에서 올리기 위해 사용된다. 또한 이들 근육은 잭나이프(Jackknife, 운동 6-9)와 코르크스크루(Corkscrew, 운동 8-7)처럼 두 다리를 일치시켜 움직이는 많은 필라테스 운동에서 다리를 모은 상태를 유지하기 위해 사용된다. 다리를 뻗으면서 이렇게 내전근을 사용하여 다리를 모은 상태를 유지하는 것은 길고 연결된 다리 라인을 이루는 데 핵심적인 요소이고 이러한 라인은 필라테스의 미학에 중요하다.

맞춤형 운동

변형운동
운동 내내 위쪽 다리를 들어 올려 안정적으로 유지하는 대신, 위쪽 다리를 구부려 발을 아래쪽 다리의 넓적다리 앞쪽 바닥에 평평하게 댄다. 이제는 위쪽 다리의 무릎이 천장을 향하고 그 고관절은 외회전되어 있다. 이는 위쪽 다리의 고관절 외전근이 계속 수축되어야 할 필요성을 없애줄 뿐만 아니라 자세도 안정화한다. 그런 다음 원래 운동의 단계 2와 3에서처럼 아래쪽 다리를 올리고 내린다. 그러면 아래쪽 다리의 고관절 내전근에 대부분의 초점을 두게 된다. 위쪽 다리가 골반을 보다 안정적인 자세로 유지하기 때문에 골반의 이동이 감소하고 아래쪽 다리의 고관절 내전근의 작용이 확대된다.

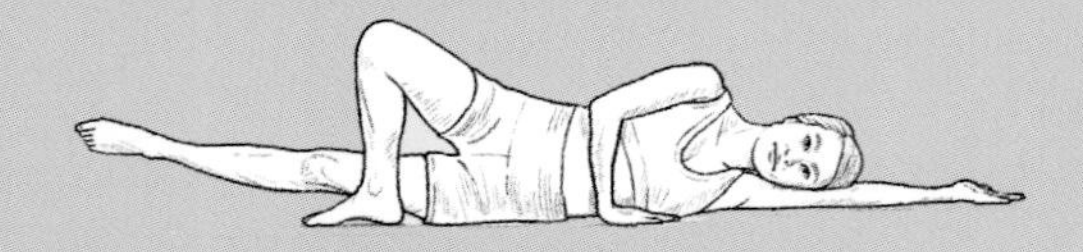

옆으로 누워 다리 당기기 변형운동

상급운동
원래의 운동과 동일한 동작 패턴을 사용해 단계 1에서처럼 시작 자세를 취한다. 아래쪽 다리를 가능한 한 위쪽 다리에 가깝게(가급적 닿게) 들고 아래쪽 다리의 발을 족배굴곡 시킨다. 아래쪽 다리를 5~10회 박동시키며(올리고 내리며), 매번 다리를 조금 더 높이 들어 올리고 위쪽 다리를 밀게 하거나 가능한 한 위쪽 다리에 가깝게 한다. 다리를 내리기 전에 발을 족저굴곡 시킨다. 이와 같은 과정을 5회 반복한 후 반대측으로 바꾼다.

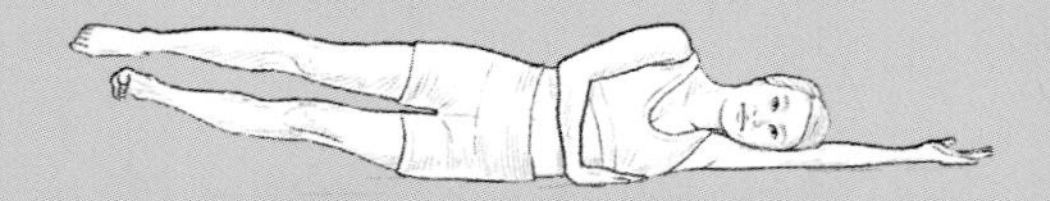

옆으로 누워 다리 당기기 상급운동

바로 누워 척추 비틀기
Spine Twist Supine

4-6

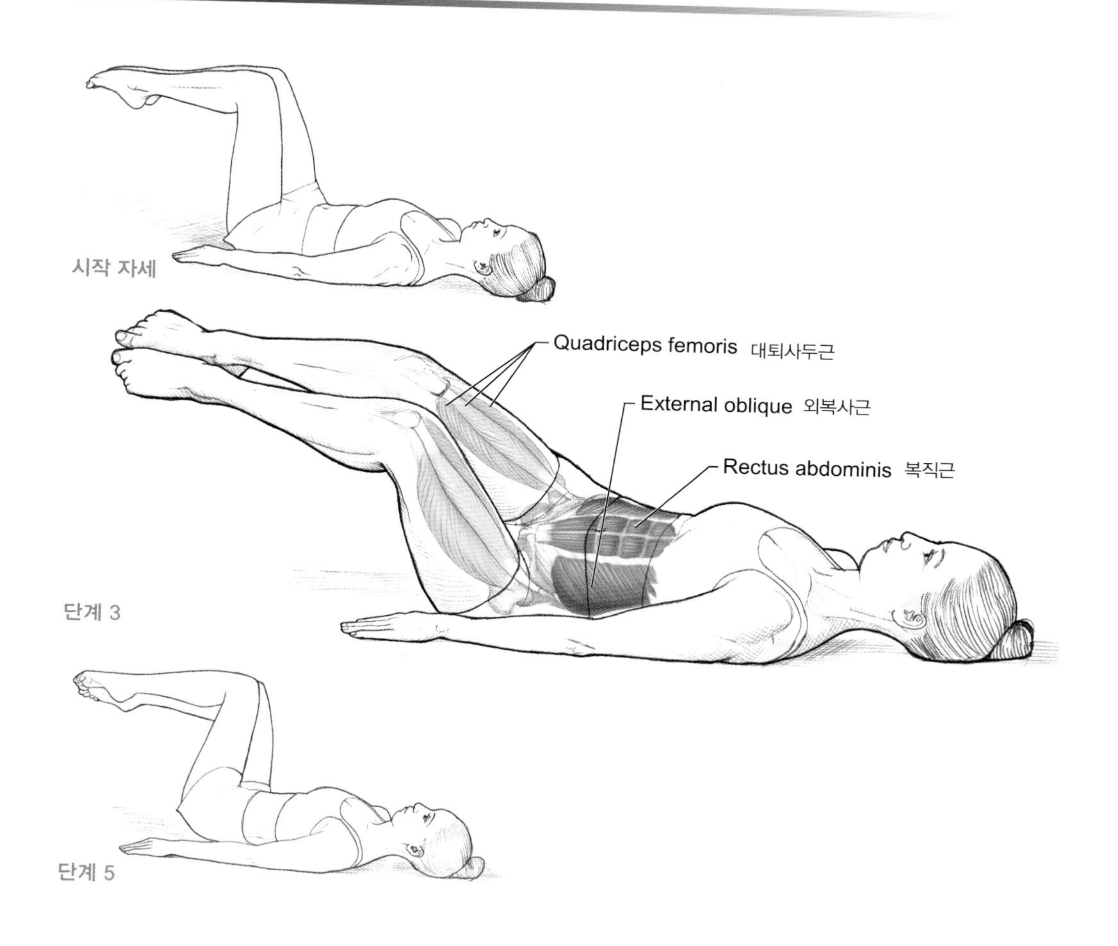

초급

운동

1. '시작 자세.' 바로 누워 엉덩이와 무릎을 90도 각도로 구부려 무릎이 고관절 바로 위에 있고 하퇴부가 매트와 평행하도록 한다. 발은 가볍게 세운다. 팔을 쭉 내려 몸의 양옆에 두고 손바닥을 아래로 향하게 한다.
2. '숨을 내쉰다.' 복벽을 들이 당기고 골반이 약간 후방경사를 이루게 한다. 내측 대퇴를 가볍게 당겨 모은다.
3. '숨을 들이쉰다.' 중간 및 하부 몸통을 회전시켜 그림에서처럼 골반과 무릎이 하나의 단위로 한쪽으로 움직이도록 한다.

4. ‘숨을 내쉰다.’ 다시 중앙으로 회전시킨다.
5. ‘숨을 들이쉰다.’ 골반과 무릎을 하나의 단위로 움직여 그림에서처럼 중간 및 하부 몸통을 반대쪽으로 회전시킨다.
6. ‘숨을 내쉰다.’ 다시 중앙으로 회전시킨다. 이러한 운동을 각각의 방향으로 5회씩 반복한다.

표적근육

척추 굴근 및 회전근: 복직근, 외복사근, 내복사근, 복횡근

동반근육

척추 신근 및 회전근: 척추기립근
고관절 굴근: 장요근, 대퇴직근
고관절 수평 내전근: 장내전근, 단내전근, 대내전근, 치골근
슬관절 신근: 대퇴사두근
발목관절 족저굴근: 비복근, 가자미근

테크닉 지침

- 단계 2에서 복횡근을 안쪽으로 당기는 것과 몸통을 회전시키기 위해 복사근을 사용하는 것에 집중해 단계 3에서 어깨가 고정되고 매트와 완전히 접촉한 상태를 유지하면서 골반과 무릎이 한쪽으로 회전되도록 한다.
- 단계 4에서 아래쪽 골반을 반대 측 흉곽 쪽으로 다시 당기기 전에 하부 척추의 굴곡을 더 심화시킨다. 이는 척추 신근이 아니라 복사근 사용의 증가를 촉진시켜 회전을 일으킨다.
- 무릎을 가볍게 당겨 모으고, 척추가 회전하면서 고관절 수평 내전근을 사용하여 아래쪽 다리가 들린 상태를 유지한다. 운동 내내 무릎을 골반의 중앙과 정렬시키고 발목관절 족저굴근이 발을 세운 상태를 유지한다.
- 운동 내내 엉덩이와 무릎의 각도를 90도로 유지한다.
- ‘상상해본다.’ 골반과 척추가 원하는 움직임을 이루도록 도우려면, 핸들이 한쪽 방향으로 천천히 돌아간 다음 반대 방향으로 돌아가는 모습을 상상해본다.

운동 포커스

이 운동은 원하는 중심부의 정렬을 유지하면서 골반과 등 하부를 회전시키는 법을 배우는 데 유용하다. 척추를 회전시킬 때 범하는 흔한 실수는 등이 과도하게 아치를 이루게 해 복근이 아니라 척추 신근이 주로 동작을 일으키도록 하는 것이다. 바로 누운 이 자세에서 복횡근과 복사근을 사용하는 법에 대해 배우면 척추 회전을 이용할 때, 특히 보다 어려운 운동에서나 체육 활동 중에 부상으로부터 척추를 보호하는 데 도움이 될 수 있다.

‘탁상 자세.’ 단계 1에서와 같은 탁상 자세(tabletop position)는 필라테스에서 사용되는 기본적인 바로 누운 자세의 하나이다. 이 자세에서는 고관절 굴근이 엉덩이의 각도를 90도로 유지하고 다리가 가슴에서

멀어지지 않도록 돕는다. 슬관절 신근은 무릎의 각도를 90도로 만들고 하퇴부가 매트로 떨어지지 않도록 하기 위해 사용된다.

맞춤형 운동

응용운동

원래의 운동에서 척추가 회전하고 골반이 측면으로 기울 때 골반을 중립 자세로 유지한다. 이렇게 하면 원하는 근육 동원이 복근과 척추 신근의 복잡한 동시수축으로 변화해 원하는 골반 중립 및 요추 만곡이 유지되면서 골반이 전방으로 기울고 등 하부가 과도하게 아치를 이루는 것을 피하게 된다.

상급운동

원래 운동의 단계 3과 5에서 몸통이 회전된 자세에 있을 때 다리를 펴고, 잠시 멈춘 다음, 무릎을 다시 90도 각도로 구부린 후 단계 4와 6에서 각각 다시 중앙으로 회전시킨다. 다리를 펴면 하퇴부의 하중이 중심부로부터 더 멀리 이동해, 골반이 바닥 쪽으로 회전되거나 등 하부가 아치를 이루는 것을 막기 위해 더 큰 안정화를 요한다. 능숙해지면 팔의 보조를 최소화하기 위해 가슴 위에 팔짱을 끼어 어려움을 증가시킨다. 이제는 반대쪽 어깨를 뒤로 그리고 바닥에서 떨어지지 않게 유지해야 하면서 골반과 하부 척추가 반대 방향으로 회전해 역회전을 보다 심히 경험할 수 있다. 이 중요한 기술은 코르크스크루(운동 8-7)와 같은 보다 상급의 운동들에서 사용된다. 하지만 적절한 자세의 유지가 가능한 작은 범위로 시작해 기술이 향상되면서 점차 범위를 증가시킨다.

안전상의 이유로 처음에는 이 상급운동을 응용운동이 아니라 원래 운동과만 함께 시행한다. 두 다리를 측면으로 내뻗어 생기는 높은 유효 저항으로 인해 잠재적으로 손상을 입기 쉬운 이러한 척추 회전 자세에서 원래의 자세는 골반이 전방으로 경사되고 등 하부가 아치를 이루는 위험을 감소시킨다.

바로 누워 척추 비틀기 상급운동

가슴 들어 올려 회전시키기

4-7

Chest Lift With Rotation

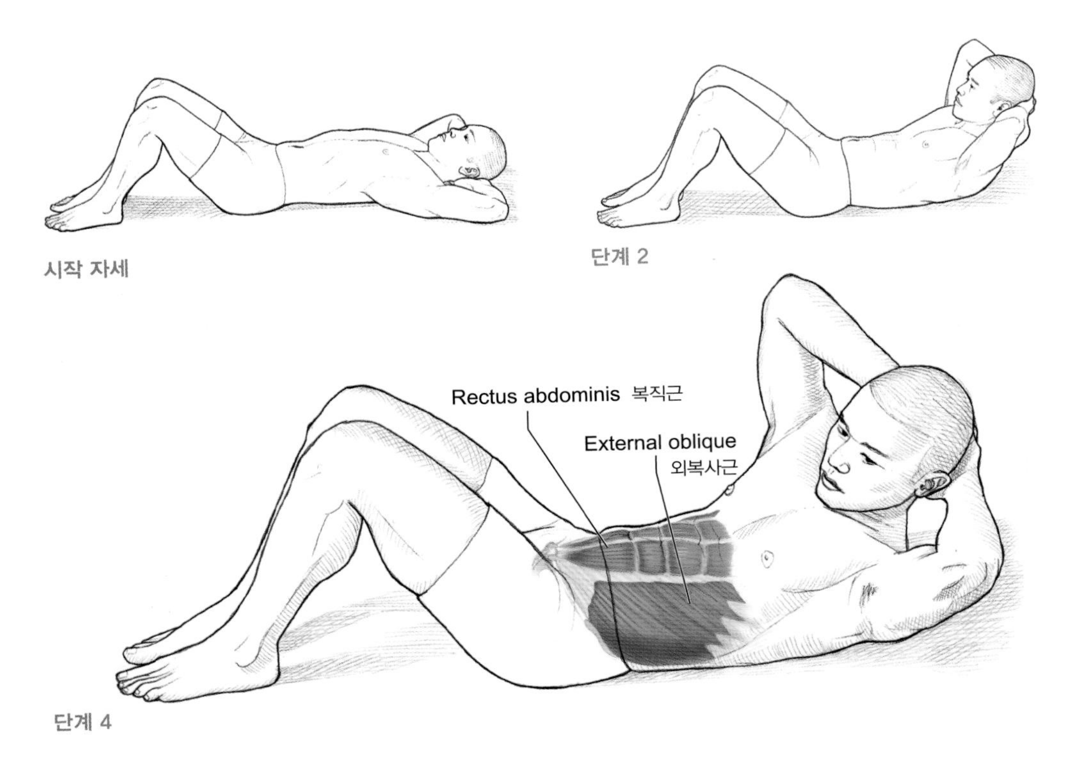

시작 자세

단계 2

단계 4

초급

운동

1. '시작 자세.' 가슴 들어올리기(운동 4-2)와 동일한 자세에서 시작한다. 즉 바로 누워 무릎을 구부리며 발을 매트에 평평하게 대고 엉덩이 너비로 벌린다. 손가락을 머리 뒤에 깍지 끼고 팔꿈치를 구부려 측면으로 향하게 한다. 턱은 가슴 쪽으로 약간 아래로 기울인다.
2. '숨을 내쉰다.' 그림에서처럼 머리와 몸통 상부를 천천히 감아올려 견갑골이 매트에서 들리면서 허리의 뒤쪽은 매트에 닿아 있도록 한다.
3. '숨을 들이쉰다.' 잠시 멈춘다.
4. '숨을 내쉰다.' 몸통 상부를 한쪽으로 회전시킨다. 그림을 참조한다.
5. '숨을 들이쉰다.' 다시 중앙으로 회전시킨다.
6. '숨을 내쉰다.' 몸통 상부를 반대쪽으로 회전시킨다.
7. '숨을 들이쉰다.' 다시 중앙으로 회전시킨다. 머리와 몸통 상부가 매트에서 들린 상태를 유지하면서 계속해서 교대로 회전을 10회 한다(각각의 측면으로 5회씩). 마지막 반복에서는 중앙에서 잠시 멈추고,

복벽을 안쪽으로 더 당긴 다음, 천천히 숨을 내쉬면서 몸통과 머리를 시작 자세로 내린다.

표적근육

척추 굴근 및 회전근: 복직근, 외복사근, 내복사근, 복횡근

테크닉 지침

- 몸통 상부를 좌우로 회전시키는 동안 복근을 사용하여 약간의 골반 후방경사, 원하는 척추의 C 커브와 매트에서 원하는 몸통의 높이를 유지한다.
- 단계 2에서 일단 머리가 들렸으면, 목의 굴곡을 동일한 정도로 유지하고 팔꿈치를 옆으로 내뻗어 초점을 단계 4에서 7까지 골반의 고정을 유지하면서 복사근을 사용하여 몸통 상부를 회전시키는 데 두어야 한다.
- 팔꿈치를 앞으로 내밀지 않도록 하고 머리를 당기거나 턱을 더 아래로 또는 앞으로 가져가서는 안 된다.
- 단계 7의 끝에서는 복근을 신장성으로 사용하여 몸통과 머리를 다시 시작 자세로 부드럽게 순차적으로 내린다.
- '상상해본다.' 원하는 몸통 회전을 이루도록 도우려면, 파도의 놀처럼 몸통이 회전하면서 들리는 모습을 상상해본다. 몸통의 양측을 길게 유지해야 하며, 몸통을 측면으로 구부리지(측면 굴곡) 않도록 한다.

운동 포커스

이 기본 운동은 복사근의 발달에 유용한데, 복사근은 복부에서 윤곽과 근긴장을 제공하는 데 필수적인 근육이다. 또한 이 근육은 몸통 안정성과 요추 손상의 예방에 중요한 역할을 하며, 대부분의 체육 활동에 중요하다.

'복사근에 초점.' 많은 근육이 회전을 일으킬 수 있기 때문에, 회전 중에 척추를 평평하게 하기보다는 굴곡시켜 C 커브를 유지하면 복사근을 단련시킨다. 아울러 외복사근의 상부는 흉곽의 외측에서 '백선(linea alba)'이란 중심 건을 향해 대각선으로 주행한다는 점에 주목한다(그림 참조). 반면 내복사근은 대각선으로 주행하여 중심 건과 흉곽의 밑면에 부착된다. 그래서 몸통 상부를 왼쪽으로 회전시킬 때 흉곽의 우측을 중심 쪽으로 가져간 다음 중심을 반대 측 관골(좌측 전상방 장골극) 쪽으로 가져가는 데 집중하면 원하는 우측 외복사근과 좌측 내복사근의 활성화에 도움이 될 수 있다. 몸통 상부가 회전하면서 복부의 양측이 강하게 작용하는 느낌이 있어야 한다. 양측에서 흉곽 하부와 골반 사이의 거리를 일정하게 유지한다.

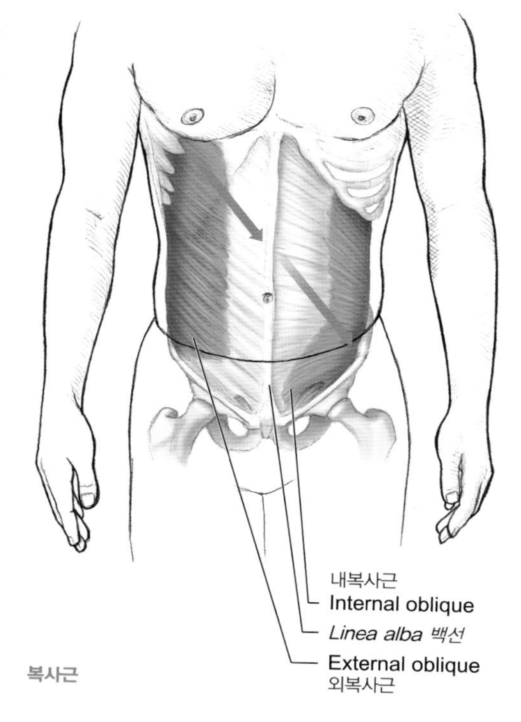

복사근

맞춤형 운동

변형운동

가슴 들어 올려 회전시키기는 척추 굴곡에다 회전을 동반하는 보다 힘든 모든 운동들을 위해 기초를 확립하기 때문에 익혀야 하는 중요한 운동이다. 또한 이는 많은 일상 및 체육 활동에서 흔한 동작 패턴이다. 카 트렁크에서 식료품을 들어 올리는 동작, 테니스공을 치는 동작, 골프채를 스윙하는 동작, 배구공을 서브하는 동작, 스탠드업 서핑보드에서 노를 젓는 동작 등등 많다. 운동을 약간 더 수월하게 하고 회전을 보다 두드러지게 하려면, 팔을 머리 뒤로 두는 대신 앞쪽으로 뻗은 채 운동을 수행한다. 이는 팔의 유효하중을 감소시켜 결국 운동의 강도를 감소시킨다. 단계 4~6에서 몸통 상부를 각각의 측면으로 회전시키면서 몸통 굴곡을 최대로 유지하고 팔을 곧게 그리고 서로 평행하게 유지한다. 이러한 팔 자세의 유지를 돕기 위해 볼이나 막대 등을 들면 유용할 수도 있는데, 그러면 팔을 어깨와 정렬하여 둔 채 원하는 몸통 회전에 강조점을 두게 된다.

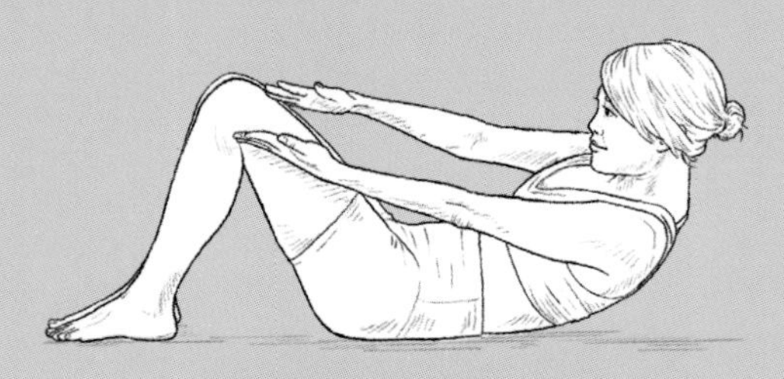

가슴 들어 올려 회전시키기 변형운동

응용운동

몸을 들어 올려 전방 굴곡으로 들어가면서 가슴 들어올리기(운동 4-2)에서처럼 골반을 약간 후방으로 경사시키는 대신 중립 자세로 유지한다.

엎드려 누워 등 신전
Back Extension Prone

4-8

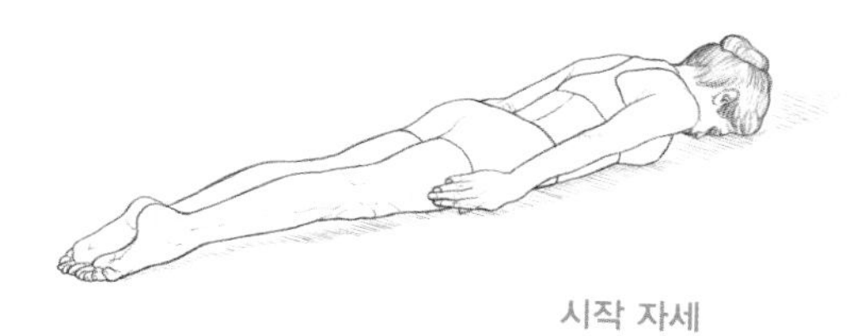

시작 자세

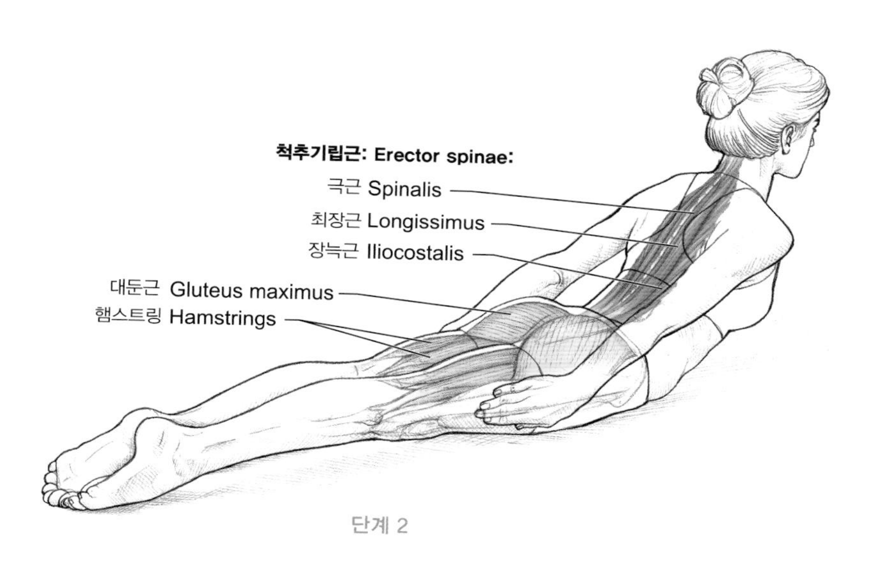

단계 2

초급

운동

1. '시작 자세.' 엎드려 누워 이마를 매트에 대며 팔을 몸의 양옆으로 두되 손바닥으로 넓적다리의 양옆을 누르고 팔꿈치를 편다. 다리는 모으고 양발은 가볍게 세운다.
2. '숨을 내쉰다.' 다리를 모으고 팔로 양옆을 누르는 상태를 유지하면서 머리, 몸통 상부와 몸통 중간을 매트에서 들어 올린다. 그림을 참조한다.
3. '숨을 들이쉰다.' 몸통과 머리를 천천히 내려 시작 자세로 되돌아간다. 이러한 운동을 10회 반복한다.

표적근육

척추 신근: 척추기립근(극근, 최장근, 장늑근), 반극근, 후방 심부 척추 근육

동반근육

전방 척추 안정근: 복횡근, 내복사근, 외복사근, 복직근
고관절 신근: 대둔근, 햄스트링
어깨관절 내전근: 광배근, 대흉근
팔꿈치관절 신근: 상완삼두근

테크닉 지침

- 단계 2에서 복근의 지지를 유지하고, 척추 신근으로 몸통 상부를 올리면서 다리를 모으고 매트와 접촉시킨 상태를 유지한다.
- 꼭대기에서 시작해 추골을 하나씩 작용시켜 순차적으로 등을 신전시키는 데 집중하고, 특히 계속해서 머리를 등 상부 라인과 일치시켜 내뻗으면서 등 상부와 중간의 척추 신근을 강조한다.
- 어깨관절 내전근, 특히 광배근과 대흉근을 사용해 계속해서 팔을 넓적다리 양옆으로 민다. 또한 이 두 근육은 어깨의 하강을 도울 수 있으므로, 팔꿈치관절 신근이 팔꿈치가 펴진 상태를 유지하도록 하면서 손끝을 발 쪽으로 가볍게 내리 뻗으면 이들 근육의 활성화에 도움이 될 수 있다. 광배근은 몸통을 안정화하는 주요 근육이기 때문에 이 근육의 동원은 바람직하다.
- 단계 3에서는 척추 신근을 신장성으로 사용하여 몸통 내리기를 제어하되 이번에는 바닥에서 꼭대기로 순차적으로 하면서 복근이 계속해서 지지를 제공하도록 한다.
- '상상해본다.' 원하는 신장 감각을 느끼려면, 수영에서 평영을 할 때 물의 표면을 가르고 심호흡을 하면서 머리와 등 상부를 천장 쪽으로 뻗는 모습을 상상해본다.

운동 포커스

이 운동의 목적은 척추 신근, 특히 척추기립근을 강화하면서 동시에 복근을 사용하여 등 하부의 보호를 돕는 능력을 기르는 것이다.

'척추 신전과 함께 복근 지지.' 등 하부, 즉 요추의 만곡은 후방으로 오목하지만 등 상부, 즉 흉추의 만곡은 전방으로 오목하기 때문에, 이 운동 및 비슷한 척추 신전 운동을 수행할 때에는 등 하부가 아치를 이루게 하는 경향이 있다. 또한 등 하부가 아치를 이루는 것은 일반적으로 골반의 꼭대기를 앞쪽으로 기울여 골반의 전방경사를 일으키는 것과도 연관이 있으며(다음 첫 번째 그림 참조), 이는 하부 요추 추골이 앞으로 밀릴 가능성을 증가시킨다. 그러면 등 하부에서 취약한 이 부위에 가해지는 스트레스가 증가한다. 그러나 복근의 하부 부착부를 위쪽으로 당기면 반대 방향으로 골반의 후방 회전을 일으킬 수 있다(두 번째 그림 참조). 복근의 하부를 위로 그리고 안으로 척추 쪽으로 당기면서 치골을 매트로 가볍게 누르는 것을 생각하여 골반의 전방경사 정도를 제한하고 등 하부에 가해지는 스트레스를 감소시킨다. 또한 이러한 등 하부의 안정화는 등 상부 근육에 대한 집중과 강화를 촉진하는데, 이들 근육은 구부정한 자세의 방지에 중요하다. 아울러 고관절 신근이 골반의 안정화와 과도한 전방경사의 방지를 도울 수도 있다(복근–햄스트링 짝힘 근육은 제3장에 설명되어 있다). 이 기본 운동에서 복근을 사용하여 등 하부의 안정화를 돕는 법에 대해 배우는 것은 양쪽 다리 차기(Double Kick, 운동 9–3)와 수영(Swimming, 운동 9–4) 같이 척추 신전을 요하는 보다 어려운 운동을 최적으로 수행하기 위해 필수적이다.

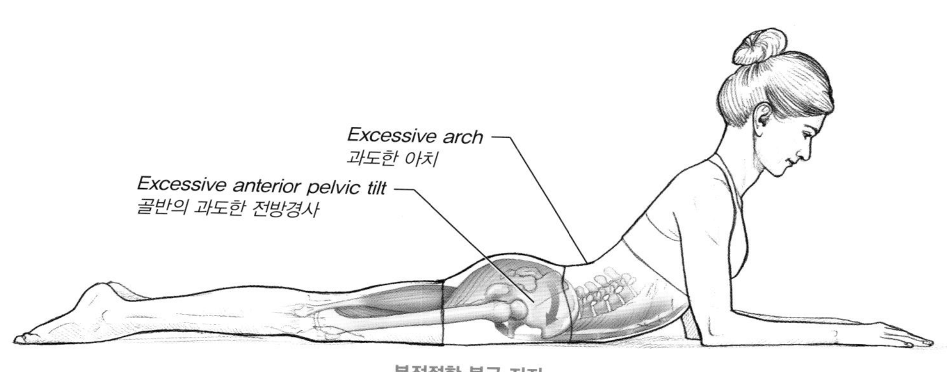

부적절한 복근 지지

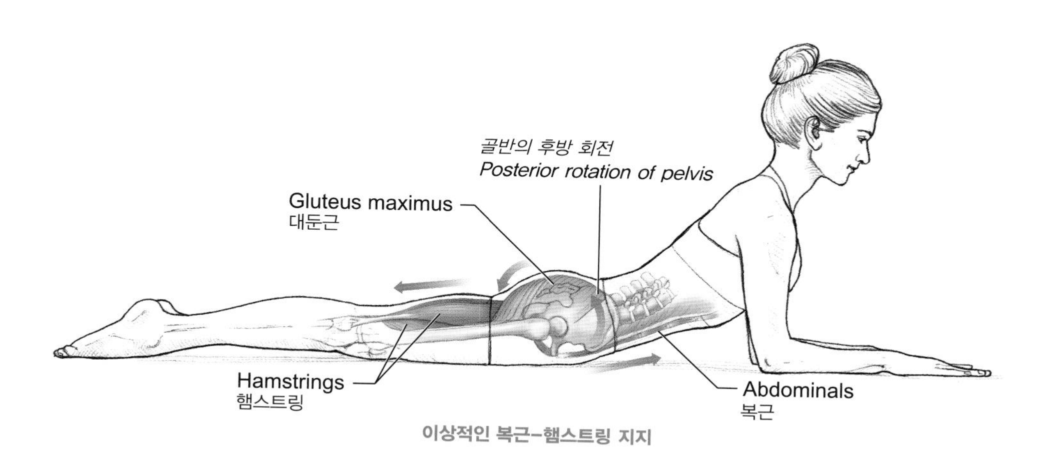

이상적인 복근-햄스트링 지지

맞춤형 운동

변형운동
이 운동을 수행할 때 요추에서 불편을 경험하거나 척추 신전이 적절하지 않다고 여겨지는 요추 질환이 있을 경우에는 방금 설명한 복근 지지 기법을 과장해 요추 신전을 더욱 감소시키거나 사실상 제거하고 신전을 등 상부로 제한할 수 있다. 이러한 접근방식을 위해서는 손가락을 골반의 전방 상단에 있는 전상방 장골극(ASIS) 아래에 두고 치골을 바닥으로 누르면서 ASIS가 들린 상태를 유지하며 머리와 등 상부만 들어 올린다. 흉골의 하단을 매트로 누르고 이 지점 위로만 아치를 이루게 하는 것을 생각하면 원하는 고립 운동의 수행에 도움이 된다.

상급운동
원래 운동의 단계 2에서 등 상부가 들린 자세로부터 팔을 측면으로 가져가 어깨와 정렬하되, 몸통을 동일한 높이로 유지하도록 한다. 잠시 멈춘 다음 팔을 다시 몸의 양옆으로 가져간 후 단계 3으로 가서 몸통을 내린다. 팔을 등 하부로부터 멀리 옮기면 운동의 강도가 증가한다. 팔을 측면으로 옮기면서 척추를 더 높이 들어 올리는 것을 생각하면 척추를 더 낮아지게 하는 흔한 실수를 방지하는 데 도움이 될 수 있다. 팔을 측면으로 가져가면서 몸통의 높이를 유지할 수 있는 경우에는 팔이 그리는 호를 어깨 높이에서 머리 위로 연장해 운동의 강도를 더욱 증가시킨다.

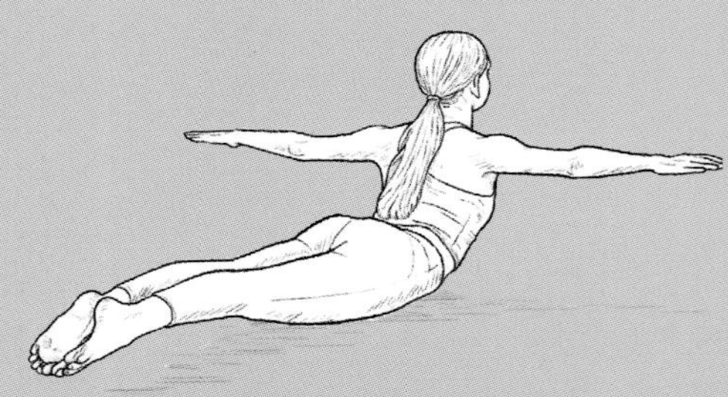

엎드려 누워 등 신전 상급운동

5 동작과 안정화를 위한 복근 운동

ABDOMINAL WORK FOR MOVEMENT AND STABILIZATION

제2장에서 설명하였듯이 복근은 필라테스의 파워하우스란 개념에 중요하다. 또한 복근은 최근의 관련 개념인 중심부 안정성에서 핵심적인 요소인데, 이 개념은 재활 분야와 운동 경기력 향상 분야에서 보편화되어 있다. 대부분의 필라테스 운동은 복근의 사용을 권장하지만, 이 장에서 소개하는 운동은 특히 척추 굴곡을 일으키는 작용에 있어 복근의 강화에 그리고 안정화를 위해 복근을 사용하는 기술의 터득에 초점을 둔다. 향후의 장들에 나와 있는 많은 운동은 복근의 보다 어려운 작용, 척추의 세밀한 분절 움직임과 보다 복잡한 연속동작을 요하는 것들로, 이들 운동에 여기서 기른 근력과 기술을 적용하게 된다.

운동 수행의 테크닉과 정확성에 세심한 주의를 기울여 적절한 근력을 기르면서 요구되는 동작 패턴을 익히도록 한다. 이는 매우 중요하다. 운동 수행이 형편없으면 원하는 결과를 얻지 못할 것이고 부상을 초래할 수도 있다. 더욱이 일부 운동은 모두에게 적합한 것이 아니다. 의사 또는 전문 의료인과 상담해서 무슨 운동이 자신에게 적합한지를 알아보고, 필요할 때에는 언제나 변형해서 이용한다. 조심하여 적절한 수준에서 시작해 점진적으로 진행하면 근력과 기술이 증진되어 필라테스 운동의 수행이 향상되고 많은 일상 활동과 스포츠 활동에 기여할 것이다. 아울러 증진된 근력과 기술은 부상으로부터 척추를 보호하는 데 도움이 될 수 있다는 사실을 인식해야 한다.

이 장에는 복근을 다양한 방식으로 사용하는 운동이 포함되어 있다. 한쪽 다리로 원 그리기(One-Leg Circle, 운동 5-1)는 한쪽 다리가 여러 방향으로 움직임에 따라 복근을 사용하여 골반의 움직임을 주의해서 제어하는 데 초점을 둔다. 서로 밀접한 몸통 감기(Roll-Up, 운동 5-2)와 목 당기기(Neck Pull, 운동 5-3)에서는 복근을 척추 굴곡 작용에서 주작용근으로뿐만 아니라 안정근으로 사용하면서 다리를 매트에 놓아 편 상태를 유지한다.

다음으로 소개하는 일단의 서로 관련된 운동에서는 복근을 주로 안정근으로 사용해 등척성으로 작용하게 하여 척추 굴곡 자세를 유지하면서 다리를 쭉 뻗어 들거나(헌드레드[Hundred, 운동 5-4]) 또는 다리를 매트에서 들고 공중에서 움직인다(한쪽 다리 스트레칭[One-Leg Stretch, 운동 5-5], 펴진 한쪽 다리 스트레칭[Single Straight-Leg Stretch, 운동 5-6]과 양쪽 다리 스트레칭[Double-Leg Stretch, 운동 5-7]). 헌드레드와 양쪽 다리 스트레칭은 척추 굴곡을 유지하면서 두 다리를 들거나 두 다리를 동시에 중심부에서 멀어지게 해서 안정화란 과제가 추가된다.

크리스크로스(Crisscross, 운동 5-8)는 척추 굴곡을 유지하면서 몸통의 회전을 추가해 한쪽 다리 스트레칭보다 난이도가 높은 운동이다. 티저(Teaser, 운동 5-9)는 가장 복잡한 운동이다. 두 다리를 동시에 내뻗어 드는 외에, 몸통 상부를 공간에서 움직이지 않도록 하기보다는 복근이 작용하여 이 부위를 올리고 내린다.

이 장의 많은 운동은 서로 밀접하게 관련되어 있다. 요구되는 복근의 근력과 안정화 기술을 기를 때 유사점과 차이점에 주목하면 유용하다. 이렇게 연결을 지으면 이 장에서 강조하는 기술을 향후 장들에 나와 있는 관련 운동으로 이행시킬 때는 물론 제10장에서 자세히 설명하는 종합적인 필라테스 프로그램을 짤 때도 도움이 될 수 있다.

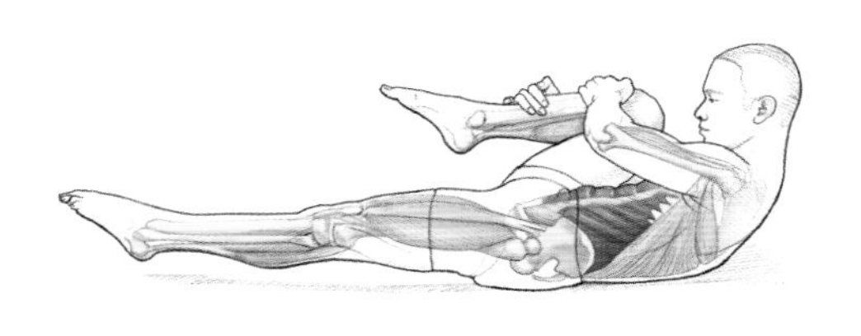

한쪽 다리로 원 그리기

One–Leg Circle(Leg Circle)

5-1

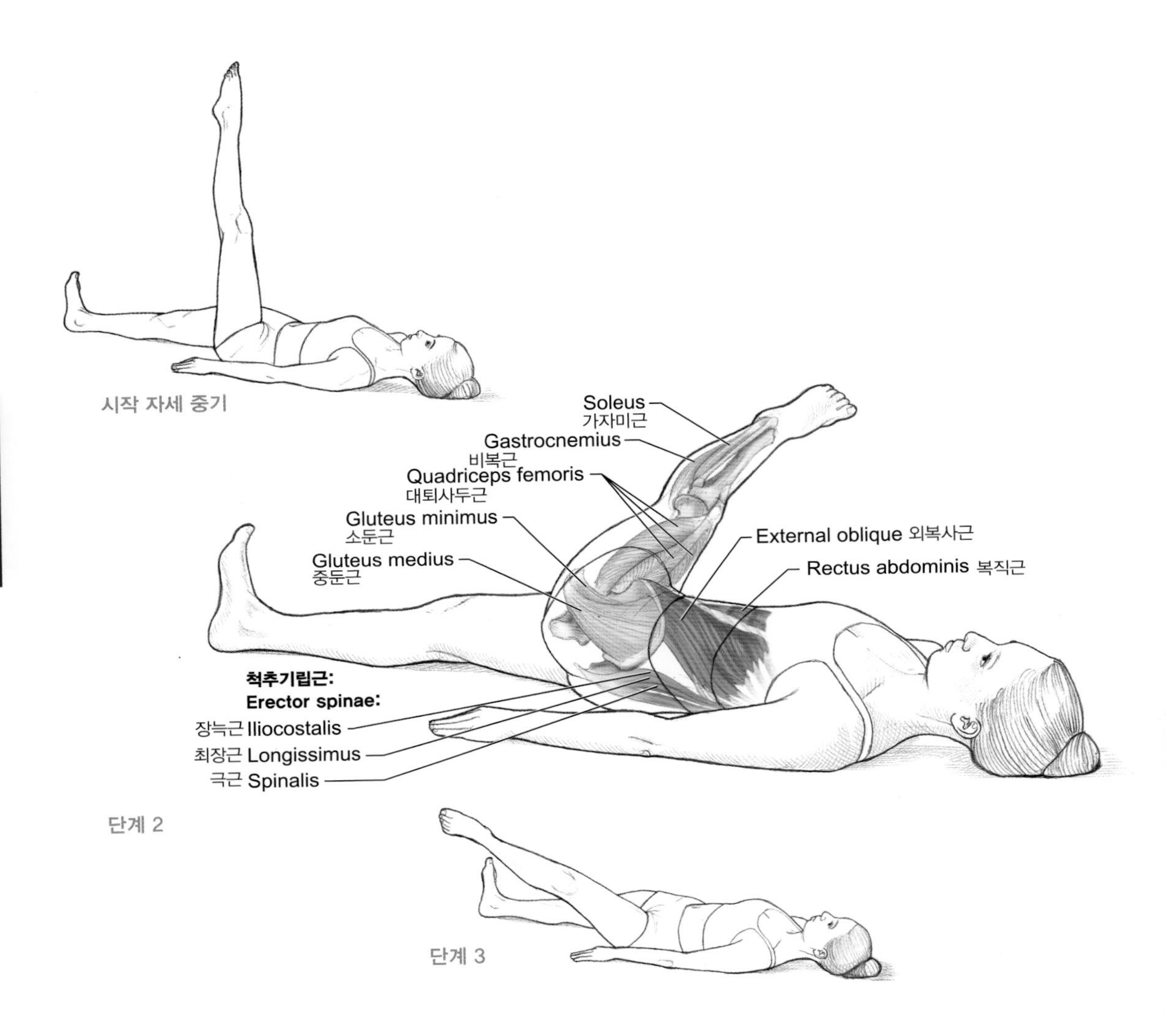

운동

1. '시작 자세.' 바로 누워 팔을 몸의 양옆에 두고 손바닥을 아래로 향하게 하며, 두 다리를 매트에서 내뻗는다. 한쪽 무릎을 가슴으로 구부리고 그쪽 다리를 천장 쪽으로 펴서 매트와 직각이 되도록 한다. 발을 가볍게 세운다. 매트에 있는 발은 굴곡시킨다(발목관절 족배굴곡).

2. '숨을 내쉰다.' 올린 다리가 몸의 정중선을 가로질러 원을 그리게 하여, 골반의 한쪽이 매트에서 들리도록 한다. 그림을 참조한다. 계속해서 다리가 아래로 그리고 다른 쪽 다리를 가로질러 원을 그리게 하면서 골반의 뒤쪽이 되돌아가 매트에 수평으로 놓이게 한다.
3. '숨을 들이쉰다.' 계속해서 다리가 원래 올려 진 쪽으로 원을 그리게 하여 시작 자세로 되돌아간다. 동일한 패턴을 다른 쪽 다리로 반복하고, 각각의 원을 그릴 때마다 다리를 교대한다. 각각의 다리로 5회씩 원을 그린다.

표적근육

전방 척추 회전근 및 안정근: 복직근, 외복사근, 내복사근, 복횡근
후방 척추 회전근 및 안정근: 척추기립근(극근, 최장근, 장늑근), 반극근, 후방 심부 척추 근육

동반근육

고관절 굴근: 장요근, 대퇴직근
고관절 신근: 대둔근, 햄스트링
고관절 외전근: 중둔근, 소둔근
고관절 내전근: 장내전근, 단내전근, 대내전근, 박근
슬관절 신근: 대퇴사두근
발목관절 족저굴근: 비복근, 가자미근
발목관절 족배굴근: 전경골근, 장지신근

테크닉 지침

- 단계 1에서 골반의 앞쪽과 뒤쪽을 동시에 위로 당기는 것을 생각해 복근과 척추 신근의 동시수축이 골반에서 과도한 전방경사 또는 후방경사를 제한하도록 하면서 척추 회전근이 골반을 좌우로 조심스럽게 회전시키게 하여 다리가 원을 그리는 움직임을 보완하도록 한다.
- 슬관절 신근으로 무릎이 펴진 상태를 유지하고 발목관절 족저굴근으로 공중에 있는 발의 세워진 자세를 유지함으로써 원을 그리는 다리의 긴 라인을 유지한다. 발목관절 족배굴근은 매트에 있는 발의 굴곡된 자세를 유지한다.
- 고관절 근육이 미세하게 조화를 이루도록 사용하여 다리가 부드러운 원을 그리게 하는 데 집중한다. 예를 들어 단계 2에서 먼저 고관절 내전근으로 다리가 몸을 가로지르게 하고 고관절 신근으로 원의 아래 부분을 그리게 한다. 그런 다음 고관절 외전근과 고관절 굴근이 신속히 활성화되어 다리가 매트 쪽으로 너무 멀리 떨어지지 않도록 한다. 단계 3에서는 고관절 굴근이 원의 위 부분을 그리는 데 핵심적이며, 아울러 고관절 외전근이 초기에 작용하여 다리를 측면으로 움직인다.
- 부드러운 움직임을 유지하면서, 다리가 그 수직 자세로 되돌아가는 각각의 원 그리기 끝에서 잠시 멈춰 강조를 추가한다.
- '상상해본다.' 줄 인형(꼭두각시 인형)처럼 천장에 매달린 줄이 다리가 원을 그리는 동작을 유도하는 모습을 상상해본다. 동시에 골반과 척추는 진자처럼 중앙에서 측면으로 그리고 다시 중앙으로 구른다. 측면으로 이루어지는 진자 운동과 원을 그리는 다리 동작이 완벽하게 조화되어야 부드럽고 연속

초급

적인 동작의 흐름이 나온다.

운동 포커스

한쪽 다리로 원 그리기에서는 많은 고관절 근육이 사용되지만, 이들 근육에게 많은 근력 효과를 제공하기에는 저항이 충분하지 않다. 대신 이 운동은 햄스트링에 대한 동적 스트레칭 등 고관절 가동성이란 효과를 제공한다. 일부 경우에는 엉덩이와 등 하부에서 근육 경직 또는 연축의 완화에 도움이 될 수 있다. 아울러 이 운동은 다리를 많은 방향으로 움직이면서 동반하는 골반의 움직임을 제어하는 복잡한 기술을 배우게 해준다. 예를 들어 다리가 아래로 움직이면서 골반은 전방으로 기울고 등 하부는 아치를 이루는 경향이 있다. 이러한 경향에 대항하기 위해서는 마치 골반의 후방경사를 일으키려는 것처럼 복근을 견고하게 수축시켜야 한다. 비슷하게, 다리가 몸을 가로지르거나 측면으로 나아갈 때에는 척추 회전근이 우선 수축하여 골반의 회전을 시작하게 하고, 다음 이 근육은 마치 골반을 역회전시켜 골반이 원을 그리는 다리의 방향으로 과도하게 회전하지 않게 하려는 듯이 반대로 작용해야 한다. 마지막으로, 다리가 수직으로 돌아오면서 골반이 후방으로 경사되지 않도록 하기 위해서는 흔히 등 쪽 신근이 복근과 함께 약간 동시에 수축해야 한다.

초급

맞춤형 운동

응용운동

흔한 응용운동은 다리가 한쪽 방향으로 5~10회 원을 그리게 한 다음 다른 쪽 방향으로 한 후 다리를 바꾸는 것이다. 또한 이 운동은 팔을 어깨 높이로 내뻗고(T자 자세) 손바닥을 위로 향하게 한 채 수행할 수 있다. 이러한 응용운동은 안정성을 더 제공하고 어깨가 구부정한 경우에도 유익하다. 아울러 발의 자세를 서로 반대로 해서 올린 발을 족배굴곡 시키면 원을 그리는 다리에서 햄스트링의 동적 스트레칭을 강조할 수 있다. 또한 골반과 척추의 움직임을 최소화하게 하면 골반-척추 안정화란 면에서 어려움이 증가한다. 마지막으로, 호흡을 길게 하려면 하나의 원을 그리면서 숨을 들이쉬고 또 하나의 원을 그리면서 숨을 내쉰다.

상급운동

이 운동의 어려움을 증가시키려면 팔을 머리 위로 두어 팔등을 바닥에 평평하게 대고(유연성이 허용하면) 팔꿈치를 구부려 손가락이 서로 닿도록 해서 삼각형 모양을 만든다. 이는 주로 다리가 원을 그리는 동안 몸을 안정화하는 팔의 보조 역할을 제거한다. 이러한 팔의 자세는 어깨의 스트레칭에 좋고 어깨의 외회전을 강조하면서도 여전히 팔로부터 최소한의 보조를 받아 안정성에 도움이 되기 때문에 특히 유익하다.

어려움을 더욱 증가시키려면 팔을 펴고 손바닥이 계속 위쪽으로 향하게 하며 팔등을 바닥에 평평하게 대거나 바닥에서 살짝 든다. 이렇게 하면 팔에서 오는 안정성이 더욱 최소화되고 어깨의 스트레칭이 한층 더 커진다.

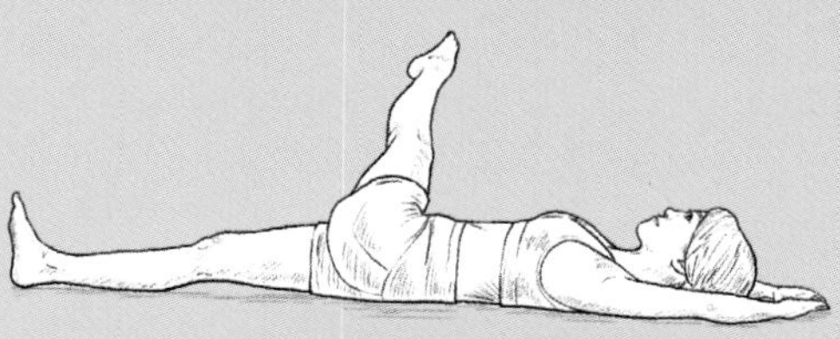

한쪽 다리로 원 그리기 상급운동

초급

몸통 감기
Roll-Up

5-2

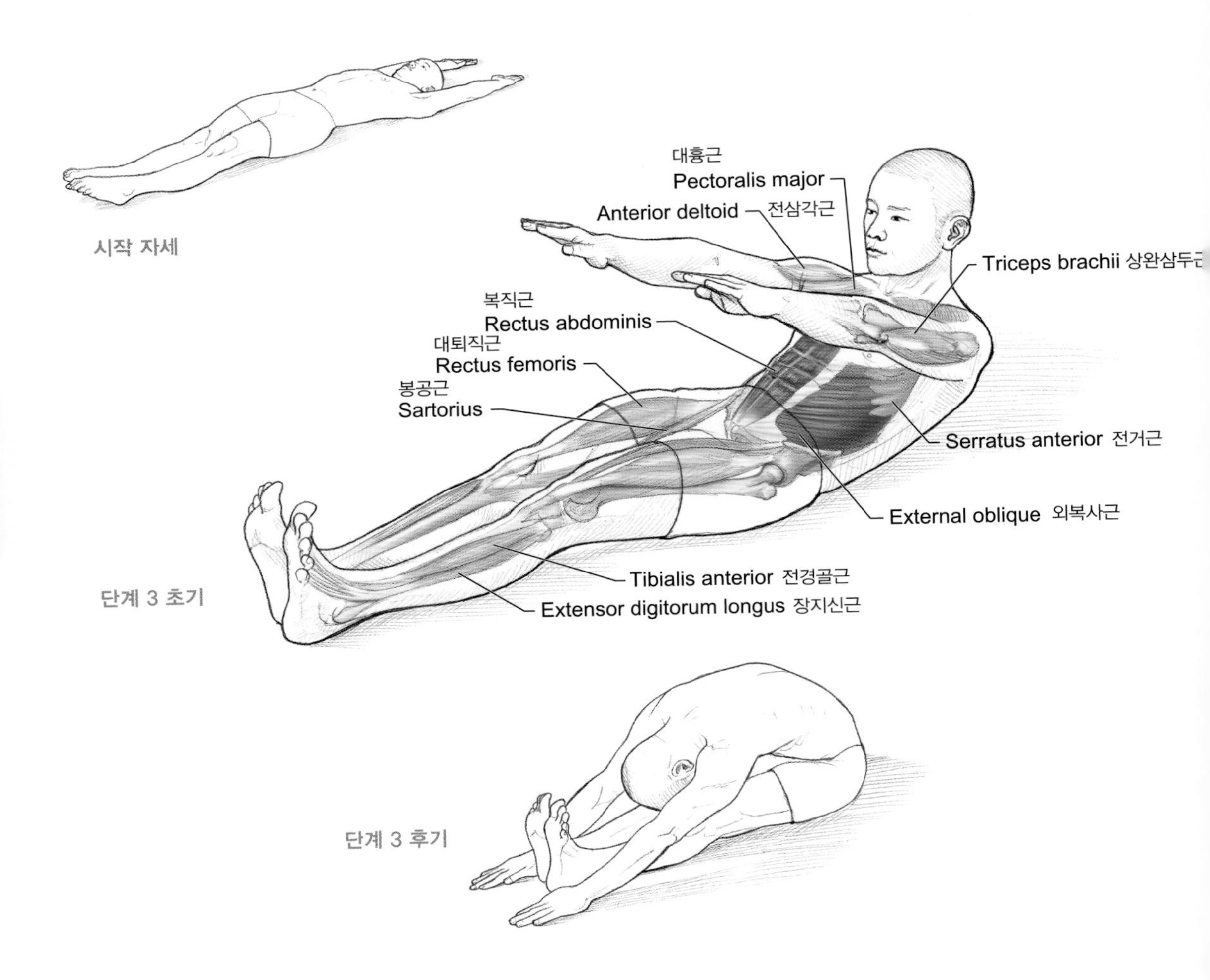

운동

1. '시작 자세.' 바로 누워 다리를 펴고 모으며 발을 가볍게 세운다. 팔은 머리 위로 펴서 어깨 라인과 일치시키고 손바닥을 위로 향하게 한다.
2. '숨을 들이쉰다.' 복벽을 척추 쪽으로 안쪽으로 당긴 후, 머리와 견갑골을 매트에서 들어 올리면서 팔을 천장 쪽으로 들어 올리고 턱을 가슴 쪽으로 당긴다. 동시에 발을 굴곡시킨다(발목관절 족배굴곡).
3. '숨을 내쉰다.' 계속해서 감아올려(그림 참조) 앉은 자세를 지나 상체가 다리 위에 오도록 하고 손가락

을 발가락 쪽으로 뻗는다. 유연성이 허용하면 손바닥이 발의 양옆에 닿거나 그림에서처럼 매트에 놓일 수 있다.

4. '숨을 들이쉰다.' 천골의 뒤쪽이 매트에 닿기 시작할 때까지 몸통을 감아 내리기 시작한다.
5. '숨을 내쉰다.' 감아 내리기를 마친 다음 팔을 머리 위로 올려 시작 자세로 되돌아간다. 이러한 운동을 10회 반복한다.

표적근육

척추 굴근: 복직근, 외복사근, 내복사근

동반근육

전방 척추 안정근: 복횡근
척추 신근: 척추기립근
고관절 굴근: 장요근, 대퇴직근, 봉공근
고관절 신근: 대둔근, 햄스트링
발목관절 족배굴근: 전경골근, 장지신근
어깨관절 굴근: 전삼각근, 대흉근(쇄골 부분)
어깨관절 신근: 광배근, 대원근, 대흉근(흉골 부분)
견갑골 내림근: 하승모근, 전거근(하부 섬유)
팔꿈치관절 신근: 상완삼두근

테크닉 지침

- 각각의 추골이 단계 2와 3에서 매트로부터 들리고 단계 4와 5에서 매트로 내려질 때 모든 추골의 부드럽고 순차적인 움직임에 집중한다.
- 단계 3의 후기에서 몸통이 다리로 내려갈 때 고관절 신근과 척추 신근이 부드럽게 몸통을 제어하도록 하면서 하부 복근을 들이 당기는 것을 강조하며, 머리, 손과 발뒤꿈치를 중심부에서 멀리 뻗는다. 손가락을 발가락 쪽으로 뻗으면서 머리가 팔 사이에 그리고 발뒤꿈치가 매트에 닿아 있도록 한다.
- 팔꿈치관절 신근으로 팔꿈치가 펴진 상태를 유지하고 견갑골 내림근으로 견갑골이 귀 쪽으로 상승하지 않도록 함으로써 팔로 긴 라인을 만드는 데 집중한다. 팔이 어깨관절에서 움직일 때 이러한 팔의 자세를 유지하는데, 단계 2에서는 어깨관절 신근이 팔을 앞쪽으로 가져가고, 단계 3과 4에서는 어깨관절 굴근이 중력으로 인해 팔이 매트 쪽으로 떨어지지 않도록 한 다음, 단계 5에서는 어깨관절 굴근이 팔을 머리 위로 가져가기 시작한다.
- '상상해본다.' 흉곽 하부를 아래와 뒤로 당기면서, 큰 운동용 볼을 감싸며 몸통을 감아올리는 모습을 상상해본다. 단계 3에서 몸통이 더 높이 감아올려지면서 각 추골의 극돌기들 사이의 거리가 넓어진다.

운동 포커스

몸통 감기는 다리가 구부러지는 대신 펴진 상태에서 복근을 단련시키고 척추 관절을 작용시킨다. 이렇게 다리를 편 자세에서는 일부 사람의 경우에 바로 누운 자세에서 몸통을 감아올릴 때 이상적으로 동반되는 골반의 후방경사와 하부 척추의 굴곡을 취하기가 더 어려워진다. 또한 다리를 편 자세는 햄스트링과 등 하부의 유연성을 향상시키는 잠재적인 효과도 제공한다.

맞춤형 운동

변형운동

단계 3에서 몸통이 더 높이 감아올려지면서 다리가 약간 들리거나, 움직임이 부드럽지 못하거나, 혹은 등 하부가 구부러지는 대신 평평해지면 변형운동이 권장된다. 일부 경우에 복근의 근력 또는 활성화가 불충분하면 이러한 문제들이 나타난다. 그렇다면 발목에 1kg짜리 웨이트 커프(weight cuff)를 걸쳐 몸통의 하중에 대해 보다 균형을 맞추도록 한다. 몸통이 더 높이 감아올려지고 고관절 굴근이 보다 활성화되면서는 흉골을 치골결합으로 더 가까이 가져가면서 복벽을 안쪽으로 당겨 척추 굴곡을 심화시키는 데 집중한다.

다른 일부 경우에 햄스트링 또는 등 하부가 긴장되어 있으면 위와 같은 문제들이 발생할 수도 있다. 그렇다면 무릎을 약간 구부려 햄스트링을 느슨하게 하며, 손을 사용하여(넓적다리의 뒤쪽에 댄다) 척추 굴곡을 심화시키고 상향 단계의 힘든 부분에서 몸통 상부의 들림을 돕는다. 요추 굴곡을 심화시키면 흔히 긴장되어 있는 등 하부의 동적 유연성을 도울 수 있다. 또한 그러면 몸통 상부의 하중을 중심부로 더 가까이 가져가 몸통 감아올리기가 보다 수월해지고 하체의 대항력을 덜 요한다.

몸통 감기 변형운동

응용운동

이 운동은 발을 가볍게 세우고 손바닥을 서로 마주 향하게 한 채 수행할 수 있다. 단계 3에서 앞쪽으로 움직이는 동작을 보다 일찍 멈추고 그림에서처럼 어깨가 엉덩이 위에 오게 한 채 C 커브를 만든다.

몸통 감기 응용운동

상급운동

어려움을 증가시키려면 감아올리기 동작이 원하는 대로 부드럽고 순차적으로 일어날 수 있는 한 팔을 머리 위로 올린 자세를 유지한다. 이러한 자세는 보다 효과적인 저항을 제공하며, 따라서 근력을 길러주는 효과가 더 클 뿐만 아니라 목 당기기(운동 5-3)의 수행을 준비하도록 돕기도 한다.

목 당기기
Neck Pull

5-3

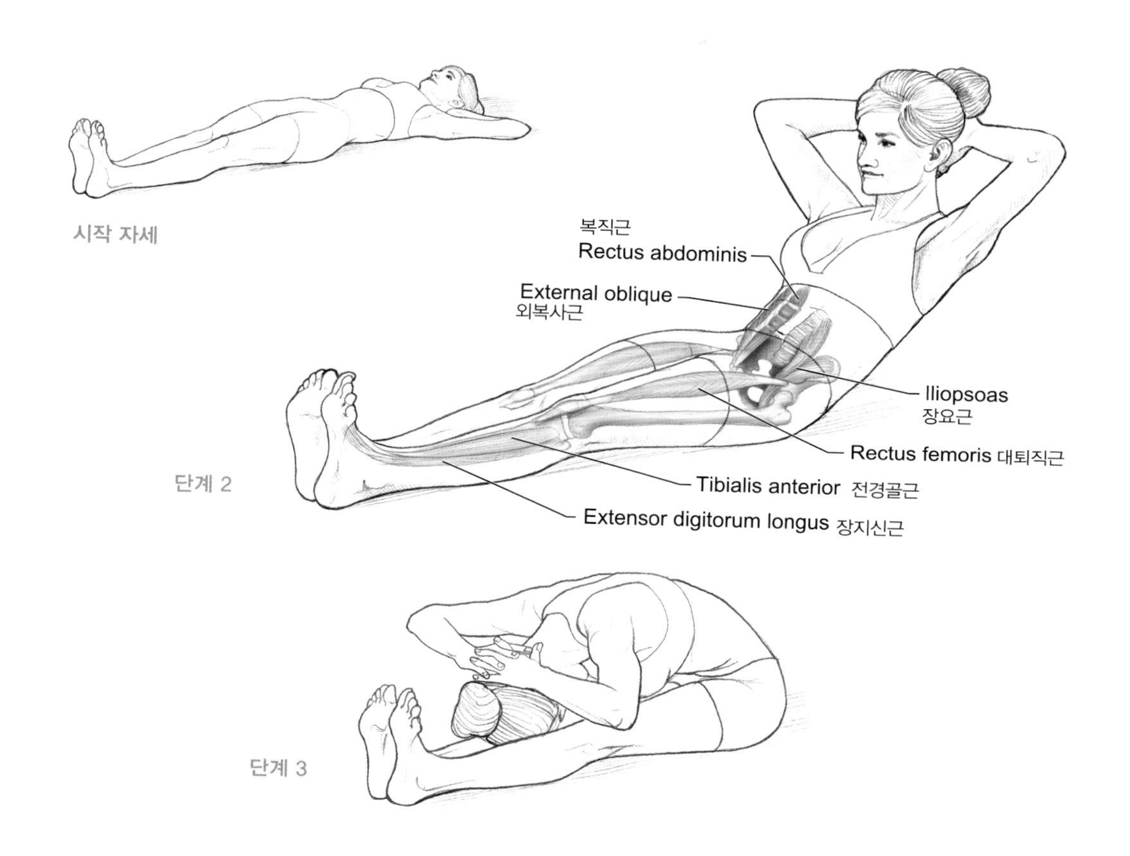

운동

1. '시작 자세.' 바로 누워 다리를 펴고 모으며 발을 굴곡시킨다(발목관절 족배굴곡). 팔꿈치를 구부리고 양옆으로 뻗으며 손가락을 머리 뒤에 깍지 낀다.
2. '숨을 들이쉰다.' 복벽을 척추 쪽으로 안쪽으로 당긴 후, 머리와 몸통 상부를 매트에서 들어 올리면서 턱을 가슴 쪽으로 당긴다. 그림을 참조한다.
3. '숨을 내쉰다.' 계속해서 감아올려 앉은 자세를 지나 그림에서처럼 다리 위에서 상체를 앞으로 둥글게 한다.
4. '숨을 들이쉰다.' 상체를 둥근 C 커브 자세로 올리기 시작한다.
5. '숨을 내쉰다.' 시작 자세로 감아 내리기를 완료한다. 이러한 운동을 10회 반복한다.

표적근육

척추 굴근: 복직근, 외복사근, 내복사근

동반근육

전방 척추 안정근: 복횡근
척추 신근: 척추기립근
고관절 굴근: 장요근, 대퇴직근
고관절 신근: 대둔근, 햄스트링
발목관절 족배굴근: 전경골근, 장지신근

테크닉 지침

- 상향 및 하향 단계에서 복근을 사용하여 각각의 추골이 부드럽고 순차적으로 움직이도록 하는 데 집중한다.
- 몸통을 감아올리면서 복근을 사용하여 흉곽 하부의 앞쪽을 약간 뒤와 아래로 치골결합 쪽으로 당겨 척추의 굴곡을 극대화하는 것을 생각해 단계 3에서 고관절 굴근이 보다 활성화되면서 등 하부가 평평해지거나 아치를 이루지 않도록 한다.
- 단계 3의 끝에서 상체가 앞으로 움직이면서 고관절 신근과 등 쪽 신근의 신장성 수축을 통해 부드럽고 제어된 움직임을 일으킨 다음, 단계 4의 초기에서는 이들 근육의 단축성 수축을 통해 몸통을 들어 올린다.
- 복근을 보다 강하게 수축시켜 가능한 한 오래 척추의 C 커브를 유지하면서 단계 5에서 복근이 몸통 내리기의 제어를 돕도록 한다.
- 운동 내내 팔꿈치를 양옆으로 뻗은 상태를 근력이 허용하는 한에서 유지한다. 감아올리는 몸통을 돕기 위해 팔꿈치를 앞으로 흔들어서는 안 된다. 운동의 이름에도 불구하고 머리와 목을 당기지 않도록 한다.
- '상상해본다.' 원하는 움직임의 특성을 이룩하려면, 단계 1~3에서 몸통을 감아올리면서 파도가 커지고 최고조에 이르러 부서지기 시작하는 모습을 생각하며, 단계 4에서는 분수공이 척추를 들어 올리고 단계 5에서는 몸통을 내리면서 물결이 등을 바다로 내어 당기는 모습을 생각한다.

운동 포커스

목 당기기는 앞의 몸통 감기(운동 5-2)와 효과 면에서 공통점이 많으나, 손을 머리 뒤로 두면 제3장에서 설명하였듯이 효과적인 저항(회전우력)을 더 크게 일으키기 때문에 복근의 근력을 더 단련시킨다. 이렇게 보다 어려운 팔 자세로 등 하부에서 미세한 분절 움직임을 이루는 기술을 터득하는 것은 유용하기도 한데, 척추에서 이 부위는 흔히 긴장되어 있고 제어가 불량하며 손상에 취약하기 때문이다. 또한 이러한 팔 자세는 단계 3의 끝에서 햄스트링과 척추 신근에게 보다 강한 동적 스트레칭을 제공한다.

맞춤형 운동

변형운동

목 당기기의 난이도는 체형에 의해 크게 영향을 받을 수 있는데, 몸통에 비해 다리가 짧고 상체가 보다 무거운 사람인 경우에 특히 그렇다. 이러한 체형인 경우에 신체의 무게중심이 이미 비교적 높다. 게다가 머리 뒤에 둔 손의 유효 저항이 있으며, 그 결과 운동이 어려워진다. 이 운동에서 가장 어려운 지점은 단계 2에서 몸통이 매트에서 들릴 때이다. 이와 같은 장애를 극복하려면 팔을 잠시 앞쪽으로 뻗고 몸통 상부가 매트에서 떨어지면 곧 손을 다시 머리 뒤로 가져가 이후로 거기에 둔다.

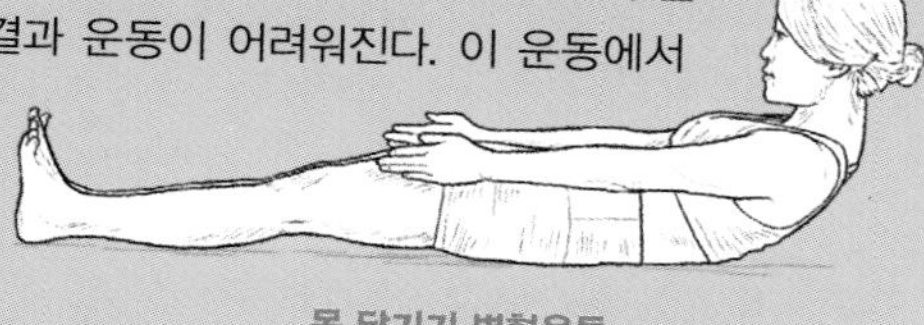

목 당기기 변형운동

응용운동

운동의 첫 부분(단계 1~3)을 설명한 대로 수행한다. 그러나 몸통이 다리 위에 있는 지점에서 상체를 C 커브 자세로 올리는 대신, 먼저 편평 등 자세로 감아올리고 똑바로 앉는다. 그런 다음 편평 등 자세를 유지하면서 일정한 각도로 뒤로 기울인 후 몸통을 구부리고 시작 자세로 줄곧 감아 내린다. 또한 목 당기기는 발을 가볍게 세운 채 수행할 수 있다.

헌드레드

Hundred

5-4

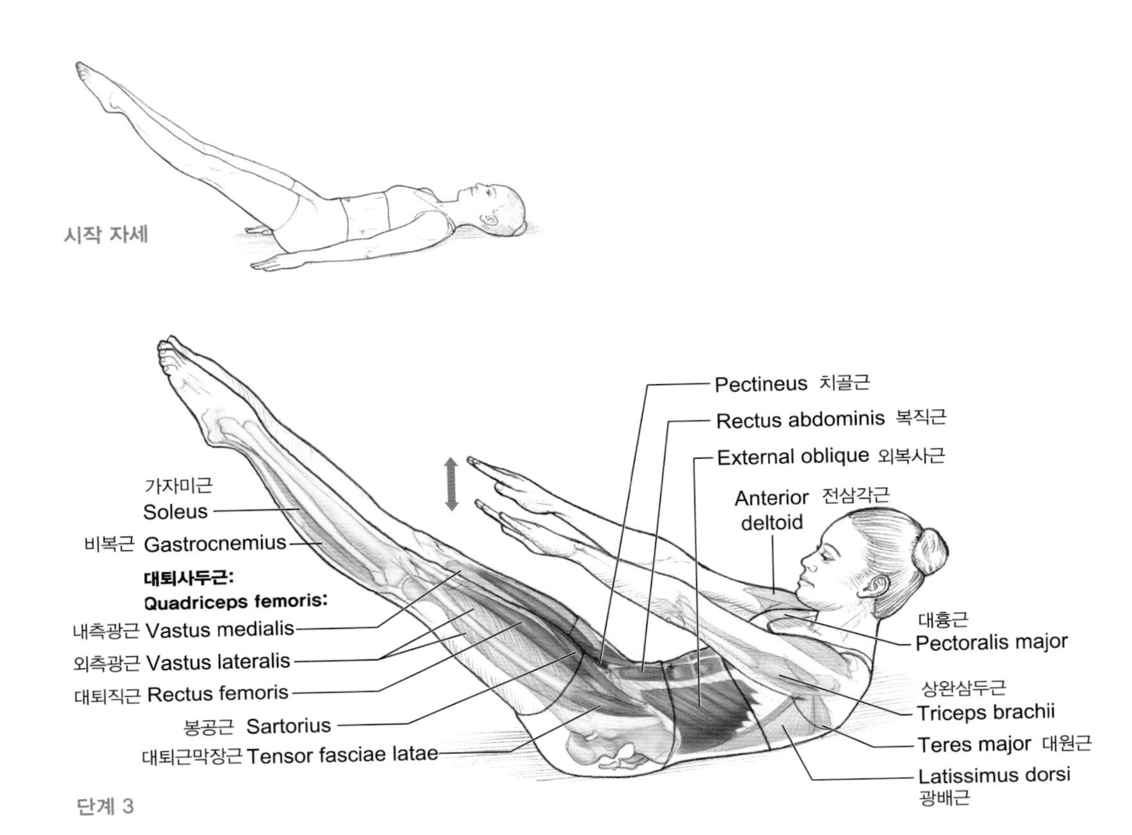

시작 자세

단계 3

운동

1. '시작 자세.' 바로 누워 다리를 펴고 60도 정도 올리거나 필요하면 더 높이 올려 골반의 안정성을 유지한다. 발은 가볍게 세운다. 팔을 몸의 양옆 매트에 놓고 손바닥을 아래로 향하게 한다.
2. '숨을 내쉰다.' 복벽을 들이 당기고 몸통 상부를 가슴 들어올리기(운동 4–2) 자세로 들어 올린다. 손바닥이 아래로 향한 채 팔을 넓적다리에서 15~20cm 위로 내민다.
3. '숨을 들이쉰다.' 제1장의 능동적 호흡 섹션에서 설명한 대로 능동적 호흡을 하면서 다섯을 세는 가운데 매번 셀 때마다 팔을 펌프질하듯 약간 아래로 움직인 다음 위로 움직인다. 그림을 참조한다.
4. '숨을 내쉰다.' 능동적 호흡을 하면서 다섯을 세는 가운데 매번 셀 때마다 팔을 펌프질하듯 약간 아래로 움직인 다음 위로 움직인다. 적절한 자세를 유지할 수 있는 한 이러한 운동을 최대 10회, 즉 팔을

신속히 펌프질하듯 움직이는 동작을 100회 반복한다. 몸통을 내리고 팔을 다시 시작 자세로 내린다.

표적근육

척추 굴근: 복직근, 외복사근, 내복사근
고관절 굴근: 장요근, 대퇴직근, 봉공근, 대퇴근막장근, 치골근

동반근육

전방 척추 안정근: 복횡근
고관절 내전근: 장내전근, 단내전근, 대내전근, 박근
슬관절 신근: 대퇴사두근
발목관절 족저굴근: 비복근, 가자미근
어깨관절 신근: 대흉근(흉골 부분), 광배근, 대원근
어깨관절 굴근: 대흉근(쇄골 부분), 전삼각근
팔꿈치관절 신근: 상완삼두근

테크닉 지침

- 단계 2에서 날숨을 시작할 때 복벽을 척추 쪽으로 들이 당겨 기타 복근을 사용하여 척추를 굴곡시키기 바로 전에 복횡근의 사용을 촉진하며, 동작을 시작할 때에는 어깨관절 굴근이 팔을 올리게 한다.
- 단계 2에서 원하는 최종 자세를 이루려면, 복근의 견고한 수축을 유지해 등 하부가 매트와의 접촉을 유지하고 골반이 안정된 상태를 유지하도록 하는 데 집중한다. 고관절 굴근은 다리가 들린 자세를 유지하고, 슬관절 신근은 무릎이 펴진 자세를 그리고 발목관절 족저굴근은 발을 세운 자세를 유지한다. 아울러 내측 대퇴를 서로 가볍게 조여 고관절 내전근을 활성화하면서 다리를 내뻗어 길고 화살 같은 다리 라인을 만든다.
- 단계 3과 4에서 팔을 흔들면서 몸통의 고정된 심한 C 커브를 유지한다.
- 팔꿈치관절 신근을 사용하여 팔꿈치가 펴진 상태를 유지하고, 손끝을 앞으로 뻗는다.
- 어깨관절 신근과 굴근이 협력하여 팔을 펌프질하듯 신속히 움직이는 동작을 일으킬 때 겨드랑이 바로 밑을 주행하는 근육을 사용하여 큰 광배근 및 대흉근의 활성화를 촉진하도록 해서, 움직임을 어깨관절로 분리하는 데 집중한다.
- '상상해본다.' 팔을 트램폴린(trampoline, 반동 도약기구)으로 내리 누르고 팔이 몇 센티미터 반동한다고 상상해본다.

운동 포커스

헌드레드는 필라테스 운동 유형에서 대표적인 복근 운동의 하나이다. 이 운동에서는 중심부 안정성이 특히 어려워지는데, 팔을 반복적으로 그리고 활기차게 움직일 때 무릎을 편 채 두 다리를 매트에서 들면서 척추 굴곡 자세를 계속 유지해야 하기 때문이다. 이러한 어려움 때문에 헌드레드는 적절한 근력과 기술을 지닌 사람들에게 유익하나, 근력이나 기술이 충분하지 않은 사람들에게는 부적합하고 잠재적으로 높은 위험이 된다. 대부분의 사람은 다리를 매트 가까이 유지하면서 이 운동을 수행할 준비가 적절히 갖추

어져 있지 않다. 그래서 변형운동을 이용하고, 보다 어려운 다리 자세로 천천히 진행해야 한다.

헌드레드에서는 고관절 굴근의 수축이 중력에 대항해 다리를 매트에서 든다. 바로 누워 다리 들어올리기(운동 4-3)에서 설명하였듯이 고관절 굴근(특히 장요근과 대퇴직근)은 척추와 골반의 앞쪽에 부착되어 있기 때문에 이들 근육이 수축하면 등 하부가 아치를 이루고 골반이 전방으로 경사되는 경향이 있으며, 복근의 적절한 안정화를 이용하지 못할 경우에 그렇다(그림 참조). 헌드레드에서는 두 다리를 매트에서 들고 무릎을 편다. 그러므로 제3장에서 설명하였듯이 다리가 훨씬 더 큰 회전우력(torque)을 일으킨다. 이에 따라 고관절 굴근은 다리가 매트에서 들린 상태를 유지하기 위해 한층 더 강하게 수축해야 하며, 그래서 복근이 중심부를 안정화하고 등 하부가 아치를 이루지 않도록 하는 것이 더 어려워진다. 다리가 매트에 가까울수록 다리의 하중에 대항하기 위해 요구되는 근력은 커진다.

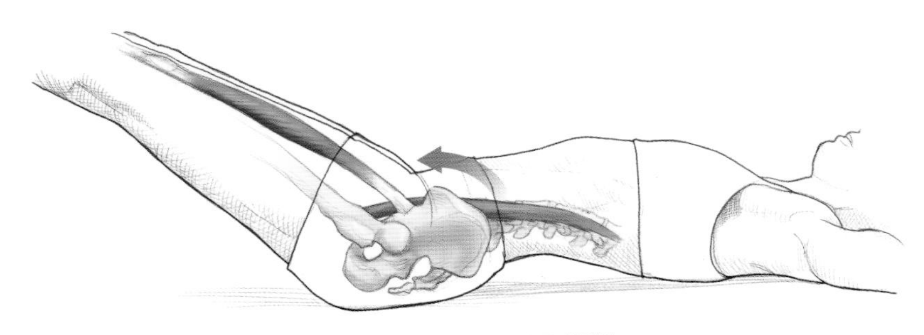

부적절한 복근 안정화

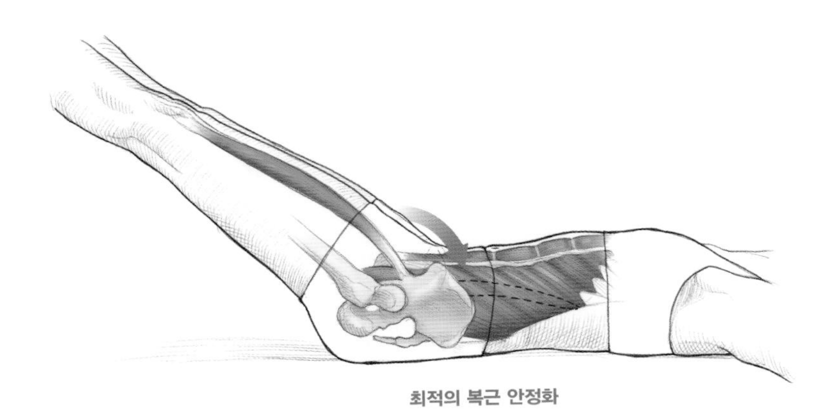

최적의 복근 안정화

맞춤형 운동

변형운동

골반과 등 하부의 안정성을 유지하기 위해 필요한 정도로 다리를 수직에 가깝게 든다. 햄스트링이 긴장되어 있을 경우에는 햄스트링에서 긴장을 느낄 정도로까지만 다리를 편다. 능숙해지면서 점차 다리를 매트 쪽으로 내린다.

이러한 변형운동으로도 여전히 중심부 안정성을 유지하기가 곤란할 경우에는 그림에서처럼 뒤로 팔꿈치로 몸통을 받치고 양손의 검지를 각각의 전상방 장골극(ASIS)에 얹도록 한다. 우선은 다리가 수직에 가까울 때 햄스트링의 유연성이 허용하는 한도로 다리를 편다. 다음은 점차 다리를 내리면서 복근을 사용하여 치골결합을 위로 그리고 ASIS를 뒤로 당기는 것을 생각한다. 손끝을 이용하여 ASIS가 앞쪽으로 기울지 않고 뒤로 머물러 있는지 모니터링하고 천골의 동일한 부위가 계속 매트에 닿아 있도록 한다. 다리는 복근이 힘들기는 하지만 골반의 안정성을 유지할 수 있는 지점까지만 내린다. 이 자세에서 멈춘 채 열을 세며, 이러한 자세를 유지하면서 열을 세는 운동의 반복을 점차 진행한다. 자세를 고정한 채 처음으로 열을 세는 동안 골반의 안정성을 확고히 한 후, 근력과 기술이 늘면서 팔을 앞쪽으로 내밀어 더 이상 몸통을 지지하지 않도록 한다. 나중에 팔을 위아래로 움직이는 전형적인 동작을 추가한다.

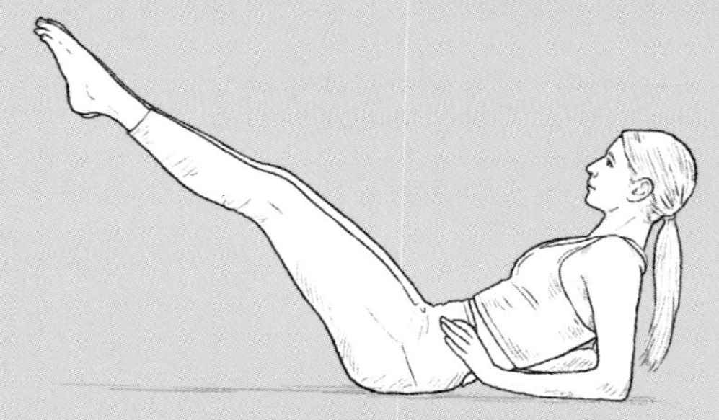

헌드레드 변형운동

응용운동

복근의 근지구력을 보다 안전하게 기를 수 있는 응용운동은 여전히 몸통이 들린 상태를 유지하고 팔을 작게 펌프질하듯 움직이면서 골반의 안정성이 흔들리는 것을 느끼기 바로 전에 다리를 뒤로 가져가 탁상 자세를 취하여 유효 저항을 낮추는 것이다. 다리를 탁상 자세로 한 채 팔을 한두 세트 움직인 후, 적절한 자세를 취하고도 유지 가능한 높이로 다리를 다시 내뻗는다. 이러한 패턴을 여러 차례 반복하고 다리를 내뻗은 자세로 한 채 팔을 움직이는 세트의 수를 점차 증가시킨다.

일부 접근방식에서 사용하는 호흡 패턴을 응용하자면, 단계 3의 들숨 때 잠시 멈춘 다음 날숨 때 팔을 펌프질하듯 움직이기 시작한다. 날숨을 이용하면 다섯을 세는 동안 팔을 펌프질하듯 움직일 때 복벽을 약간 더 들이 당기는 것이 보다 쉬워져 견고한 골반 안정성을 확립하는 데 도움이 될 수도 있다. 일단 안정성이 확립되면, 다음 들숨 때 다섯을 세는 동안 그리고 10회 반복의 나머지 운동 내내 이러한 자세를 유지하도록 한다.

한쪽 다리 스트레칭

One–Leg Stretch(Single–Leg Stretch)

5-5

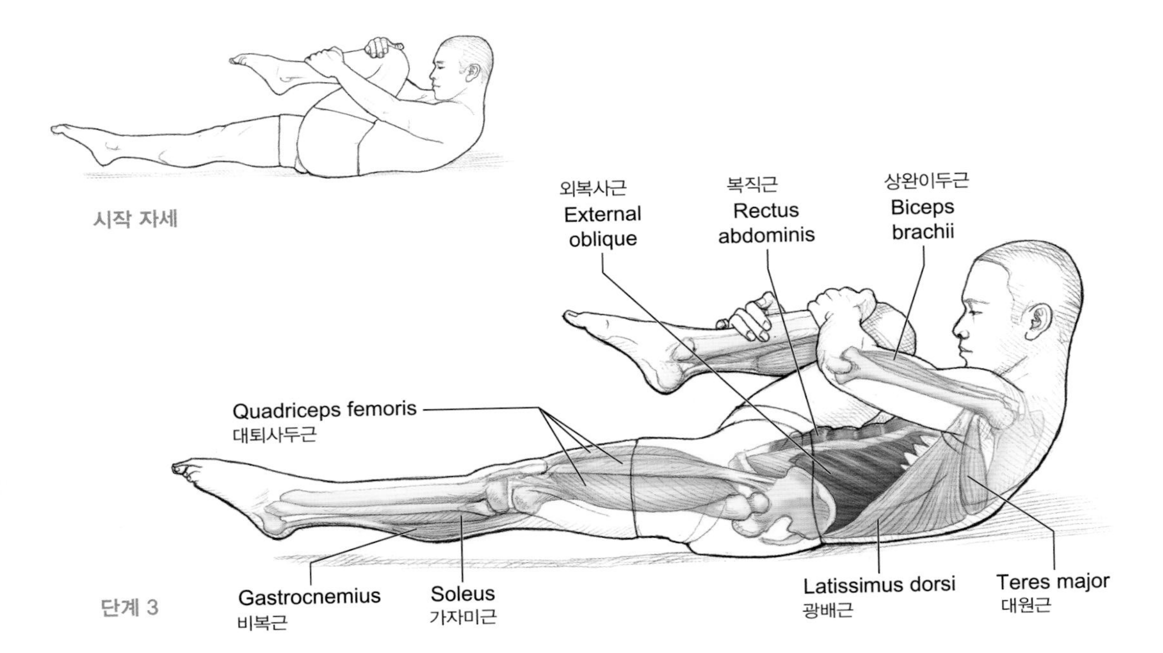

초급

운동

1. '시작 자세.' 가슴 들어올리기(운동 4–2) 자세에서처럼 바로 누워 머리와 견갑골을 매트에서 들어 올리고, 한쪽 무릎을 가슴으로 당긴다. 구부린 무릎 쪽의 손은 발목 바로 위 정강이를 잡는다. 다른 쪽 팔을 구부려 손으로 무릎을 잡는다. 펴진 다리는 등 하부가 매트와의 접촉을 유지할 수 있을 정도의 높이로 둔다. 양발을 가볍게 세운다.
2. '숨을 들이쉰다.' 펴진 다리를 구부리고 구부린 다리를 펴기 시작한다.
3. '숨을 내쉰다.' 그림에서처럼 다리를 완전히 펴고 손을 다른 쪽 무릎으로 전환하면서 날숨을 이용하여 전환을 완료한다. 구부린 무릎 쪽의 손은 발목 근처 정강이를 잡고, 다른 쪽 손은 가슴 쪽으로 당겨진 무릎을 잡는다. 이렇게 교대하는 운동을 각각의 다리로 5회씩 총 10회 반복하면서, 각각의 반복에서 다리를 바꾼다.

표적근육

척추 굴근: 복직근, 외복사근, 내복사근

동반근육

전방 척추 안정근: 복횡근
고관절 굴근: 장요근, 대퇴직근
고관절 신근: 대둔근, 햄스트링
슬관절 신근: 대퇴사두근
발목관절 족저굴근: 비복근, 가자미근
어깨관절 굴근: 전삼각근, 대흉근(쇄골 부분)
어깨관절 신근: 광배근, 대원근, 대흉근(흉골 부분)
팔꿈치관절 굴근: 상완이두근, 상완근
팔꿈치관절 신근: 상완삼두근

테크닉 지침

- 단계 1에서 복벽을 척추 쪽으로 견고하게 당긴다. 단계 2와 3에서 고관절 굴근과 신근을 사용하여 다리를 전환하면서 등 하부와 천골이 매트와 확실히 접촉되어 있도록 하고 전상방 장골극의 고정된 위치를 유지한다.
- 복근의 견고한 수축으로 몸통 상부를 위와 앞으로 매트에서 일정하게 들어 올리는 것을 생각해 다리를 전환하면서 몸통 상부가 떨어지지 않고 동일한 높이로 들린 상태를 유지하도록 한다.
- 이러한 중심부 안정성을 유지하면서 한쪽 다리를 공간에서 내뻗는다. 무릎을 펴는 슬관절 신근과 발을 세우는 발목관절 족저굴근이 원하는 긴 라인을 만들도록 돕는다.
- 견갑골을 중립으로 유지하고, 팔이 반대쪽 다리로 전환될 때 어깨관절 굴근이 작용하여 팔이 매트 쪽으로 떨어지지 않도록 하는 동안 견갑골이 귀 쪽으로 들리지 않도록 한다. 팔꿈치관절 신근이 발목으로 뻗는 팔을 펴고, 팔꿈치관절 굴근이 팔을 구부리기 시작하여 반대쪽 무릎으로 가져간다. 양팔의 팔꿈치관절 굴근을 사용하여 무릎을 가슴 가까이로 당기는 것을 돕는다. 다음 손으로 하퇴부를 내리 밀면서 무릎을 고정시키고, 팔꿈치를 매트 쪽으로 내려 어깨관절 신근이 몸통이 매트에서 들린 상태의 유지를 돕도록 한다.
- '상상해본다.' 다리가 엔진의 피스톤처럼 정확히 움직이면서 엔진 자체인 몸의 파워하우스는 가능한 한 고정되어 있는 모습을 상상해본다.

운동 포커스

한쪽 다리 스트레칭은 복근을 강조하는 유용한 안정성 운동이다. 복근은 여러 역할을 해서 몸통이 들려 있도록 하고, 등 하부와 매트 간의 접촉을 유지하며, 또 복벽이 들이 당겨지도록 한다. 이러한 복근의 작용은 다리의 활기찬 움직임에 의해 쉽게 와해될 수 있는 골반과 척추의 안정성을 유지하기 위해 필요하다.

맞춤형 운동

응용운동

또한 이 운동은 구부린 다리의 대퇴부를 가슴 가까이가 아니라 수직을 바로 넘긴 지점에 둔 채 수행할 수 있다. 양손으로 구부린 다리의 무릎을 잡고 하퇴부를 매트와 평행하게 한다. 이러한 대체 자세는 몸통을 보다 높이 감아올리는 것을 강조함으로써 복근을 더 잘 단련시키고 아울러 요추와 골반의 중립 자세를 유지하는 연습을 하기 위해 수행할 수 있다.

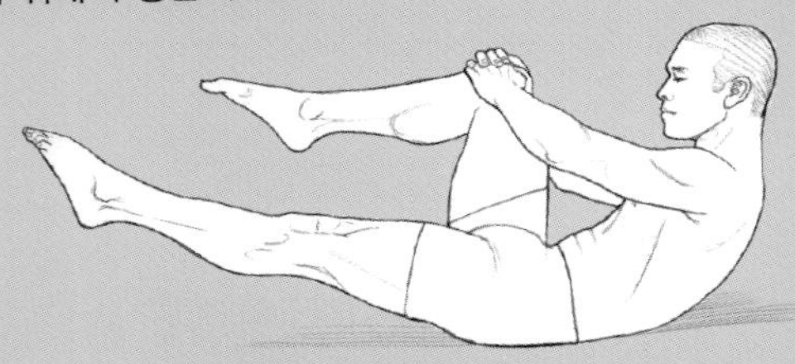

한쪽 다리 스트레칭 응용운동

상급운동

응용운동을 설명한 대로 수행하되 다리를 잡는 대신 양손을 머리 뒤에 두고 양 팔꿈치를 벌린다. 오로지 목 근육에만 의존하여 머리를 지지하지 말고 머리를 양손에 편안히 앉혀 양손이 머리의 무게를 대부분 받칠 수 있도록 한다. 이 상급운동은 근육 활동 및 부하 면에서 한쪽 다리 스트레칭을 보다 어렵게 하는데, 팔을 다리 위가 아니라 머리 뒤에 두어 유효 저항이 증가되기 때문이다. 아울러 구부린 다리를 잡는 데서 오는 지지도 없다. 하지만 머리를 지지해주어 과도한 근육 긴장으로 인해 목에서 흔히 느끼는 불편을 완화하는 데 도움이 된다.

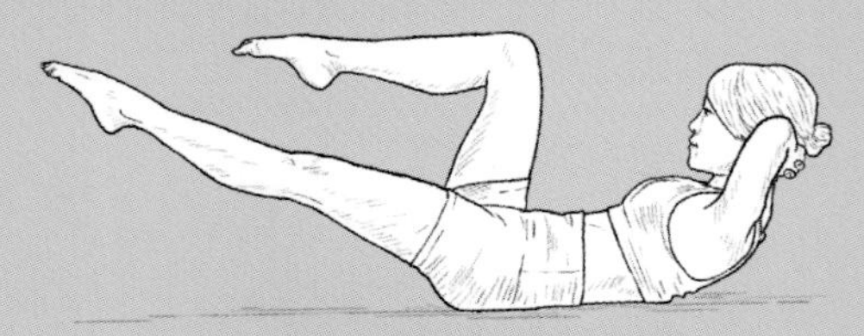

한쪽 다리 스트레칭 상급운동

펴진 한쪽 다리 스트레칭(햄스트링 당기기)
Single Straight-Leg Stretch(Hamstring Pull)

5-6

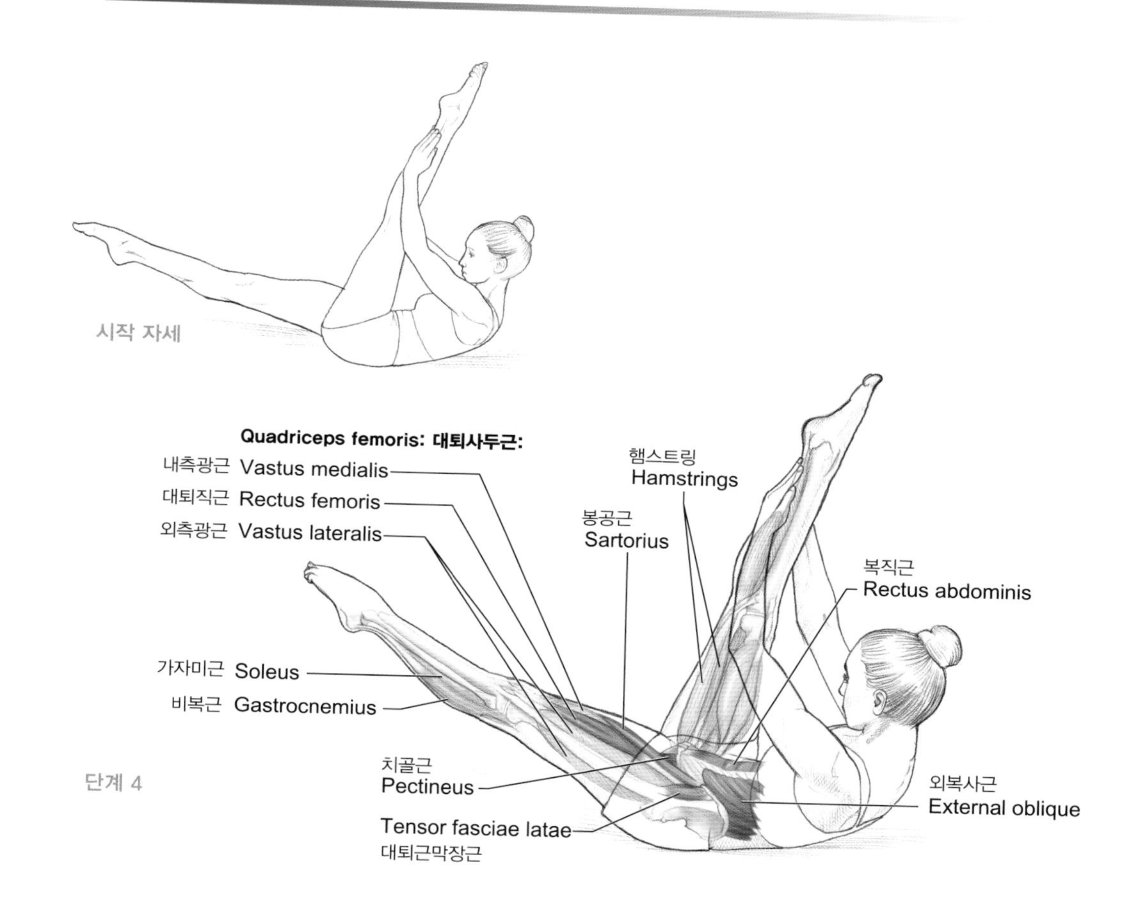

운동

1. '시작 자세.' 가슴 들어올리기(운동 4-2) 자세에서처럼 바로 누워 머리와 견갑골을 매트에서 들어 올린다. 한쪽 다리를 이마 쪽으로 들어 올리고 양손으로 발목 근처를 잡는다. 반대쪽 다리는 등 하부가 매트와의 접촉을 유지할 수 있을 정도의 높이로 매트 위에 떠 있도록 한다. 양 무릎을 펴고 양발을 가볍게 세운다.
2. '숨을 내쉰다.' 복벽을 척추 쪽으로 약간 더 가까이 들이 당기면서 2번의 타악기적인 날숨(percussive exhale)과 조화된 2번의 부드러운 박동(pulse)을 통해 위쪽 다리를 이마로 더 가까이 당긴다.
3. '숨을 들이쉰다.' 다리가 펴진 상태를 유지하면서 다리를 바꾸고 손을 반대쪽 다리의 발목으로 옮긴다.
4. '숨을 내쉰다.' 다시금 2번의 박동 각각에서 1번의 타악기적인 호흡을 하면서 그림에서처럼 이 다리를

이마 쪽으로 더 가까이 당긴다. 이러한 운동을 각각의 다리로 5회씩 총 10회 반복하면서, 들숨에서 다리를 바꾼 다음 2번의 타악기적인 날숨과 함께 2번의 박동을 통해 위쪽 다리를 더 가까이 당긴다. 종료하였으면 시작 자세로 되돌아간다.

표적근육

척추 굴근: 복직근, 외복사근, 내복사근
고관절 굴근: 장요근, 대퇴직근, 봉공근, 대퇴근막장근, 치골근

동반근육

전방 척추 안정근: 복횡근
고관절 신근: 대둔근, 햄스트링
슬관절 신근: 대퇴사두근
발목관절 족저굴근: 비복근, 가자미근
어깨관절 굴근: 전삼각근, 대흉근(쇄골 부분)

테크닉 지침

- 단계 1에서 복벽을 척추 쪽으로 견고하게 들이 당기고, 강한 등척성 복근 수축을 이용하여 몸통이 들리고 골반이 안정되도록 하면서 운동 내내, 특히 다리를 바꿀 때 등 하부와 매트 간의 접촉을 유지한다.
- 중심부 안정성을 유지하면서 두 다리를 공간에서 내뻗는다. 무릎을 펴는 슬관절 신근과 발을 세우는 발목관절 족저굴근이 원하는 긴 라인을 만들도록 돕는다.
- 단계 3의 초기에서 고관절 굴근으로 아래쪽 다리를 올리고 고관절 신근으로 위쪽 다리를 내리면서 긴 다리 라인을 유지한다. 위쪽 다리가 수직을 지난 후, 중력으로 인해 그 다리가 내려가고 매트로 떨어질 수 있어 그 내림을 제어하고 떨어짐을 방지하는 데 고관절 굴근이 중요해진다.
- 단계 4에서는 위쪽 다리를 이마 쪽으로 가볍게 들이 당기면서 아래쪽 다리를 일정한 높이로 유지하는 데 집중한다. 이렇게 하면 햄스트링의 동적 스트레칭이 이루어진다. 어깨관절 굴근을 사용해 위쪽 다리를 들이 당기고, 팔꿈치를 양옆으로 향하게 한다.
- 견갑골이 앞쪽으로 밀리거나 위로 들리게 하는 대신 중립으로 유지하는 데 집중한다.
- '상상해본다.' 다리를 바꿀 때에는 가위를 벌리고 오므리는 것처럼 활발하고 예리한 역동성이 있어야 한다. 골반과 몸통을 가능한 한 안정되고 움직이지 않는 상태로 유지하면서 동작이 고관절에 집중되어야 한다.

운동 포커스

그 이름이 의미하듯이 펴진 한쪽 다리 스트레칭은 앞서 소개한 한쪽 다리 스트레칭(운동 5-5)과 밀접한 관련이 있으며, 다만 이 운동에서는 두 다리가 펴진 상태를 유지한다. 위쪽 다리를 편 상태에서 가슴 쪽으로 당기면 흔히 긴장되어 있는 햄스트링에 유익한 동적 스트레칭이 추가된다. 펴진 다리를 내리려면 골반과 등 하부의 안정성을 유지하기 위해 복근의 보다 강한 수축이 요구된다.

맞춤형 운동

변형운동

햄스트링이 긴장되어 있을 경우에는 양손을 다리에서 더 아래로 옮기거나, 아니면 위쪽 다리를 이마 쪽으로 당기면서 그 무릎을 약간 구부린다.

응용운동

이 운동은 그림에서처럼 아래쪽 다리를 매트로 완전히 내린 채 수행할 수 있다. 이러한 자세는 골반의 후방경사를 제한하며, 위쪽 다리에서 햄스트링의 스트레칭을 증진시킨다. 동시에 계속해서 위쪽 다리를 이마 쪽으로 당기면 골반의 후방경사를 증가시킬 수도 있다. 다리를 매트로 누르면 아래쪽 다리에서 고관절 굴근의 동적 스트레칭이 가능해질 수도 있다(개인의 유연성에 따라). 햄스트링 스트레칭과 고관절 굴근 스트레칭 간의 상호작용은 골반의 자세에 의해 모니터링하고 조정할 수 있다. 골반의 후방경사를 증가시킬 경우에는 아래쪽 다리에서 고관절 굴근 스트레칭의 증가가 느껴질 수도 있으며, 골반이 보다 중립 자세일 경우에는 아마 위쪽 다리에서 햄스트링 스트레칭의 증가가 느껴질 것이다.

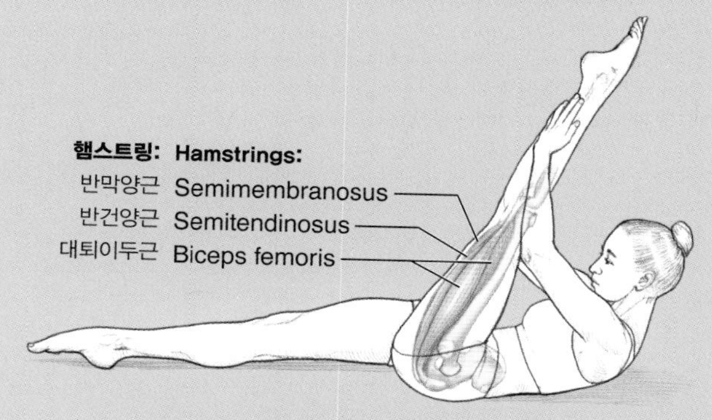

펴진 한쪽 다리 스트레칭 응용운동

상급운동

앞서 설명한 펴진 한쪽 다리 스트레칭의 원래 운동 또는 응용운동을 수행한다. 다만 한쪽 다리 스트레칭(운동 5-5)의 상급운동에서처럼 다리를 잡는 대신 양손을 머리 뒤로 두고 양 팔꿈치를 벌린다. 머리를 양손에 편안히 앉혀 양손이 머리의 무게를 받칠 수 있고 목의 근육이 머리를 지지하기 위해 과도하게 작용할 필요가 없도록 한다. 팔을 다리 위가 아니라 머리 뒤에 두면 유효 저항이 증가한다. 아울러 위쪽 다리를 잡는 데서 오는 지지도 없다. 이러한 두 요인이 운동을 보다 어렵게 한다. 동시에 양손이 머리를 지지해주어 목에서 흔히 느끼는 불편을 완화하는 데 도움이 된다.

펴진 한쪽 다리 스트레칭 상급운동

양쪽 다리 스트레칭
Double-Leg Stretch

5-7

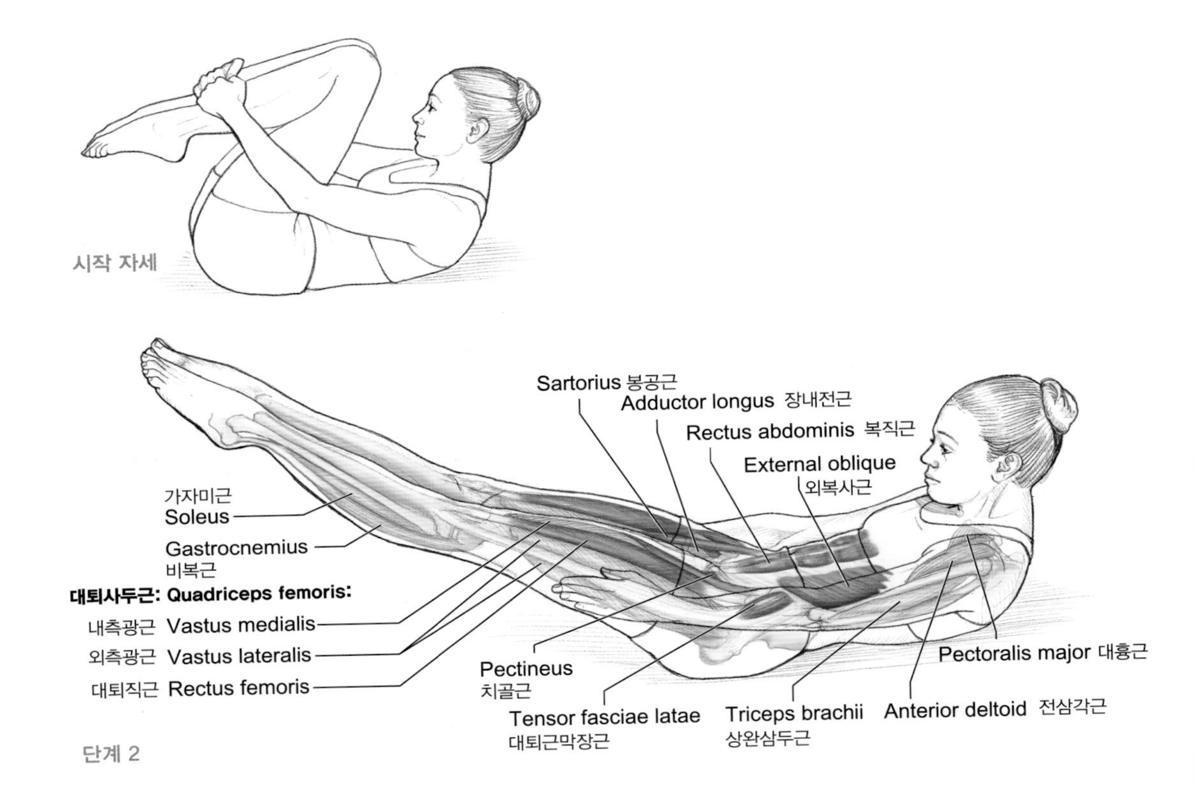

운동

1. '시작 자세.' 가슴 들어올리기(운동 4–2) 자세에서처럼 바로 누워 머리와 견갑골을 매트에서 들어 올리며, 양 무릎을 구부리고 양손으로 정강이를 잡아 가슴 쪽으로 당긴다.
2. '숨을 들이쉰다.' 팔을 다리의 양옆으로 내리 뻗으면서 동시에 등 하부가 매트와의 접촉을 유지할 수 있을 정도의 높이로 두 다리를 뻗는다.
3. '숨을 내쉰다.' 다리를 다시 가슴 쪽으로 구부리면서 팔을 시작 자세로 되돌려 정강이를 잡는다. 이러한 운동을 10회 반복한다.

표적근육

척추 굴근: 복직근, 외복사근, 내복사근
고관절 굴근: 장요근, 대퇴직근, 봉공근, 대퇴근막장근, 치골근

동반근육

전방 척추 안정근: 복횡근
고관절 신근: 대둔근, 햄스트링
고관절 내전근: 장내전근, 단내전근, 대내전근, 박근
슬관절 신근: 대퇴사두근
슬관절 굴근: 햄스트링
발목관절 족저굴근: 비복근, 가자미근
어깨관절 굴근: 전삼각근, 대흉근(쇄골 부분)
팔꿈치관절 굴근: 상완이두근, 상완근
팔꿈치관절 신근: 상완삼두근

테크닉 지침

- 단계 1에서 복근의 골반에 대한 하부 부착부와 흉곽에 대한 상부 부착부를 서로 당기고 복벽을 들이 당겨 약간의 C 커브를 만드는 것을 생각한다. 운동 내내 등 하부가 매트와의 접촉을 유지하도록 한다.
- 몸통이 감아올려진 고정 자세를 유지하면서 두 다리를 내뻗는다. 고관절 신근을 사용하여 넓적다리를 가슴 반대 방향으로 움직이기 시작한다. 그러면 고관절 굴근이 다리의 하중을 지지하고 다리가 중력 때문에 너무 멀리 내려가지 않도록 하는 데 중요해진다. 슬관절 신근이 다리를 펴고 발목관절 족저굴근이 발을 세우면서 고관절 내전근으로 다리를 가볍게 당겨 모으면 단계 3에서 고관절 굴근과 슬관절 굴근이 다리를 들이 당기기 전에 단계 2에서 원하는 긴 다리 라인을 이루는 데 도움이 될 수 있다.
- 단계 2에서 팔꿈치관절 신근이 팔꿈치를 펴면서 팔이 움직일 때에는 팔을 발 쪽으로 뻗는 것을 생각한다. 단계 3에서는 팔꿈치관절 굴근이 팔꿈치를 구부린다. 운동 내내 어깨관절 굴근이 중력의 작용으로 팔이 매트 쪽으로 내려가지 않도록 한다.
- '상상해본다.' 움직임은 역동적으로 뻗고 모으는 특성을 보여야 한다. 마치 팔다리가 용수철과 같이 뻗는 단계에서 늘어난 다음 모으는 단계에서 줄어드는 것처럼 말이다.

운동 포커스

양쪽 다리 스트레칭은 한쪽 다리 스트레칭(운동 5-5)에서 난이도가 크게 올라간 운동이다. 뻗은 자세에서 두 다리는 운동의 축으로부터 멀리 있어, 원하는 중심부 안정성을 유지하기 위해서는 복근의 근력과 기술이 요구된다. 헌드레드(운동 5-4)에서 설명한 것과 비슷하게, 이 운동은 일부에게 유용한 훈련을 제공하지만 많은 사람에게 적합하지 않다. 필요하면 변형운동을 이용한다.

맞춤형 운동

변형운동

골반이 안정성을 유지하고 등 하부가 아치를 이루지 않도록 하기 위해 필요한 만큼 다리를 수직에 가까운 각도로 편다. 햄스트링이 긴장되어 있어 한계가 있을 경우에는 다리를 부분적으로만 편다.

만일 방금 설명한 변형운동에서 중심부 안정성을 유지할 수 없으면, 양손 손가락을 (손바닥을 아래로 향하게 한 채) 둔부의 바닥 아래에 둔다. 손을 사용하고 복근으로 치골결합을 당겨 올려 골반이 약간 후방경사를 이루게 한다. 그런 다음 골반을 가능한 한 고정시킨 상태를 유지하면서 단계 2와 3에서 설명한 대로 다리를 뻗어 내고 들이는 운동을 한다. 손에 가해지는 압력을 이용하여 골반에서의 변화를 모니터링하며, 필요에 따라 신속히 조정을 가한다. 능숙해지면 손을 둔부의 아래에서 밀어내고 팔을 앞쪽으로 들어 움직이지 않으면서 다리를 뻗어 내고 들인다. 적절한 자세를 유지할 수 있으면 단계 2와 3에서 설명한 대로 다리의 움직임에 원래 패턴의 팔 움직임을 추가한다.

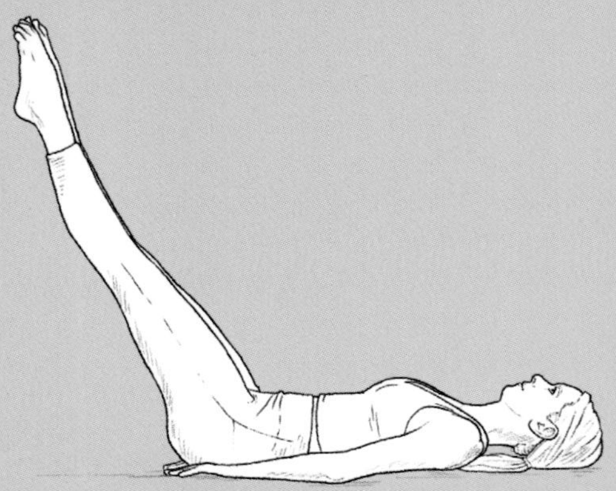

양쪽 다리 스트레칭 변형운동

응용운동

원래의 운동에 어려움을 증가시키려면, 다리를 내뻗으면서 팔을 머리 위로 뻗어 유효 저항을 증가시킨 다음(그림 참조) 다리를 다시 들이면서 팔이 원을 그리며 시작 자세로 되돌아가게 한다. 복근을 한층 더 단련하고 골반 중립 자세로 진전시키는 연습을 하려면, 한쪽 다리 스트레칭(운동 5-5) 응용운동에서 설명하였듯이 무릎을 구부릴 때 넓적다리를 수직을 바로 넘긴 지점으로 유지하고 몸통을 보다 높이 감아올린다.

양쪽 다리 스트레칭 응용운동

크리스크로스
Crisscross

5-8

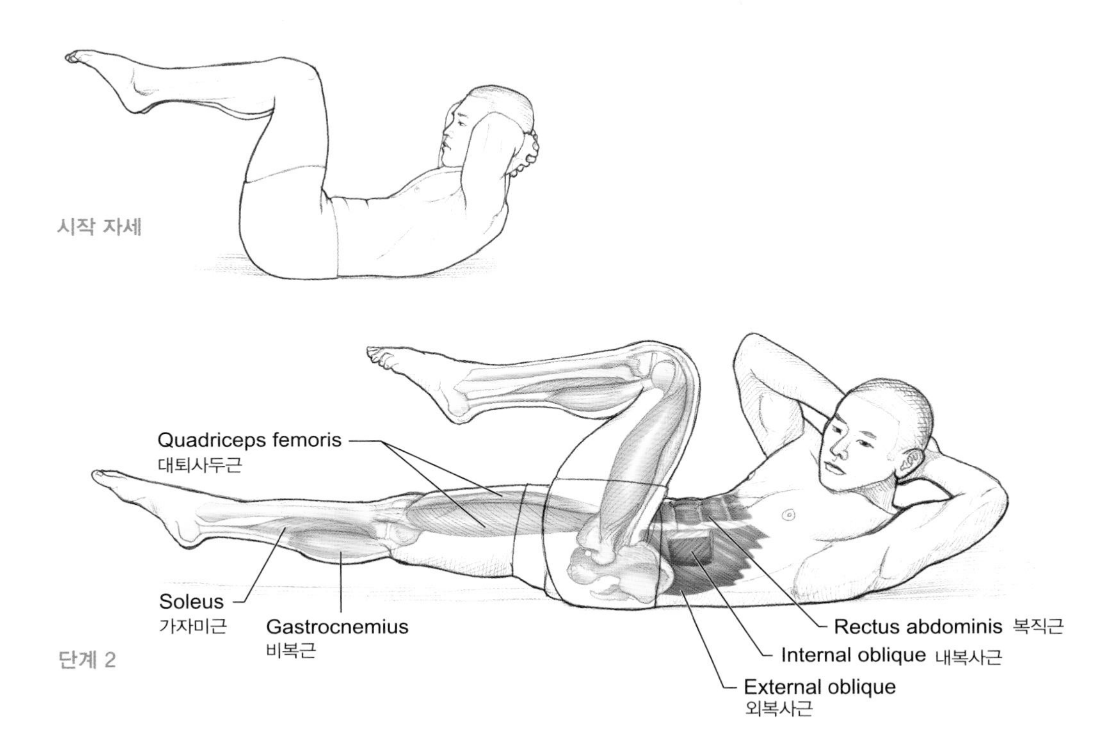

운동

1. '시작 자세.' 가슴 들어올리기(운동 4-2) 자세에서처럼 바로 누워 머리와 견갑골을 매트에서 들어 올린다. 다리는 탁상 자세로 하되 무릎을 가슴으로 약간 더 가까이 가져가고 양발을 가볍게 세운다. 팔을 구부려 팔꿈치를 양옆으로 뻗고 손가락을 머리 뒤에 깍지 낀다.
2. '숨을 내쉰다.' 그림에서처럼 한쪽 다리를 펴면서 동시에 반대쪽의 구부린 무릎 쪽으로 몸통을 회전시킨다.
3. '숨을 들이쉰다.' 구부린 다리를 펴고 펴진 다리를 구부리기 시작하면서 몸통 상부를 다시 중앙으로 회전시킨다.
4. '숨을 내쉰다.' 다리를 바꾸면서 몸통을 반대쪽으로 회전시킨다. 한쪽 다리를 완전히 펴고 다른 쪽을 가슴 쪽으로 구부린다. 이러한 운동을 각각의 다리로 5회씩 총 10회 반복하면서, 타악기적인 날숨으로 각각의 다리 전환과 몸통 상부 회전을 완료한다.

표적근육

척추 굴근 및 회전근: 복직근, 외복사근, 내복사근, 복횡근

동반근육

고관절 굴근: 장요근, 대퇴직근
고관절 신근: 대둔근, 햄스트링
슬관절 신근: 대퇴사두근
발목관절 족저굴근: 비복근, 가자미근

테크닉 지침

- 밀접히 관련된 한쪽 다리 스트레칭(운동 5-5)에서 설명하였듯이, 단계 1에서 복벽을 척추 쪽으로 견고하게 들이 당기고 운동 내내 등 하부와 천골이 매트와 확실히 접촉된 상태를 유지한다.
- 복사근, 그리고 잠재적으로 복횡근이 몸통 상부를 회전시키면서, 골반의 반대 측을 뒤로 유지해 골반이 회전 방향으로 흔들리는 움직임을 최소화한다. 가능한 한 골반이 매트와 수평으로 접촉한 상태를 유지한다.
- 복근을 사용하여 C 커브를 유지해 몸통 상부가 회전하면서 들린 상태를 유지하도록 한다.
- 중심부 안정성을 유지하면서 한쪽 다리를 역동적으로 내뻗으며, 고관절 신근이 초기에 넓적다리를 가슴에서 멀어지게 하는 작용을 한다. 최적으로는 무릎을 펴는 슬관절 신근과 발을 세우는 발목관절 족저굴근을 사용하여 원하는 긴 다리 라인을 이룬다.
- 견갑골을 중립으로 유지하고, 귀 쪽으로 들리지 않도록 한다.
- '상상해본다.' 다리를 공간에서 내뻗을 때 마치 발가락에 줄이 달려 있는 것처럼 상상해, 고관절 굴근이 중력으로 인해 다리가 매트로 떨어지지 않도록 한 다음, 단계 3과 4에서 다리를 바꿀 때 내뻗은 다리를 가슴 쪽으로 올리기 시작한다고 생각한다.

운동 포커스

크리스크로스는 한쪽 다리 스트레칭(운동 5-5)과 밀접히 관련되어 있으나, 손을 머리 뒤로 두는 보다 어려운 자세 때문에 복근에 더 큰 도전을 제공할 가능성이 있다. 더욱이 회전은 복사근과 복횡근에 보다 다면적인 안정성이란 도전과 더 큰 작용을 추가한다. 이들 근육은 물건을 드는 경우처럼 팔다리가 움직이기 전이나 달리기와 점핑 같은 활동에서 충격이 있기 전에 척추의 안정화에 중요하다.

복사근과 복횡근의 동원에는 미세하게 조정된 테크닉이 요구된다. 가슴 들어 올려 회전시키기(운동 4-7)에서 설명하였듯이, 흉곽의 한쪽을 반대쪽 엉덩이로 가져가면서 C 커브를 유지하면 원하는 활성화에 도움이 될 수 있다. 아울러 흉곽을 중심축에 대해 한쪽으로 이동시키거나 골반의 한쪽으로 구부리는(척추 측면 굴곡) 실수가 흔한데, 이러한 실수 없이 중심축을 중심으로 회전시키도록 한다.

맞춤형 운동

변형운동

크리스크로스는 힘들면서 어려운 운동이고 동시에 복사근을 강조함으로써 복근의 단련에 가장 효과적인 운동의 하나이다. 모든 운동의 경우처럼 정확성이 핵심이다. 자세를 약간 흩트리면 운동의 효과와 혜택이 크게 감소하고 아마도 등 하부가 과도하게 스트레스를 받아 결국 척추 안정성이 위태로워질 것이다. 여기서 설명한 지침을 주의해서 정확히 따르도록 한다. 올바른 자세를 취하고 중요하게는 몸통의 높이를 일정하게 유지하려면, 양손으로 구부린 다리의 넓적다리 뒤쪽을 잡고 몸통을 그 무릎 쪽으로 회전시킨다. 이 경우에 몸통 상부가 왼쪽으로 회전할 때에는 왼손을 왼쪽 넓적다리의 바깥쪽으로, 오른손을 그 안쪽으로 뻗고 양손 손가락이 왼쪽 넓적다리의 뒤에서 만나도록 한다. (오른쪽으로 회전할 때에는 오른쪽 넓적다리의 뒤쪽을 잡는다.)

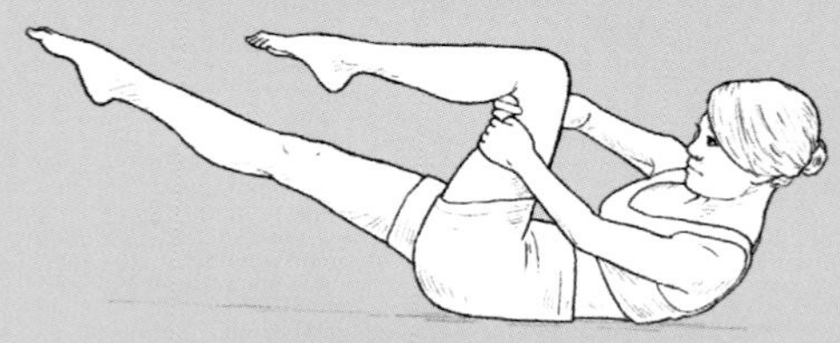

크리스크로스 변형운동

상급운동

이미 힘든 이 운동의 강도를 증가시키려면, 다리를 한쪽 다리 스트레칭(운동 5-5)의 상급운동에서 설명한 자세로 그리고 양발을 동일한 수평면으로 유지한다. 양손을 머리 뒤에 둔 채 몸통을 한쪽으로 회전시키고 반대쪽 손을 회전시키는 쪽의 넓적다리 뒤로 옮긴다. 예를 들어 몸통을 왼쪽으로 회전시킬 때에는 오른손을 왼쪽 넓적다리의 뒤로 두는 식으로 한다. 한쪽 손으로 머리를 지지하고 반대쪽 팔을 약간 구부려서 몸통을 들어 올려 좀 더 굴곡시킨다(꼭 좀 더 회전시킬 필요는 없다). 손을 놓아 머리 뒤로 되돌리면서 몸통의 높이를 유지하도록 한다. 각각의 측면으로 2~3회 반복한다.

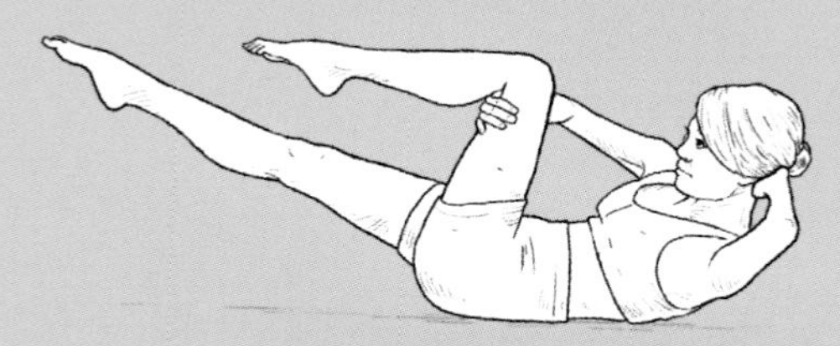

크리스크로스 상급운동

티저
Teaser

5-9

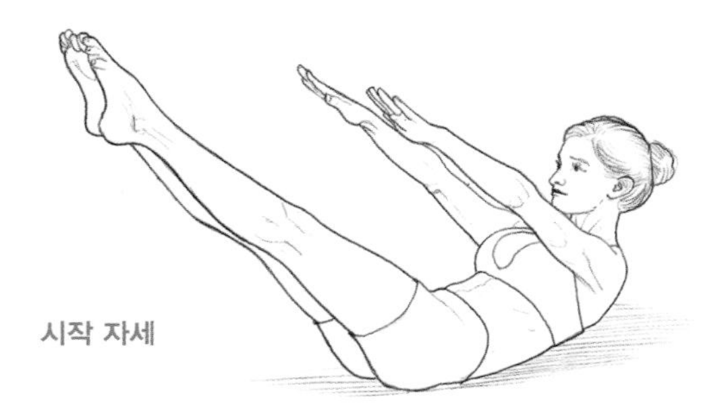

시작 자세

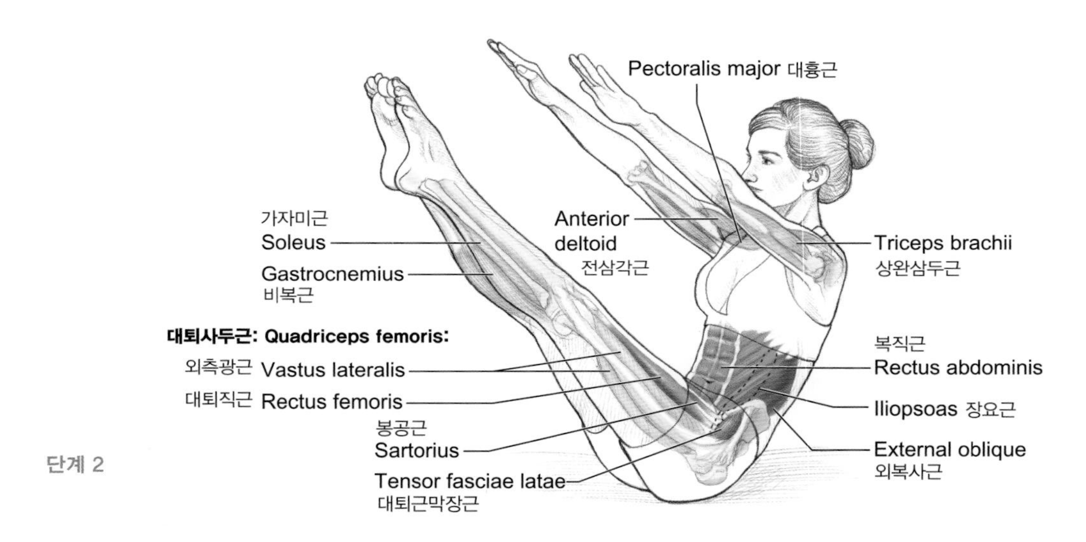

단계 2

운동

1. '시작 자세.' 바로 누워 머리와 견갑골을 매트에서 들어 올리고 복벽을 척추 쪽으로 들이 당긴다. 다리는 안정성을 유지할 수 있으면 매트에서 약 60도 들어 모으며, 무릎을 펴고 발을 세운다. 팔은 앞으로 뻗고 손바닥을 아래로 향하게 한 채 다리와 평행하도록 한다.
2. '숨을 들이쉰다.' 몸통 상부를 앞쪽과 위쪽으로 감아올려 그림에서처럼 몸이 둔부에서 균형이 잡히도록 한다. 팔은 다리와 평행하게 한다.
3. '숨을 내쉰다.' 몸통을 다시 시작 자세로 내린다. 이러한 운동을 5회 반복한다.

표적근육

척추 굴근: 복직근, 외복사근, 내복사근
고관절 굴근: 장요근, 대퇴직근, 봉공근, 대퇴근막장근, 치골근

동반근육

전방 척추 안정근: 복횡근
고관절 내전근: 장내전근, 단내전근, 대내전근, 박근
슬관절 신근: 대퇴사두근
발목관절 족저굴근: 비복근, 가자미근
어깨관절 굴근: 전삼각근, 대흉근(쇄골 부분)
팔꿈치관절 신근: 상완삼두근

테크닉 지침

- 고관절 굴근, 특히 장요근이 강하게 수축하여 공중에서 다리를 들고 있을 때, 특히나 고관절 굴근이 단계 2와 3에서 몸통 상부를 올리고 내리는 것을 도울 때 복벽을 견고하게 들이 당겨 등 하부가 아치를 이루거나 골반이 전방으로 경사되지 않도록 하는 데 집중한다.
- 운동 내내 다리가 고정된 상태를 유지한다. 다리를 공간에서 내뻗으면서 고관절 내전근을 사용하여 다리를 약간 당겨 모으며, 슬관절 신근이 무릎을 펴고 발목관절 족저굴근이 발을 세운 상태를 유지한다.
- 단계 2에서는 척추의 꼭대기에서 바닥으로 그리고 단계 3에서는 척추의 바닥에서 꼭대기로 각각의 추골이 들리거나 내려질 때 복근을 사용하여 부드럽고 순차적인 움직임이 일어나게 하는 데 집중한다. 엉덩이에서 경첩처럼 움직이지 않도록 하는데, 이는 고관절 굴근을 과도하게 사용한다는 증거이다.
- 팔꿈치관절 신근을 사용하여 팔꿈치가 펴진 상태를 유지해 긴 팔 라인을 만드는 데 집중한다. 동시에, 어깨관절 굴근이 작용하여 몸의 앞쪽에서 팔을 적절히 위치시킬 때 견갑골 내림근을 사용해 견갑골이 귀 쪽으로 상승되지 않도록 한다.
- 다리에 맞추어 팔을 움직여 평행 관계를 유지한다.
- '상상해본다.' 양쪽 둘째 발가락에 줄이 달려 있어 다리 하중의 지지를 도움으로써 몸통이 올라가고 내려가면서도 다리는 가능한 한 고정된 상태로 유지된다고 상상해본다.

운동 포커스

티저는 대표적인 필라테스 운동으로 복근 및 고관절 굴근의 근력과 근지구력을 길러주면서 능숙한 척추의 분절 움직임과 예리한 균형을 터득하게 한다. 이 운동은 몸통 감기(운동 5-2)에서 사용되는 척추의 미세한 분절 움직임을 헌드레드(운동 5-4) 및 양쪽 다리 스트레칭(운동 5-7)에서 연습하는 매트에서 다리 들기와 접목시킨다. 또한 다음 장에서 소개하는 다리 벌려 몸통 굴리기(Rocker With Open Legs, 운동 6-5)가 여기서 요구되는 균형을 연습하는 데 아주 유용할 수 있다. 만일 몸통이 현재 당신의 햄스트링 유연성에 비해 너무 높이 올라가면, 몸이 앞으로 떨어지는 경향이 있을 것이다. 만약 다리가 현재 당신의 햄스트링 유연성에 비해 너무 높이 올라가면, 몸이 뒤로 떨어지는 경향이 있을 것이다. 이러한 유형의 티저를 성공적으로 수행하기 위해서는 신체 분절들이 반대되는 힘으로 능숙하게 균형을 잡아주고 복근과

고관절 굴근이 조화를 이루면서 동시에 활성화되는 것이 필수적이다.

티저를 이 장의 끝에 배치한 것은 이 운동에서는 이전 운동들로 연습한 기술들의 많은 요소를 종합해야 하기 때문이다. 근력이나 기술이 충분하지 않아 최적의 자세가 나오지 않으면 필요한 요소를 터득할 때까지 변형운동을 이용한다. 다리의 하중은 크며, 골반과 등 하부의 안정화가 적절하지 않으면 등 하부의 긴장 또는 손상을 일으킬 수 있다. 더욱이 이 운동은 의료계의 일부 사람에 의해 위험이 높다고 여겨지며, 당신이 등에서 불편을 경험하거나 어느 이유로든 이 운동이 당신에게 금기로 되어 있을 경우에는 수행하지 않아야 한다.

맞춤형 운동

변형운동

만일 높은 V자 자세로 부드럽게 감아올리기가 곤란하면, 단계 2에서 몸통을 감아올리고 단계 3에서 감아 내리면서 무릎을 약간 구부린 상태를 유지한다. 이렇게 하면 햄스트링이 느슨해져 몸통의 자세가 더 높아질 수 있고 다리가 골반에 약간 더 가까워져 다리 하중의 영향이 감소함으로써(회전우력이 덜해) 고관절 굴근에 가해지는 부하가 줄어든다. 그러나 다리를 안쪽으로 너무 가까이 들이면 몸통이 균형을 잡기가 충분하지 않으므로, 자신에게 최적인 자세를 찾도록 한다. 만약 여전히 부드럽게 감아올릴 수 없으면, 넓적다리 뒤쪽으로 손을 사용하여 어려운 지점에서 몸통 올리기를 잠시 보조한다. 아니면 몸통을 올린 자세(단계 2의 종료 자세이지만 무릎을 구부린 채)에서 시작해 뒤로 반쯤 또는 몸통을 올린 자세로 부드럽게 되돌아갈 수 있는 지점까지 감아 내린다. 근력과 기술이 향상되면서 점차 몸통을 내리는 각도를 증가시켜 적절한 자세로 완전한 범위의 운동을 수행할 수 있도록 한다. 나중에는 점차 다리를 펴기 시작한다.

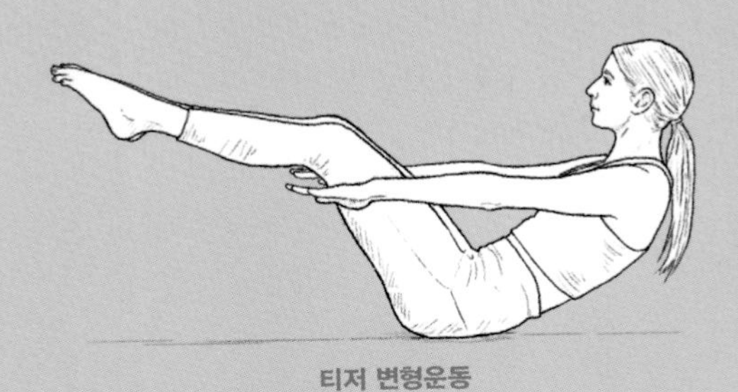

티저 변형운동

응용운동

필라테스 트레이닝의 많은 분파가 V자 종료 자세로 척추 굴곡보다는 등 상부 신전을 이용한다. 이는 구부정한 자세(척추후만증)의 교정에 유용할 뿐만 아니라 척추 신근과 함께 복근의 동시수축을 연습시켜 원치 않는 요추 과신전을 일으키지 않으면서 원하는 흉추 신전을 일으키도록 한다. 근력과 햄스트링의 유연성이 충분한 사람들인 경우에 목표는 등 상부만이 아니라 척추 전체의 신전을 수행하는 것이다. 이러한 경우에 천골 상부로부터 줄곧 척추를 들어 올리면서 복근으로 골반의 앞쪽을 들어 올려 편평 등 자세와 아울러 좌골 위에서 균형 잡힌 중립 골반을 이루는 데 집중한다. 이는 고관절 굴근이 두 다리의 높이를 유지하기 위해 엄밀히 작용하는 가운데 지지(bracing)를 연습하는 상급 운동이지만 유용한 방법이다.

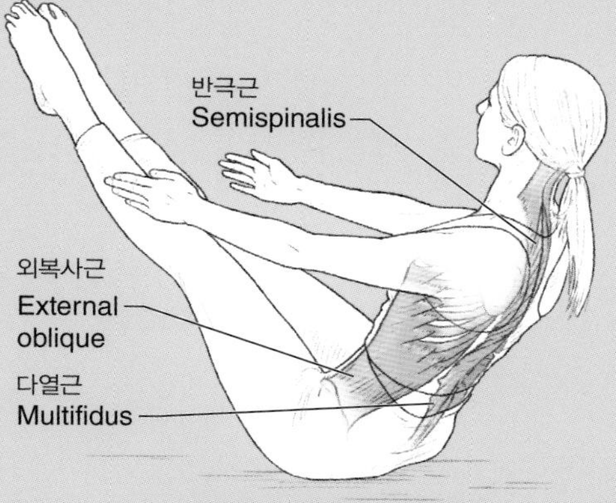

척추 신근과 함께 복근의 동시수축

또한 이 응용운동은 그림에서처럼 V자 자세를 취할 때 그리고 단계 3의 끝에서 몸통이 낮은 자세에 있을 때 팔을 머리 위로 올리는 동작을 포함시킬 수도 있다. V자 자세에서 팔을 머리 위로 올리는 동작을 추가하면 이 응용운동에서 척추가 구부러진 자세 대신 원하는 들린 자세를 취하는 데 도움이 될 수 있다.

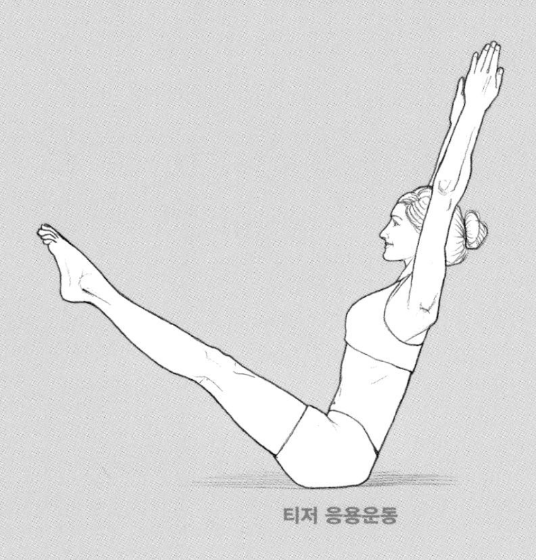

티저 응용운동

상급

6 유연한 척추를 위한 미세한 분절 움직임

FINE ARTICULATION FOR A FLEXIBLE SPINE

척추의 움직임은 복잡한 과정이다. 앞서 제2장에서 설명하였듯이 척추는 목(경추), 등 상부(흉추)와 등 하부(요추)에 있는 24개의 가동성 추골로 이루어져 있고 이들 추골은 척추체에서 연골 디스크에 의해 그리고 척추궁에서 작은 활주관절(gliding joint)에 의해 연결되어 있다. 수많은 인대와 근육이 추골들을 연결한다. 천골에서 5개의 추골은 요추의 마지막 추골에 대해 하나의 단위로 움직이며, 보통 30세쯤에 유합된다.

필라테스의 목표는 각각의 추골이 다음 추골에 대해 정확하고 순차적인 움직임을 이루도록 하는 것이다. 원하는 정확한 움직임은 '척추의 분절 움직임(spinal articulation)'이라 한다. 해부학에서는 'articulation'이란 단어가 단순히 관절을 말한다. 기타 용법으로 사전 정의처럼 '연결시키거나 서로 연관시키는 행동 또는 방식' 혹은 HSC 댄스에서 설명하듯이 '신체의 움직임이 명확히 조화를 이루면서 구분되는 방식' 같은 것이 필라테스에서 사용하는 의미와 보다 흡사하다. 척추의 '미세한 분절 움직임'이란 용어는 이 장에서 소개하는 운동의 한 목표가 미세하게 조화된 척추 움직임을 촉진하는 것이라는 점을 분명히 한다.

척추는 많은 방향으로 움직이며, 필라테스의 목표는 모든 방향으로 미세하게 조화된 움직임을 이루는 것이다. 특히 중요한 것은 이 장에서 초점을 두는 척추 굴곡이다. 등 하부의 유연성이 부족하고 정상적인 동작을 이루기가 어려운 사람이 많다. 등 하부는 자연스럽게 뒤쪽으로 만곡을 이루기 때문에(뒤쪽으로 오목), 척추 굴곡은 이러한 만곡을 펴는 경향이 있고 건강한 유연성의 회복에 도움이 될 수 있다. 기타 사람들은 유연성은 충분하지만 미세한 제어가 부족할 수도 있다.

복근은 척추 굴근이므로 제5장과 이 장에서 소개하는 운동은 서로 비슷한 점과 공히 유익한 점이 많다. 제5장의 운동은 근력과 근지구력에 보다 초점을 두었지만, 이 장의 운동은 척추의 가동성과 분절 움직임을 강조한다.

척추 스트레칭(Spine Stretch, 운동 6-1)은 앉은 자세에서 정확한 척추 굴곡을 사용한다. 다음으로 소개하는 4가지 운동에서는 몸통을 굴리면서 미세한 분절 움직임이 이루어진 척추를 고정된 굴곡 자세로 유지해야 한다. 몸통 감아 뒤로 굴리기(Rolling Back, 운동 6-2)는 기초 기술을 길러주지만, 물개(Seal, 운동 6-3)는 신속한 다리 움직임을 추가함으로써 난이도를 증가시킨다. 게(Crab, 운동 6-4)는 더 나아가 앞, 위와 무릎 위로 더 큰 움직임을 포함한다. 다리 벌려 몸통 굴리기(Rocker With Open Legs, 운동 6-5)에서는 몸통을 굴리면서 두 다리를 V자 자세로 유지하고 작은 지지기반으로 균형을 찾아야 한다.

다음 4가지 운동은 햄스트링과 등 하부에 강한 스트레칭을 제공한다. 다리 뻗어 몸 뒤집기(Rollover With Legs Spread, 운동 6-6)는 기초 기술을 소개하고, 여기에 제어를 통한 균형(Control Balance, 운동 6-8)은 굴곡된 척추 자세에서 한쪽 다리 들어올리기를 그리고 잭나이프(Jackknife, 운동 6-9)는 양쪽 다리 들어올리기를 추가한다. 부메랑(Boomerang, 운동 6-7)은 다리 뻗어 몸 뒤집기의 기술을 티저(Teaser, 운동 5-9)의 균형 기술과 접목한다.

이 장에는 체중을 어깨와 목에 싣는 극단적인 척추 굴곡을 요하는 운동 등 가장 논란이 되는 필라테스 운동의 일부가 포함되어 있다. 많은 수행자가 이들 운동이 유익하다고 주장하지만, 그 위험을 경고하는 전문의가 많다. 예를 들어 하나 또는 그 이상의 추골 골절을 일으킨 사례가 골밀도가 낮은 사람들에서 이러한 유형의 필라테스 또는 요가 운동을 수행한 경우에 보고됐다. 불행히도 일부 사람은 자신의 골밀도가 위험할 정도로 낮고 그 첫 징후가 골절이란 사실을 인식하지 못한다. 따라서 이러한 운동들에는 각별한 주의를 기울여야 한다. 의사와 상담하여 이들 운동 또는 그 변형운동이 자신에게 적합한지를 알아본다. 운동하기 전에 충분히 준비운동을 하고 기초 운동을 터득한 연후에 보다 상급의 운동으로 진행해야 한다. 많은 의사가 임신부, 폐경 주위기(perimenopause) 및 폐경 후 여성 그리고 골다공증이나 목에 문제가 있는 사람은 목으로 체중을 받쳐야 하는 운동을 피하도록 권장한다. 요추 문제 가운데 일부 유형은 굴곡으로 악화될 수 있으나, 다른 일부는 도움을 받을 수도 있다.

척추 스트레칭(전방 척추 스트레칭)
Spine Stretch(Spine Stretch Forward)

6-1

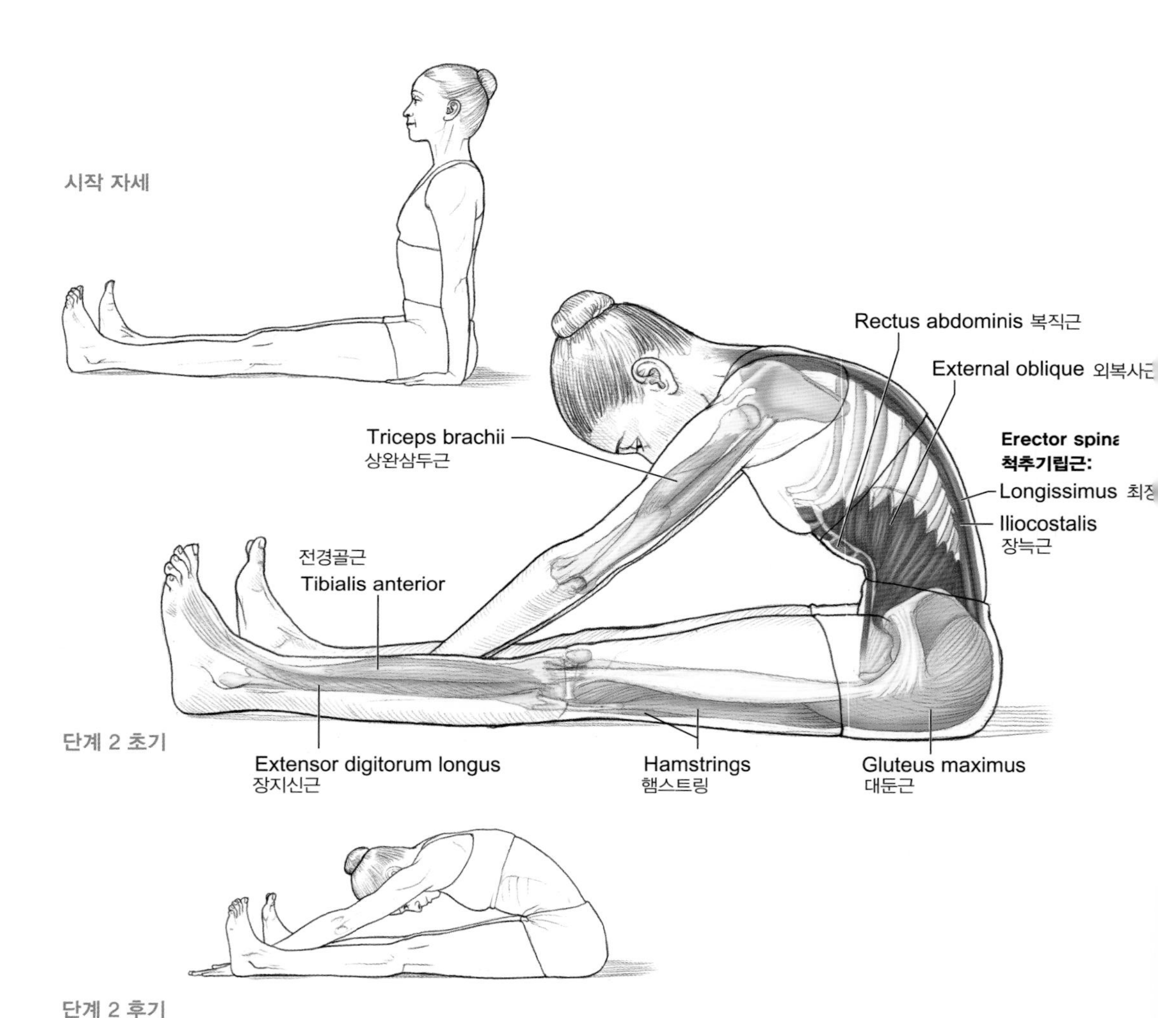

단계 2 후기

운동

1. '시작 자세.' 앉아서 몸통을 똑바로 세운다. 무릎은 펴고, 다리는 어깨너비보다 약간 더 넓게 벌리며, 발은 굴곡시킨다(발목관절 족배굴곡). 팔을 몸의 양옆으로 쭉 내리고 손바닥을 매트에 놓는다.
2. '숨을 내쉰다.' 머리와 척추 상부를 감아 내리고 팔을 앞으로 뻗으면서 복벽을 들이 당긴다. 그림을 참조한다. 그림에서처럼 손을 다리의 내측으로 매트를 가로질러 민다.
3. '숨을 들이쉰다.' 척추를 다시 펴서 시작 자세로 되돌아간다. 이러한 운동을 5회 반복한다.

표적근육

척추 신근: 척추기립근(극근, 최장근, 장늑근), 반극근, 후방 심부 척추 근육
척추 굴근: 복직근, 외복사근, 내복사근

동반근육

전방 척추 안정근: 복횡근
고관절 신근: 대둔근, 햄스트링
발목관절 족배굴근: 전경골근, 장지신근
어깨관절 굴근: 전삼각근, 대흉근(쇄골 부분)
팔꿈치관절 신근: 상완삼두근

테크닉 지침

- 단계 2를 시작할 때 머리와 상부 척추를 감아 내리면서 머리를 몸통 가까이 유지한다. 복근을 사용하여 복벽을 안쪽으로 당기면서 흉곽의 앞쪽을 아래와 뒤로 가져가 앉은 자세에서 척추 굴곡을 극대화한다. 복근으로 이렇게 몸통 하부가 움푹 들어간 원하는 형태를 만들면서, 척추 신근을 사용하여 중력으로 인해 몸통 상부가 내려가는 것을 부드럽게 제어한다. 추골을 하나씩 움직여 척추를 순차적으로 내린다.
- 단계 2의 초기에는 고관절 신근의 등척성 수축을 이용하여 팔을 앞으로 뻗기 시작하면서 골반의 꼭대기가 넓적다리에 대해 앞쪽으로 움직이지 않도록 해서(즉 고관절 굴곡을 막아) 골반을 수직으로 유지하는 데 집중한다.
- 단계 2의 끝에서는 골반의 꼭대기를 앞쪽으로 약간 기울이고, 팔을 앞쪽으로 더 멀리 뻗어 햄스트링의 스트레칭을 극대화한다.
- 발목관절의 족배굴곡을 이용하여 발을 구부림으로써 다리 뻗기를 강조한다.
- 원하는 팔 뻗기를 이루려면, 견갑골을 아래로 중립 자세로 유지하면서 어깨관절 굴근이 팔이 앞으로 밀리도록 돕고 팔꿈치관절 신근이 팔꿈치가 펴진 상태를 유지하여 신장 감각을 일으키게 해야 한다.
- 단계 3에서 척추를 펼 때 복근을 사용하여 복벽을 들이 당긴다. 동시에 척추 신근이 척추를 수직으로 되돌리면서 이번에는 천골 위에 추골을 하나씩 요추로부터 위로 쌓아올리는 것을 생각한다.
- '상상해본다.' 감아 내리고 감아올릴 때에는 허리에 감긴 띠가 뒤로부터 당겨, 팔과 다리를 앞으로 뻗으면서 움푹 들어간 중심부를 심화시킨다고 상상해본다.

운동 포커스

척추 스트레칭은 안정된 앉은 자세에서 척추를 펴고 구부린 2가지 주요 자세를 이용해 척추의 세부적인 분절 움직임을 연습할 수 있는 완벽한 기회를 제공한다. 필라테스에서 척추를 굴곡시킬 때 흔한 목표는 등 상부만이 아니라 등 하부의 구부림을 강조하는 것이다. 등 상부(흉추)는 자연적으로 앞쪽으로 오목하기 때문에 척추의 이 부분에서 앞으로 구부리는 것을 지나치게 강조하기가 쉽다. 이 운동은 등 하부를 적절히 구부리는 데 초점을 두도록 하고 햄스트링과 하부 척추 신근에 동적 스트레칭을 제공한다.

맞춤형 운동

변형운동

만일 햄스트링이 긴장되어 있고 시작 자세에서 몸통이 뒤로 기울지 않도록 하기 위해 고관절 굴근이 작용하는 것을 느끼거나, 혹은 단계 2에서 감아 내릴 때 몸통 상부의 하중이 고관절의 앞쪽으로 쉽게 떨어지지 않으면, 양 무릎을 약간 구부리고 발뒤꿈치는 매트에 닿아 있도록 한다. 척추가 부드럽게 앞쪽으로 구부러지고 손끝이 무릎을 지나갈 수 있을 정도로 무릎을 구부린다.

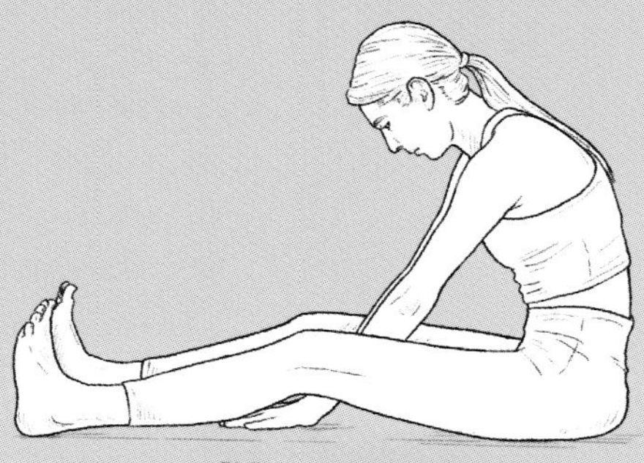

척추 스트레칭 변형운동

응용운동

단계 2의 끝에서 편평 등 자세를 추가함으로써 요추 분절 움직임을 더욱 연습하여 편평 등 또는 둥근 등 자세를 취하는 데 도움을 주도록 한다. 골반의 꼭대기를 약간 앞쪽으로 기울이고 팔을 앞쪽으로 뻗은 후, 등 하부의 바닥에서 시작하여 등 상부와 목으로 진행해 척추를 천천히 순차적으로 신전시킨다. 그런 다음 원래의 운동에서 설명하였듯이 단계 3에서 척추를 다시 순차적으로 감아올린다. 척추를 순차적으로 신전시키고 굴곡시키는 데 필요한 서로 다른 감각 및 제어에 집중한다.

초급

몸통 감아 뒤로 굴리기(볼처럼 굴리기)

Rolling Back(Rolling Like a Ball)

6-2

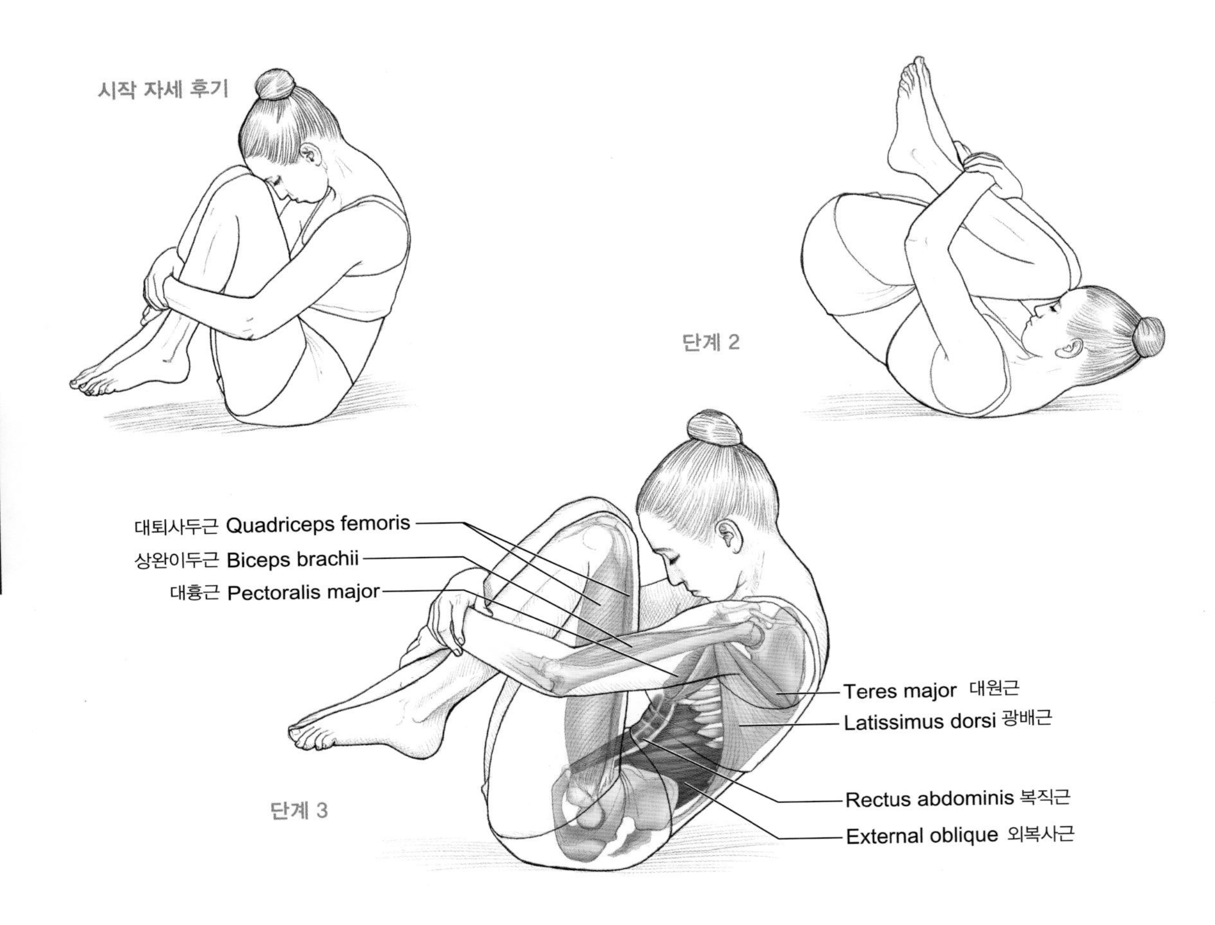

운동

1. '시작 자세.' 앉아서 무릎을 가슴 가까이로 당기며, 다리를 모아 몸이 탄탄한 볼 안에 있는 것처럼 만들고 발을 매트에 둔다. 머리를 유연성이 허용하는 한에서 무릎 가까이 둔다. 양손으로 하퇴부를 견고하게 잡는다. 좌골에서 몸을 뒤로 기울여 발이 매트 위로 약간 떠 있는 상태에서 균형을 잡는다.
2. '숨을 들이쉰다.' 그림에서처럼 몸통을 뒤로 등 상부로 굴린다.
3. '숨을 내쉰다.' 몸통을 앞으로 굴려(그림에서처럼) 시작 자세로 되돌아간다. 이러한 운동을 10회 반복한다.

표적근육

척추 굴근 및 전방 안정근: 복직근, 외복사근, 내복사근, 복횡근

동반근육

고관절 굴근: 장요근, 대퇴직근
고관절 신근: 대둔근, 햄스트링
고관절 내전근: 장내전근, 단내전근, 대내전근, 박근
슬관절 신근: 대퇴사두근
어깨관절 신근: 광배근, 대원근, 대흉근(흉골 부분)
팔꿈치관절 굴근: 상완이두근, 상완근

테크닉 지침

- 단계 1에서 복벽을 움푹 들이밀어 머리에서 미골까지 심한 C 커브를 만든다. 고관절 굴근은 매트에서 다리를 들도록 돕는다.
- 단계 2를 시작할 때 복벽 하부를 한층 더 들이 당겨 전상방 장골극과 몸통이 뒤로 구르도록 한다. 몸통이 등 상부로 부드럽게 구를 정도로만 탄력을 이용한다.
- 단계 3에서 동작 방향의 역전을 도우려면, 고관절 신근을 사용하여 넓적다리를 가슴에서 멀어지게 하는 것을 생각한다. (팔이 고관절 각도로 실제 변화를 멈출 것이다.) 어깨관절 신근을 사용하여 발을 아래로 당긴다. 동시에 복근을 사용하여 요추 굴곡을 심화시키고 몸통 상부를 들어 올려 앞으로 구른다.
- 운동 내내 엉덩이, 무릎과 팔꿈치의 각도 변화를 최소화하는 데 집중한다. 몸이 전체로 구르는 것을 생각한다. 이러한 일정한 형태를 이루도록 돕기 위해서는 팔과 다리의 등척성 수축이 균형을 이루어 긴장을 유지하되 보이는 움직임이 없어야 한다. 고관절 신근으로 무릎을 몸에서 약간 멀어지게 하고 슬관절 신근으로 무릎을 약간 신전시키면서, 팔꿈치관절 굴근이 하퇴부를 둔부 쪽으로 당김으로써 이러한 잠재적인 움직임에 대항하는 것을 생각한다.
- 몸이 구르면서 고관절 내전근을 사용하여 다리를 모은 상태를 유지한다.
- '상상해본다.' 운동용 볼 안에 있는 모습을 상상해, 볼이 부드럽게 뒤와 앞으로 구르면서 볼의 아치에 따라 척추의 커브를 일정하게 유지한다.

운동 포커스

몸통 감아 뒤로 굴리기는 척추의 분절 움직임을 다른 방법으로 적용한다. 여기서 목표는 몸이 공간에서 뒤로 구른 다음 앞으로 구르면서 굴곡된 척추 형태를 일정하게 유지하고 각각의 추골을 순차적으로 매트와 접촉시키도록 하는 것이다. 이렇게 하려면 근육 활성화와 균형을 위한 전략을 전환해야 한다. 이 도전적인 기술은 이 장과 나중 장들에서 소개하는 기타 많은 운동에서 쓰일 것이다.

맞춤형 운동

변형운동

만일 등 하부 또는 엉덩이가 긴장되어 있거나, 시작 자세로 되돌아가는 데 어려움을 겪거나, 혹은 하퇴부를 너무 많이 움직이면, 각각의 손으로 무릎 바로 밑 넓적다리의 뒤쪽을 잡은 채 시작한다.

응용운동

각각의 손으로 발목 바로 위를 잡고 팔꿈치를 바깥쪽으로 향하게 하며, 요추 부위를 더 크게 굴곡시키고 등 상부를 덜 굴곡시키는 것을 강조하면서 척추가 보다 점진적으로 C 커브를 이루게 한다.

상급운동

위 응용운동에 어려움을 더욱 증가시키려면 우선 시작 자세의 척추와 동일한 자세를 유지한다. 그러나 손으로 다리를 잡는 대신 팔을 정면으로 뻗는다. 팔꿈치를 펴고 팔을 바닥과 평행하게 하며 손바닥이 마주하는 상태를 유지한다. 뒤로 그리고 앞으로 구르면서 팔을 포함해 몸의 모든 부위를 가능한 한 안정적인 자세로 유지하도록 한다. 이 상급운동에서는 원래의 몸통 감아 뒤로 굴리기에서 설명한 등척성 수축을 이루는 데 팔의 도움이 없다. 이러한 등척성 수축은 원하는 신체 자세의 유지에 상당한 도움을 주는데, 특히 앞으로 굴러 시작 자세로 되돌아갈 때 그렇다.

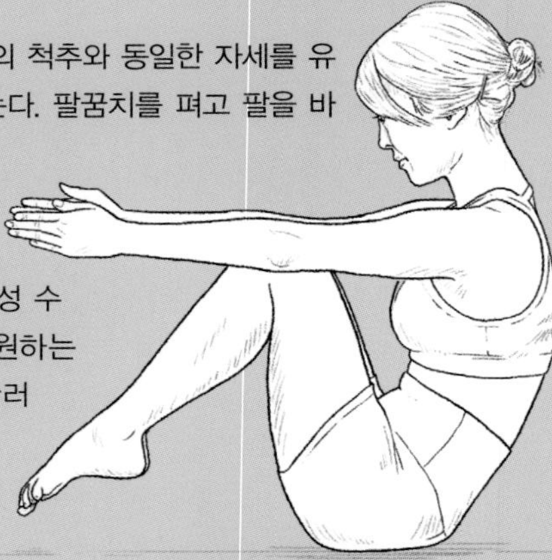

몸통 감아 뒤로 굴리기 상급운동

# 물개(물개 새끼)
Seal(Seal Puppy)

6-3

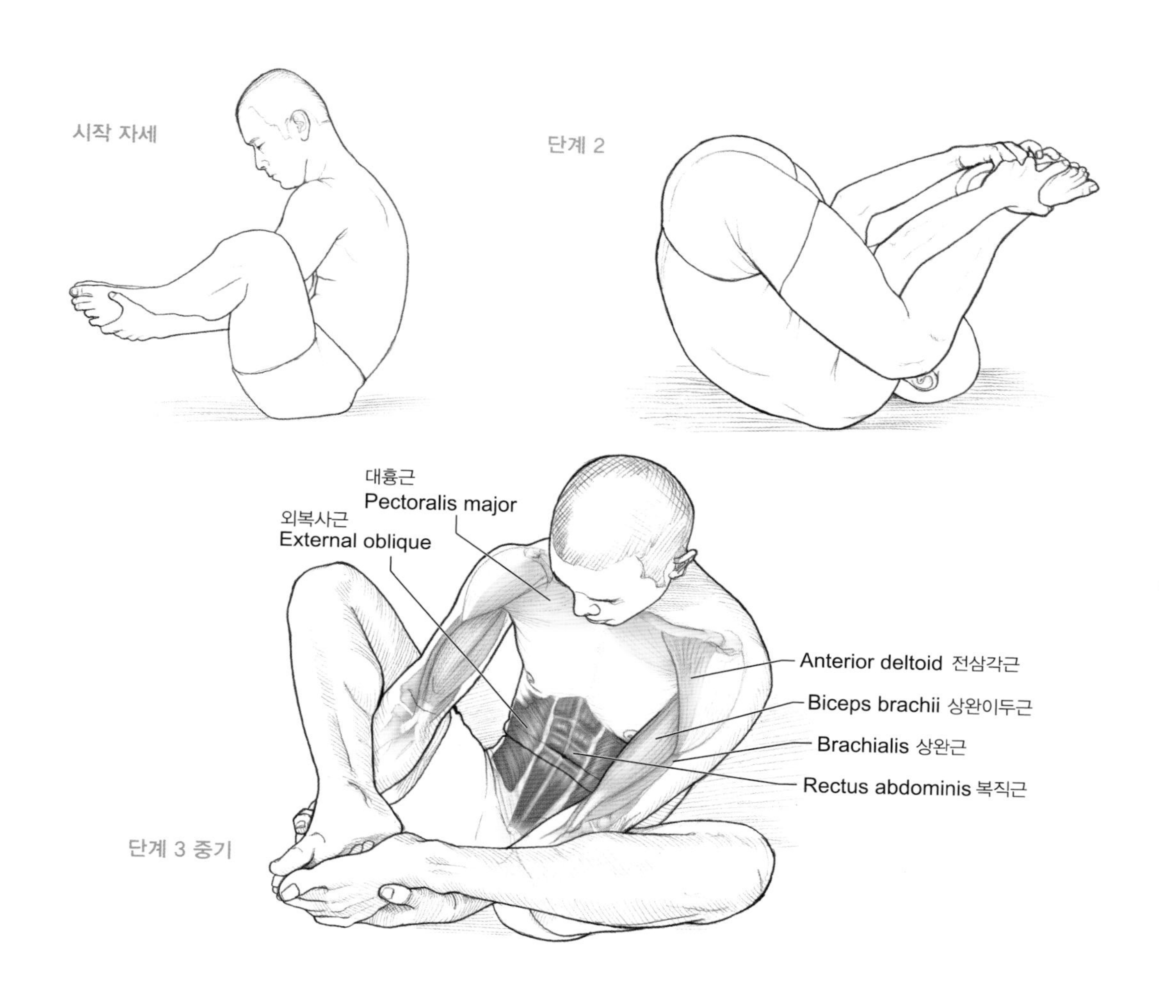

운동

1. '시작 자세.' 앉아서 무릎을 가슴 쪽으로 구부리고 어깨너비보다 약간 더 벌리며, 발뒤꿈치를 모으고 척추가 C 커브를 이루게 한다. 팔을 대퇴부 사이로 넣은 다음 하퇴부 밑으로 가져가 손으로 발의 외측을 잡는다. 발을 매트에서 들어 올리고 무릎을 어깨 외측으로 올린다. 몸을 뒤로 기울여 좌골에서 균형을 잡는다.
2. '숨을 들이쉰다.' 그림에서처럼 몸통을 뒤로 등 상부로 굴린다.

3. '숨을 내쉰다.' 그림에서처럼 몸통을 앞으로 굴려 시작 자세로 되돌아간다. 발을 2번 마주친다. 이러한 운동을 10회 반복한다.

표적근육

척추 굴근 및 전방 안정근: 복직근, 외복사근, 내복사근, 복횡근

동반근육

고관절 굴근: 장요근, 대퇴직근
고관절 외전근: 중둔근, 소둔근
고관절 내전근: 장내전근, 단내전근, 대내전근, 박근
슬관절 신근: 대퇴사두근
어깨관절 굴근: 전삼각근, 대흉근(쇄골 부분)
팔꿈치관절 굴근: 상완이두근, 상완근

테크닉 지침

- 단계 1에서 복근을 사용하여 골반의 후방경사와 머리부터 미골까지 C 커브를 만든다. 동시에 복벽을 들이 당겨 몸통의 앞쪽이 척추 쪽으로 움푹 들어가도록 한다. 고관절 굴근을 사용하여 다리를 매트에서 들고 넓적다리를 가슴에 가깝게 유지한다. 또한 어깨관절 굴근과 팔꿈치관절 굴근이 팔이 다리를 어깨 가까이 들고 고관절이 외회전된 자세에 있도록 돕는다.
- 단계 2를 시작할 때 복벽 하부를 한층 더 들이 당겨 전상방 장골극이 뒤쪽으로 회전하고 몸통이 등 상부로 부드럽게 뒤로 구르도록 한다.
- 단계 3에서 동작 방향의 역전을 도우려면, 고관절 신근으로 넓적다리를 가슴에서 멀어지게 하고 손으로 다리를 당겨 내린다. (팔이 고관절 각도로 실제 변화를 멈출 것이다.) 동시에 복근을 사용하여 요추 굴곡을 심화시키고 몸통 상부를 올려 몸 전체를 앞으로 굴린다.
- 몸이 구르면서 여기서와 앞의 몸통 감아 뒤로 굴리기(운동 6-2)에서 설명한 개념을 적용해 몸을 C 커브로 일정하게 유지하도록 한다.
- 일단 균형 잡힌 시작 자세에 이르렀으면, 고관절 외전근으로 다리를 열고 고관절 내전근으로 다리를 닫아 발을 2번 가볍게 마주친다. 신속하고 예리한 역동성으로 다리를 닫는 데 강조점을 둔다.
- '상상해본다.' 몸을 부드럽게 굴리려면, 척추를 굴러가면서 그 커브를 유지하는 공, 바퀴 혹은 굴렁쇠의 호라고 상상해본다.

운동 포커스

물개란 운동 이름은 물개가 지느러미발을 마주치는 것과 유사하게 발을 마주치는 것에서 유래한다. 물개와 앞의 운동 몸통 감아 뒤로 굴리기는 효과와 난이도 면에서 공통점이 많은데, 예를 들면 척추 신근의 동적 스트레칭, 구르면서 복근의 조화로운 사용을 통해 C 커브를 유지하는 것, 탄력의 노련한 사용과 몸을 뒤로 기울여 좌골에서 균형을 잡는 것이다. 몸통을 굴려 일으킨 자세에서 물개는 발을 마주치는 도전을 추가하며, 이는 탄력, 균형과 C 커브의 유지를 쉽게 와해시킬 수 있다.

맞춤형 운동

변형운동

엉덩이나 등 하부의 균형감 또는 유연성이 부족해 물개를 수행하는 능력에 한계가 있을 경우에는 무릎을 어깨에서 더 멀리 두고 팔을 대퇴부의 외측으로 위치시키며 그림에서처럼 손으로 무릎 바로 위 넓적다리의 뒤쪽을 잡은 채 시작한다. 단계 2와 3에서 뒤로 그리고 앞으로 구르면서 팔꿈치 굴곡의 각도와 가슴으로부터 넓적다리의 거리를 동일하게 유지하려는 데 집중한다. 능숙해지면서 팔을 여전히 대퇴부의 외측으로 위치시킨 채 먼저 손을 정강이로, 나중에 발목 쪽으로 옮겨 점차 무릎을 가슴으로 더 가까이 가져간다.

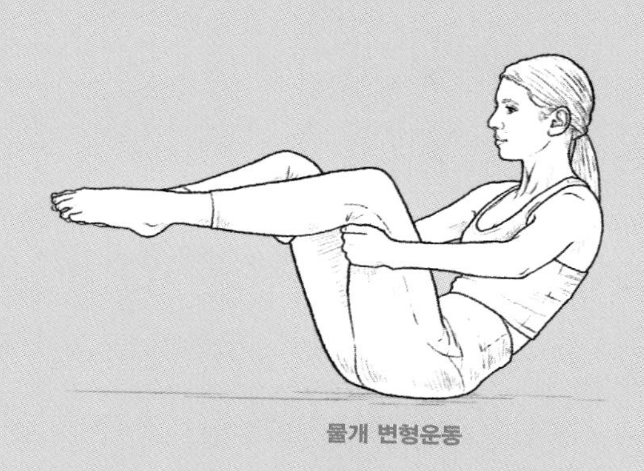

물개 변형운동

상급운동

어려움을 증가시키려면 원래의 운동을 수행하면서 무릎을 어깨로 더 가까이 그리고 발뒤꿈치를 둔부 쪽으로 더 가까이 가져간다. 앞뒤로 구르면서 이렇게 엉덩이와 무릎이 현저히 굴곡되어 밀착되어 있는 자세를 유지하도록 한다. 뒤로 구르면서 하퇴부가 둔부에서 멀어지고 앞으로 구르면서 다시 가까워지게 해서는 안 된다. 탄력의 이용을 더욱 어렵게 하려면 몸통을 앞뒤로 굴려 일으키고 눕힌 자세에서 각각 잠시 멈추고 발을 3번 마주친다.

게
Crab

시작 자세

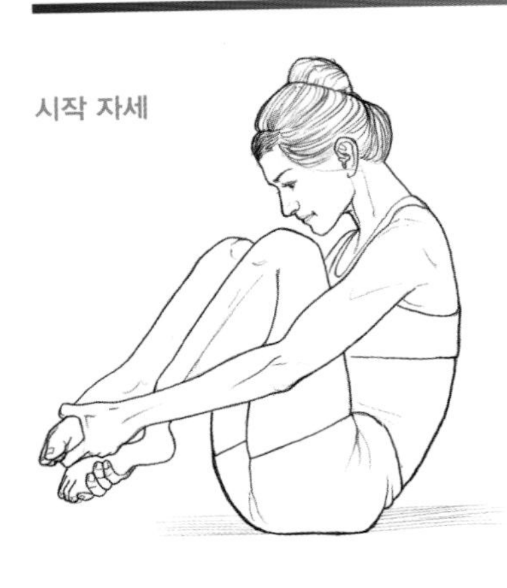

단계 2

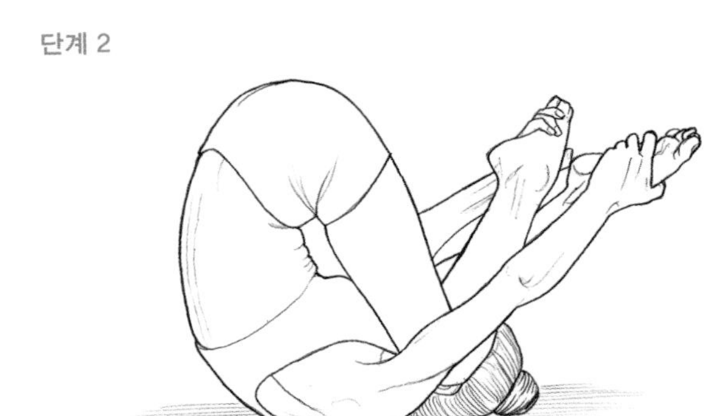

단계 3 중기

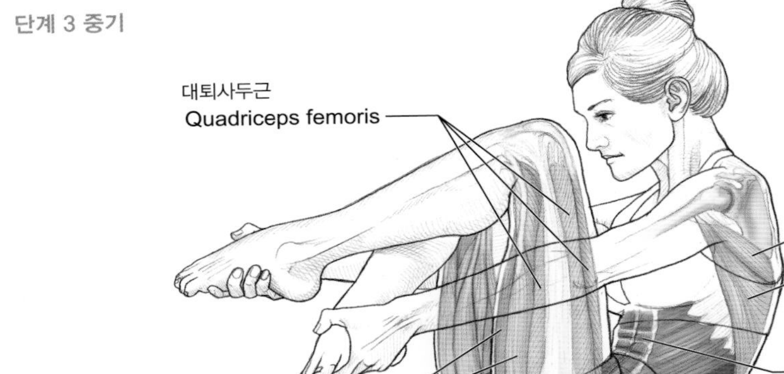

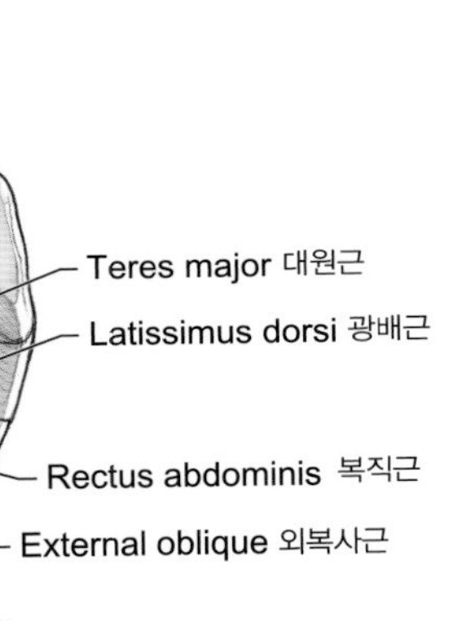

단계 3 후기

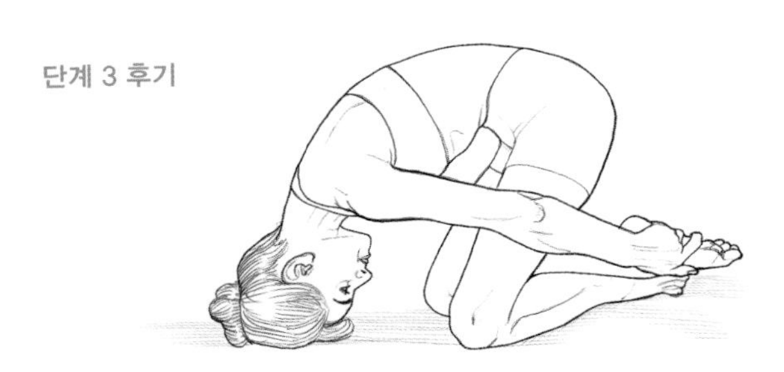

운동

1. '시작 자세.' 앉아서 무릎을 구부리고 한쪽 발목을 다른 쪽 앞에서 교차시킨다. 척추는 C 커브를 이루게 한다. 팔을 넓적다리 주위로 가져가서, 각각의 발을 반대쪽 손으로 잡고(왼발은 오른손으로 그리고 오른발은 왼손으로) 팔꿈치를 바깥쪽으로 향하게 하여 약간 구부린다. 엄지손가락을 발의 내측에 두고 손가락으로 족궁 아래를 감싼다. 발을 매트에서 들어 올리고 무릎을 어깨 내측으로 올린다. 몸을 뒤로 기울여 좌골에서 균형을 잡는다.
2. '숨을 들이쉰다.' 그림에서처럼 몸통을 뒤로 등 상부로 굴린다.
3. '숨을 내쉰다.' 몸통을 앞으로 굴려 시작 자세를 지나 그림에서처럼 머리를 매트 위에 놓는다. 몸통을 뒤로 시작 자세로 굴린다. 이러한 운동을 10회 반복한다. 마지막 반복 후 균형 잡힌 시작 자세로 되돌아간다.

표적근육

척추 굴근 및 전방 안정근: 복직근, 외복사근, 내복사근, 복횡근

동반근육

고관절 굴근: 장요근, 대퇴직근
고관절 신근: 대둔근, 햄스트링
고관절 외회전근: 대둔근, 심부 외측회전근
슬관절 신근: 대퇴사두근
어깨관절 신근: 광배근, 대원근, 대흉근(흉골 부분)
팔꿈치관절 굴근: 상완이두근, 상완근

테크닉 지침

- 단계 1에서 복근을 사용하여 골반의 후방경사와 머리에서 미골까지 C 커브를 만든다. 동시에 복벽을 들이 당겨 몸통의 앞쪽이 척추 쪽으로 움푹 들어가도록 한다. 고관절 굴근을 사용하여 매트에서 다리를 들고 넓적다리를 가슴 가까이 유지한다. 엉덩이는 약간 외회전시켜 무릎이 어깨 내측으로 가도록 한다.
- 단계 2를 시작할 때 복벽 하부를 한층 더 들이 당겨 전상방 장골극이 후방으로 회전하고 몸통이 등 상부로 부드럽게 구르도록 한다. 척추의 C 커브와 고관절 및 슬관절의 굴곡 각도에 변화를 최소화하도록 한다.
- 단계 3을 시작할 때 동작 방향의 역전을 도우려면, 고관절 신근으로 넓적다리를 가슴에서 멀어지게 하고 어깨관절 신근으로 발을 둔부 쪽으로 당기는 것을 생각한다. 몸통 감아 뒤로 굴리기(운동 6–2)에서 설명하였듯이, 슬관절 신근과 팔꿈치관절 굴근을 조화롭게 동시에 수축시키면 원치 않는 관절 각도의 변화를 최소화하고 몸 전체를 앞으로 굴리도록 촉진한다. 복근을 사용하여, 구르기를 시작하면서 요추 굴곡을 심화시키고 또 구르기 동작의 후반에(단계 3 중기) 몸통 상부를 들어 올린다.
- 단계 3의 후기에서 체중이 무릎으로 이동하면서, 고관절 신근, 슬관절 신근과 복근의 협력적인 동시 수축을 통해 골반을 위로 그리고 무릎 위로 들어 올리는 것을 생각한다. 여기서 무릎 굴곡의 각도는 감소하여 몸통이 앞으로 나가도록 함으로써 머리가 매트에 닿을 수 있으며, 고관절 외회전근이 작용

하여 무릎이 외측으로 향해 있는 상태를 그대로 유지한다.

- 단계 3에서 머리가 매트에 닿아 있을 때 전방 움직임의 힘과 속도를 주의해서 제어해 목의 작은 추골에 가해지는 힘이 아주 작게 유지되도록 한다.
- 시작 자세로 되돌아가는 동안에는 슬관절 신근과 고관절 신근의 미세한 신장성 사용이 골반의 하강을 제어하고 무릎을 보호하는 데 중요하다.
- '상상해본다.' 무릎 위로 굴러 머리를 매트에 놓는 어려운 단계에서는 파트너가 당신 바지의 벨트 고리를 위쪽과 앞쪽으로 당겨 골반을 들어 올리는 모습을 상상해본다. 뒤로 구르면서도 이와 동일한 모습을 그려본다. 이렇게 하면 부드럽고 가벼우며 들린 느낌의 원하는 움직임을 이루는 데 도움이 될 수도 있다.

운동 포커스

게란 운동 이름은 이 운동에서 사용되는 다리의 모양과 게의 입 모양이 비슷한 데서 유래할 수도 있다. 게는 상급운동으로 필라테스에 능숙한 수강생만 그리고 몸통 감아 뒤로 굴리기(운동 6-2)와 물개(운동 6-3)를 훌륭한 자세로 수행할 수 있는 경우에만 시도해야 한다. 이 두 운동과 게는 효과 면에서 공통점이 많은데, 예를 들면 척추 신근의 동적 스트레칭, 복근과 기타 근육을 조화롭게 사용하여 몸을 굴리면서 볼 모양으로 유지하는 것, 탄력의 노련한 사용과 작은 지지기반에서의 정교한 균형이다.

그러나 게는 새로운 도전을 추가한다. 즉 무릎이 심한 굴곡 상태로 체중을 받치는 취약한 자세에서 몸을 앞으로 움직이는 것이다. 아울러 무릎이 정면보다는 약간 측면으로 향해, 적절한 자세를 취하지 않으면 무릎이 비틀려 문제를 일으킬 가능성이 있다. 더욱이 마지막 자세는 목을 신장시키는데, 제어를 유지하지 않으면 위험할 수 있다. 그러므로 무릎 혹은 목에 문제가 있거나 손상의 잠재적인 위험을 증가시킬 수 있는 기타 질환을 지닌 사람은 이 운동을 하지 말아야 한다.

맞춤형 운동

변형운동

게에서 몸의 자세는 몸통의 심한 굴곡 때문에 어렵다. 이는 발을 잡음으로써 훨씬 더 어려워지며, 특히 팔이 짧은 사람인 경우에 그렇다. 발을 잡는 대신 몸통 감아 뒤로 굴리기(운동 6-2)의 변형운동에서 설명하였듯이, 손으로 무릎 앞쪽을 잡고 어깨관절 신근, 팔꿈치관절 굴근 및 고관절 신근의 등척성 수축을 이용한다. 무릎을 잡고서 뒤로 구른 다음 앞으로 구르면서 손을 무릎에서 놓고 골반 바로 뒤 매트에 두어 매트를 밀어냄으로써 몸이 위로 그리고 앞쪽으로 움직이도록 돕는다. 일단 무릎 위로 골반이 들리면, 손을 어깨 바로 아래 매트로 옮긴다. 머리가 매트에 놓이면서 손이 이제 몸을 지지하는 자세가 된다. 시작 자세로 되돌아가면서 손을 골반 뒤 매트에 두고 골반을 매트로 내린 다음 손으로 무릎을 잡아 운동을 반복할 준비를 한다.

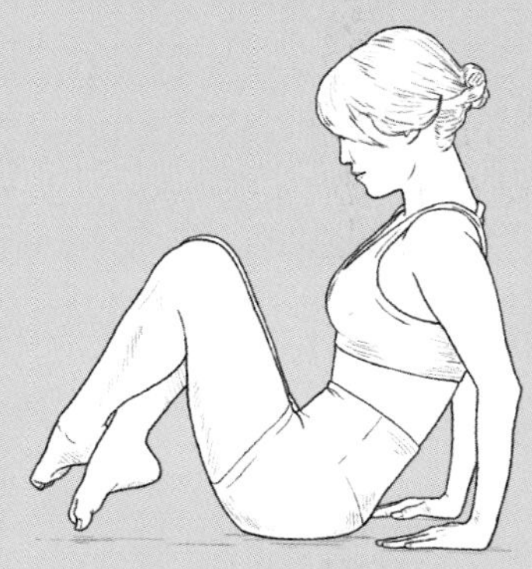
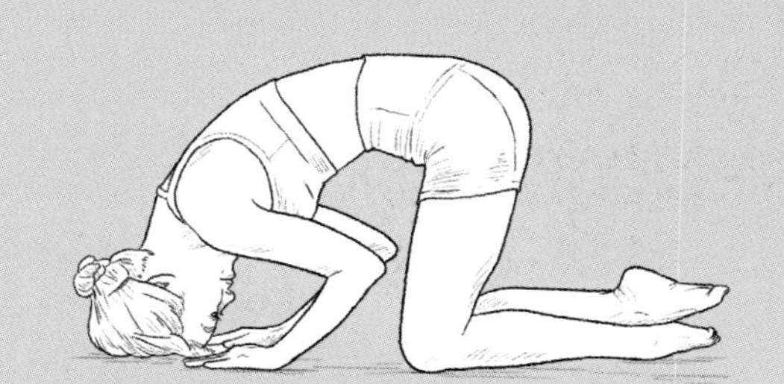

게 변형운동

응용운동

게를 수행하면서 몸통을 뒤로 굴린 자세에서 다리의 교차를 풀고 다시 교차시킨다. 무릎을 구부린 상태를 유지하거나 그림에서처럼 편 다음 다시 구부릴 수도 있다. 이 응용운동은 게에 재미있는 도전을 추가한다. 다리와 팔을 신속히 움직이려면 많은 관련 근육을 조화롭게 사용하여 중심부의 안정성 또는 동작의 흐름을 방해하지 않도록 해야 한다. 또한 이 응용운동에서는 손의 자세가 약간 다른데, 이러한 자세는 발을 보다 중립적인 자세로 유지하는 데 도움이 될 수도 있다. 움직임 중 가장 어려운 상향 단계에서 날숨을 유지하면서 새로운 요소들을 조심스럽게 포함시키는 시간을 갖으려면 호흡 패턴을 조정한다. 뒤로 구르면서 숨을 내쉬고, 다리를 변화시키면서 들이쉬며, 위로 구르면서 내쉬고, 부드럽게 목을 신장시키면서 들이쉰다.

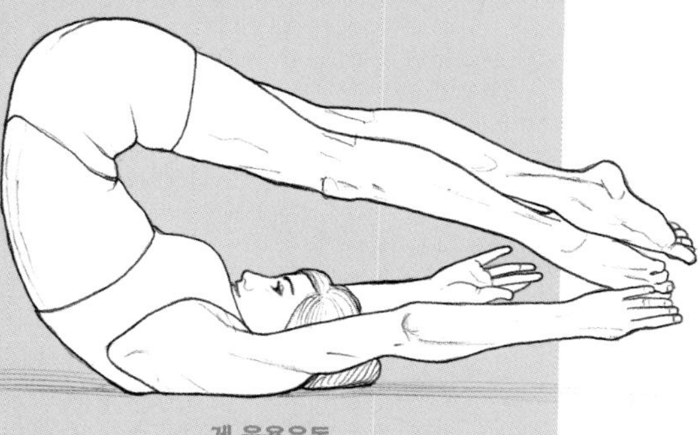

게 응용운동

다리 벌려 몸통 굴리기

Rocker With Open Legs(Open–Leg Rocker)

6-5

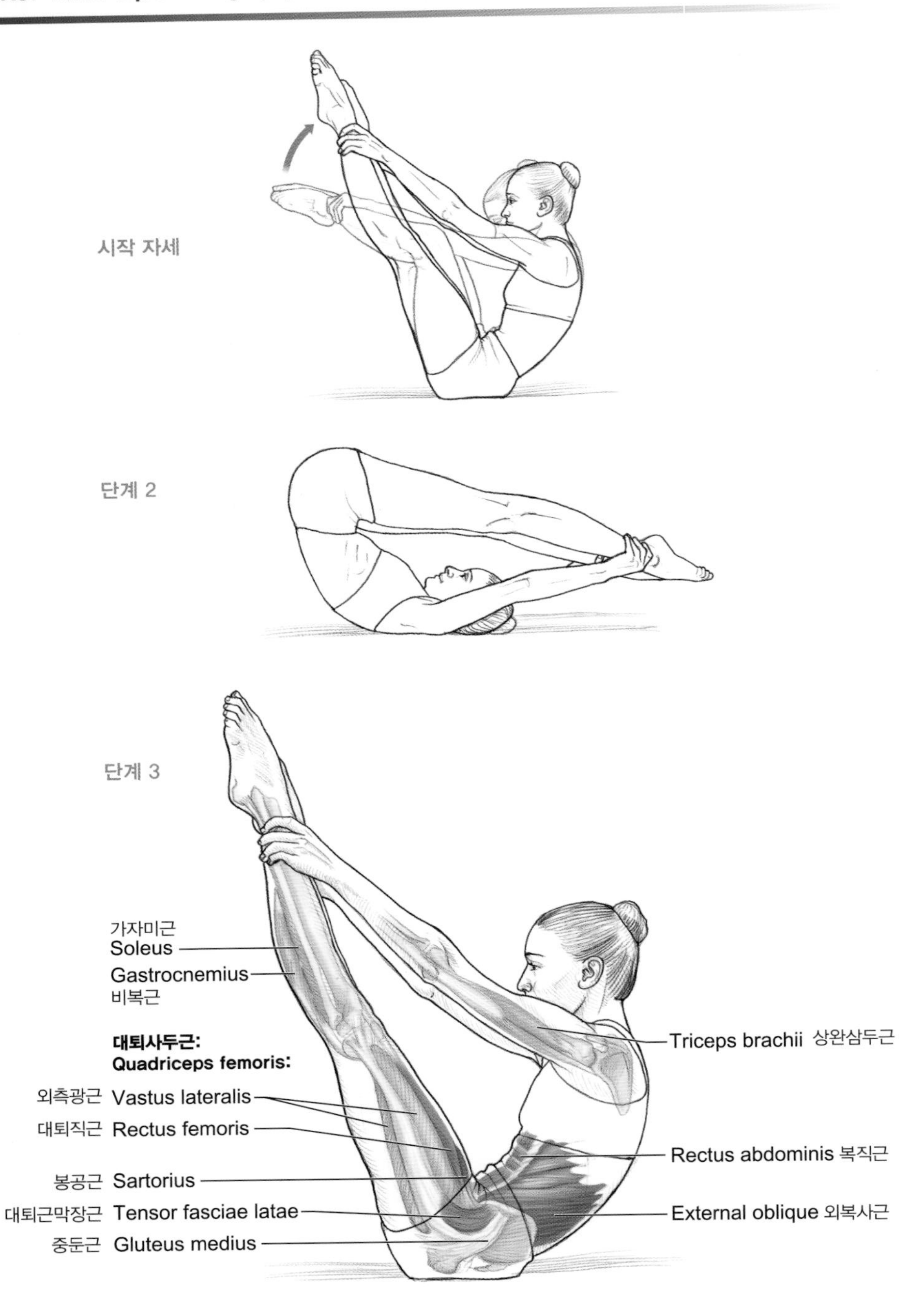

운동

1. '시작 자세.' 앉아서 무릎을 가슴 가까이로 가져가고 어깨너비 정도로 벌린 채 몸통을 뒤로 기울여 좌골에서 균형을 잡으면서 등 하부가 C 커브를 이루도록 한다. 손으로 발목 바로 위 다리를 잡는다. 양 무릎을 펴서 몸통과 V자 자세를 형성한다.
2. '숨을 들이쉰다.' 그림에서처럼 몸통을 뒤로 등 상부로 굴린다.
3. '숨을 내쉰다.' 몸통을 앞으로 굴려 V자 자세로 되돌아간다. 그림을 참조한다. 이러한 운동을 5회 반복한다.

표적근육

척추 굴근 및 전방 안정근: 복직근, 외복사근, 내복사근, 복횡근
고관절 굴근: 장요근, 대퇴직근, 봉공근, 대퇴근막장근, 치골근

동반근육

척추 신근: 척추기립근
고관절 신근: 대둔근, 햄스트링
고관절 외전근: 중둔근, 소둔근
슬관절 신근: 대퇴사두근
발목관절 족저굴근: 비복근, 가자미근
어깨관절 굴근: 전삼각근, 대흉근(쇄골 부분)
팔꿈치관절 신근: 상완삼두근

테크닉 지침

- 단계 1에서 복근을 수축시켜 약간의 골반 후방경사를 만들고, 고관절 굴근이 수축하여 다리의 지지를 도우면서, 특히 슬관절 신근이 다리를 펴면서 등 하부가 아치를 이루지 않도록 한다. 고관절 외전근이 V자 자세에서 다리를 벌리면서 팔로 다리가 너무 넓게 벌어지지 않도록 하며, 어깨관절 굴근은 다리를 매트에서 드는 고관절 굴근을 보조한다.
- 단계 2를 시작할 때 복벽 하부를 한층 더 들이 당겨 전상방 장골극이 후방으로 회전하고 몸통이 등 상부로 부드럽게 구르도록 한다.
- 몸이 뒤로 구르면서 팔꿈치를 신전시킨 상태를 유지하고 고관절 신근을 사용하여 다리가 가슴 쪽으로 처지지 않도록 한다.
- 단계 3을 시작할 때 고관절 신근을 사용하여 다리를 가슴에서 멀어지게 해서 몸이 원하는 방향으로 굴러가도록 돕는 것을 생각한다. 비록 팔이 고관절 각도로 실제 변화를 멈출 것이지만 말이다. 단계 3의 후기에서 몸이 앞으로 구를 때 C 커브를 심화시켜 구르기를 도우면서 복근을 사용하여 흉곽의 앞쪽을 아래로 당겨 몸통 상부가 균형 잡힌 V자 자세로 감아올려지도록 돕는다.
- 운동 내내 슬관절 신근으로 무릎을 펴고 발목관절 족저굴근으로 발을 가볍게 세운 상태를 유지하여 긴 다리 라인을 유지한다. 다리를 공간에서 내뻗는 것을 생각한다.

- 견갑골을 중립 자세로 유지하는 데 집중한다. 어깨가 귀 쪽으로 올라가지 않도록 하며, 특히 V자 자세를 취할 때 그렇다.
- '상상해본다.' 척추가 마치 흔들의자처럼 뒤쪽과 앞쪽으로 부드럽게 흔들리는 모습을 상상해본다.

운동 포커스

다리 벌려 몸통 굴리기는 또 하나의 대표적인 필라테스 운동으로, 아름다운 모습과 난이도 때문에 흔히 사진에 등장한다. 이 운동은 몸통 감아 뒤로 굴리기(운동 6-2)에서 연습한 많은 기술을 사용하나, 다리를 편 자세가 난이도를 상당히 증가시킨다. 이러한 자세는 많은 사람에게 유익한 햄스트링 스트레칭을 제공하고 균형 감각을 현저히 증진시킨다. 이 운동에서 사용되는 V자 자세는 티저(운동 5-9)의 필수 요소이기도 하다.

맞춤형 운동

변형운동

햄스트링이 긴장되어 있을 경우에는 발목보다는 종아리를 잡도록 한다. 이 정도로도 조정이 충분하지 않은 경우에는 무릎을 약간 구부리고 넓적다리의 뒤쪽을 잡는다.

반대로 햄스트링이 아주 유연할 경우에는 V자 자세를 조금 더 좁게 유지한다. 또한 팔꿈치를 편 상태를 유지하고 다리를 약간 멀리 미는 데 집중하여 특히 단계 2에서 뒤로 구르는 동안 다리가 가슴 쪽으로 더 가까워지지 않도록 한다.

응용운동

또한 이 운동은 그림에서처럼 등을 곧게 펴고 수행할 수 있다. 이 응용운동에서는 단계 3의 위로 굴리기 마무리에서 척추를 천장 쪽으로 대각선으로 신전시키면서 복근을 사용하여 골반의 중립 자세를 유지하는 데 세심한 주의를 기울여야 한다. 이렇게 하면 균형과 다리 지지가 모두 어려운 이 자세에서 골반이 전방으로 경사되지 않도록 하면서 척추 신근을 사용하여 등을 곧게 펴는 유용한 기술을 터득하는 데 도움이 된다.

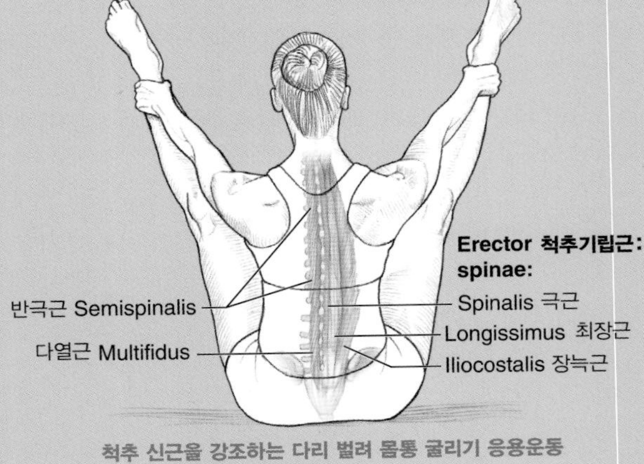

척추 신근을 강조하는 다리 벌려 몸통 굴리기 응용운동

상급운동

시작 자세에서 오른손으로 왼쪽 발목의 내측을 잡고 왼팔을 앞쪽으로 뻗어 왼쪽 발목의 외측에 둔다. 골반이 정면을 향하게 한 상태를 유지하면서 약간의 몸통 회전을 등 상부로 제한하는 데 집중한다. 단계 2에서 골반, 등 하부 및 등 중간의 중앙을 따라 뒤로 구른다. 그러나 굴러 오르기(단계 3)에서 척추가 매트에서 들리자마자, 그림에서처럼 왼팔을 머리 위로 가져가면서 몸통을 왼쪽 다리 쪽으로 회전시켜 복사근을 좀 더 단련하고 균형을 보다 어렵게 한다. 이렇게 올린 자세에서 잠시 멈추며, 몸통을 다시 회전시켜 거의 앞쪽을 향하게 하면서 왼팔을 내려 반대쪽 팔과 정렬한다. 이를 3회 수행한 다음 반대 측으로 바꾸어 왼손으로 오른쪽 발목의 내측을 잡은 채 운동을 수행한다.

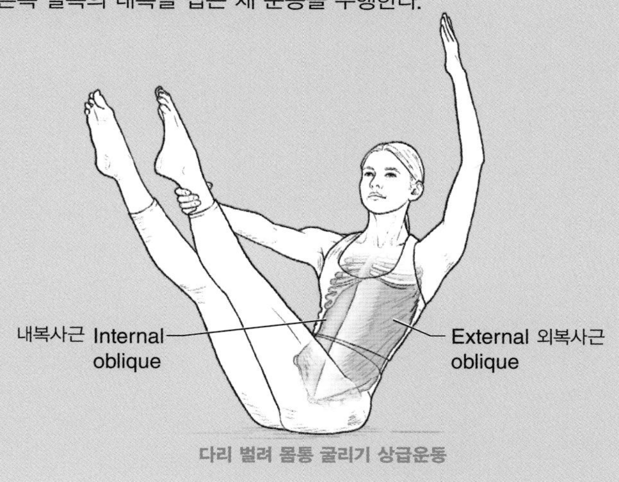

다리 벌려 몸통 굴리기 상급운동

다리 뻗어 몸 뒤집기

Rollover With Legs Spread(Rollover)

6-6

시작 자세

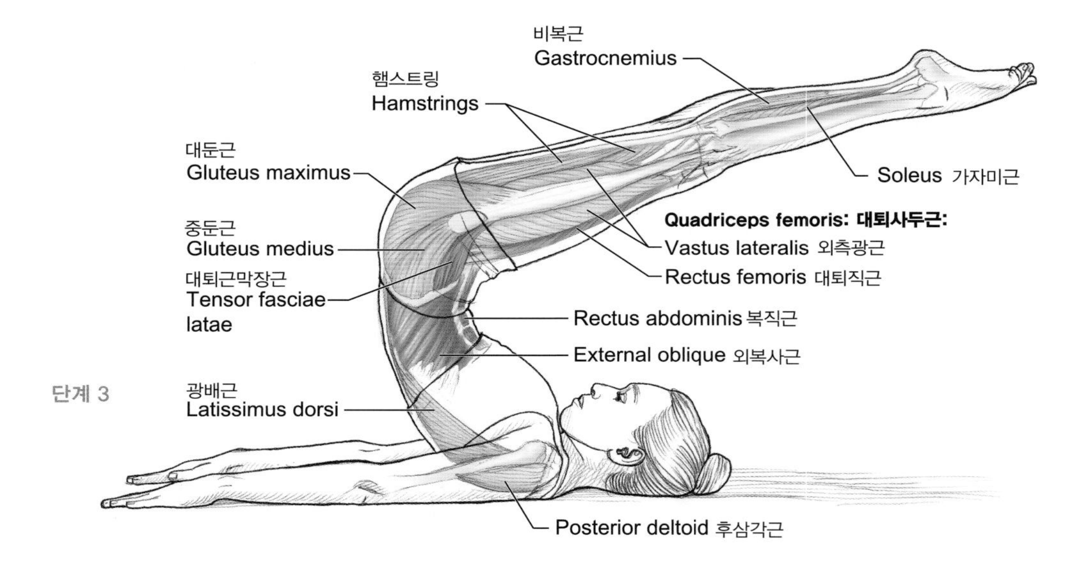

단계 3

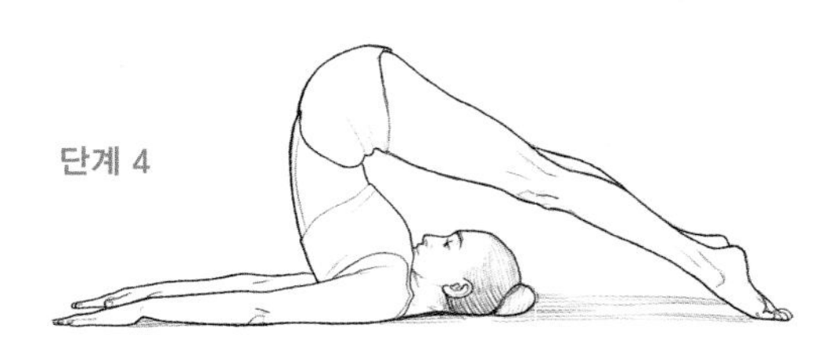

단계 4

운동

1. '시작 자세.' 바로 누워 팔을 몸의 양옆에 두고 손바닥을 아래로 향하게 한다. 다리를 매트와 약 60도 각도로 또는 60도에서 골반의 안정성을 유지할 수 없으면 그보다 더 높은 각도로 쭉 뻗어 든다.
2. '숨을 들이쉰다.' 다리를 수직 자세로 올린다(90도 고관절 굴곡).
3. '숨을 내쉰다.' 척추를 구부려 골반을 매트에서 떼고 그림에서처럼 다리가 머리 위를 지나면서 골반을 어깨 쪽으로 가져간다.
4. '숨을 들이쉰다.' 그림에서처럼 발을 매트 쪽으로 내려 유연성이 허용하면 매트에 닿게 한 다음, 다리를 어깨너비로 벌린다.
5. '숨을 내쉰다.' 척추를 다시 펴서 매트로 천천히 내린다. 골반이 매트와 완전한 접촉에 이르면, 다리를 더 멀리 내리고 다시 모아 시작 자세로 되돌린다.
6. 이와 동일한 연속동작을 단계 1에서 다리를 벌려 시작한 다음, 단계 4에서 머리 위에 있을 때 모은다. 다리를 모은 상태에서 내리고 단계 5에서 운동을 반복할 준비를 하면서 벌린다.
7. 이러한 운동을 단계 1에서 다리를 모은 채 시작해 3회 그리고 다리를 벌린 채 시작해 3회 반복한다.

표적근육

척추 굴근: 복직근, 외복사근, 내복사근
고관절 굴근: 장요근, 대퇴직근, 봉공근, 대퇴근막장근, 치골근

동반근육

전방 척추 안정근: 복횡근
척추 신근: 척추기립근
고관절 신근: 대둔근, 햄스트링
고관절 외전근: 중둔근, 소둔근
고관절 내전근: 장내전근, 단내전근, 대내전근, 박근
슬관절 신근: 대퇴사두근
발목관절 족저굴근: 비복근, 가자미근
어깨관절 신근: 광배근, 대원근, 후삼각근

테크닉 지침

- 단계 1과 2에서 고관절 굴근이 다리를 뻗어 든 다음 수직으로 올리면서 복벽을 척추 쪽으로 들이 당겨 골반 안정성의 유지를 돕고 등 하부가 아치를 이루지 않도록 한다.
- 단계 3 초기에서 복근을 사용하여 골반을 후방으로 경사시키고 척추를 순차적으로 구부린다. 척추의 바닥으로부터 시작하고 몸을 뒤집는 단계에서 요추 굴곡을 극대화한다. 척추가 아주 유연한 사람은 동시에 척추 신근을 미세하게 수축시켜 등 중간과 상부가 주저앉아 지나치게 굴곡되지 않도록 하면서 원하는 C자 자세를 이룰 필요가 있다.
- 단계 3에서 고관절 신근을 사용하여 다리가 매트에서 떨어져 있도록 한 다음, 단계 4에서 다리가 내

려가 매트에 닿으면서 이 근육을 사용하여 다리를 제어한다. 고관절 외전근을 사용하여 다리를 약간 벌린다.

- 다리를 가슴 가까이 유지하고, 단계 5에서 복근이 매트로 척추의 순차적인 하강을 제어하면서 몸통 하부의 감겨진 상태를 가능한 한 오래 유지하는 데 집중한다. 몸통을 완전히 내린 후에는 고관절 굴근이 다리의 하강을 제어하고 고관절 내전근이 다시 다리를 모으면서, 복근을 사용하여 골반과 등 하부의 안정성을 유지하는 데 집중한다.
- 운동 내내 슬관절 신근으로 무릎을 펴고 발목관절 족저굴근으로 발을 가볍게 세운 상태를 유지하여 긴 다리 라인을 유지한다. 다리가 어느 방향으로 이동하든 다리를 공간에서 내뻗는 것을 생각한다.
- 단계 3에서 골반을 매트에서 올리면서 팔을 매트로 밀어 어깨관절 신근을 사용함으로써 몸통 상부의 올림을 돕는다. 단계 5에서 몸통을 매트로 내리면서 팔을 매트로 밀면 어깨관절 신근이 신장성으로 작용하여 이러한 어려운 단계의 움직임을 도울 수 있다.
- '상상해본다.' 움직임의 상향 단계에서 골반을 볼 주위로 감은 다음, 골반이 내려가기 시작하면서 볼을 발 쪽으로 풀어주는 모습을 상상해본다.

운동 포커스

다리 뻗어 몸 뒤집기를 몸통 감기(운동 5-2)와 반대의 움직임이라고 생각하라. 여기서는 흉곽을 골반 쪽이 아니라 골반을 흉곽 쪽으로 가져가는 데 강조점을 둔다. 골반으로 움직임을 시작하는 것에 집중하면 등 하부에서 각각의 요추 추골을 순차적으로 움직여 굴곡시키는 척추 분절 움직임 기술을 터득하는 데 유용하다. 또한 이는 복근을 사용하여 골반을 후방으로 경사시키는 기술을 터득하는 데에도 도움이 된다. 이 후자의 기술은 골반이 전방으로 경사되는 경향에 대항하는 데 필수적인데, 이 흔한 자세 문제는 헌드레드(운동 5-4)와 티저(운동 5-9) 같이 다리를 중심부에서 멀어지게 하는 움직임에 흔히 동반된다. 또한 골반을 후방으로 경사시키면 하복부에서 더 많은 근섬유를 활성화해 그러한 운동이 중심부 안정성을 기르는 데 중요해지는 것으로 나타났다. 마지막으로, 이 운동은 많은 사람에게 햄스트링과 척추 신근의 강한 동적 스트레칭을 제공한다.

다리 뻗어 몸 뒤집기는 많은 잠재적인 효과를 제공하지만, 다리를 머리 위로 가져가는 동작은 등 상부와 목의 가중 굴곡(weighted flexion)을 일으키고 이는 많은 사람에게 적합하지 않다. 목이나 등에서 불편을 경험하지 않는 범위로 운동하도록 한다. 의사와 상담하여 해당되는 경우에는 필요에 따라 이 운동을 빼거나 변형시킨다.

맞춤형 운동

변형운동

단계 3과 4에서 목이 아니라 주로 어깨와 등 상부로 체중을 지지한다는 느낌이 드는 지점으로만 척추를 감아올리고 다리를 내린다. 이렇게 하면 목에 가해지는 스트레스가 감소할 수 있다. 햄스트링이 긴장되어 있을 경우에는 우선 다리가 매트에 닿는 대신 매트와 평행한 자세로 운동한다. 햄스트링이 유연하지 못해 이도 불가능할 경우에는 다리를 머리 위로 올리면서 무릎을 약간 구부리도록 한다. 척추나 어깨가 긴장되어 있어 몸을 뒤집는 단계에서 골반을 어깨 위로 가져가지 못할 경우에는 다리를 머리 위로 뻗으면서 제어를 통한 균형(운동 6-8)의 변형운동에서처럼 팔꿈치를 구부리고 손을 사용하여 골반을 지지한다.

응용운동

또한 이 운동은 다리가 머리 위에 있는 자세에서 햄스트링의 동적 스트레칭을 강조하기 위해 발을 굴곡시키고(발목관절 족배굴곡) 시작 자세로 되돌아가면서 발을 세워 수행할 수 있다.

상급운동

원래의 운동에서는 팔, 특히 어깨관절 신근이 두드러진 역할을 한다. 팔은 양 방향에서 모두 척추의 분절 움직임을 지지해, 뒤집기 단계에서 척추를 매트에서 들어 올리는 동작을 그리고 감아 내리기 단계에서 척추를 매트로 내리는 동작의 감속을 보조한다. 팔의 보조를 감소시키면 운동이 현저히 더 어려워진다. 이러한 감소를 가져오는 방법에는 약간 더 어려운 것에서 훨씬 더 어려운 것까지 있다. 첫째 대안은 간단히 전완을 회외시켜 손바닥을 위로 향하게 하는 것이다. 이렇게 하면 약간의 어깨 외회전도 일어날 것이며, 이는 자세 관점에서 유익할 수 있다. 다음 대안은 팔을 머리 위로 올려 매트에 놓고 손바닥을 위로 향하게 하는 것이다. 마지막이자 가장 어려운 대안은 팔을 T자 자세로 놓고 손바닥을 위로 향하게 하는 것이다. 이 모든 유형의 운동에서 척추를 매트에서 들어 올릴 때 다리의 탄력을 이용하는 것을 최소화하도록 한다.

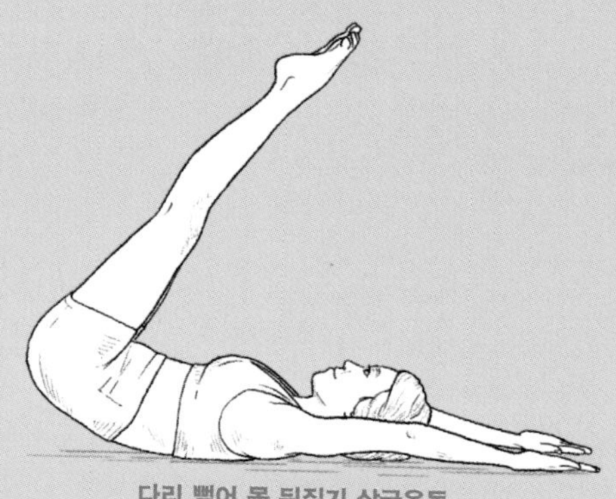

다리 뻗어 몸 뒤집기 상급운동

상 편

부메랑
Boomerang

6-7

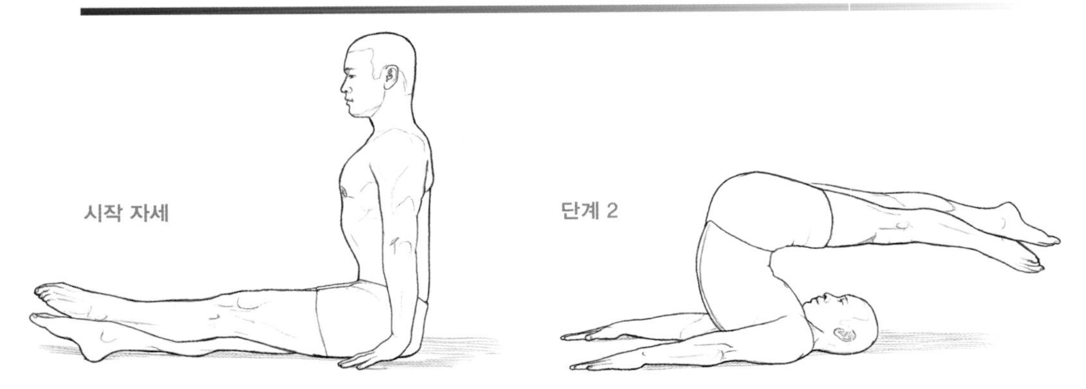

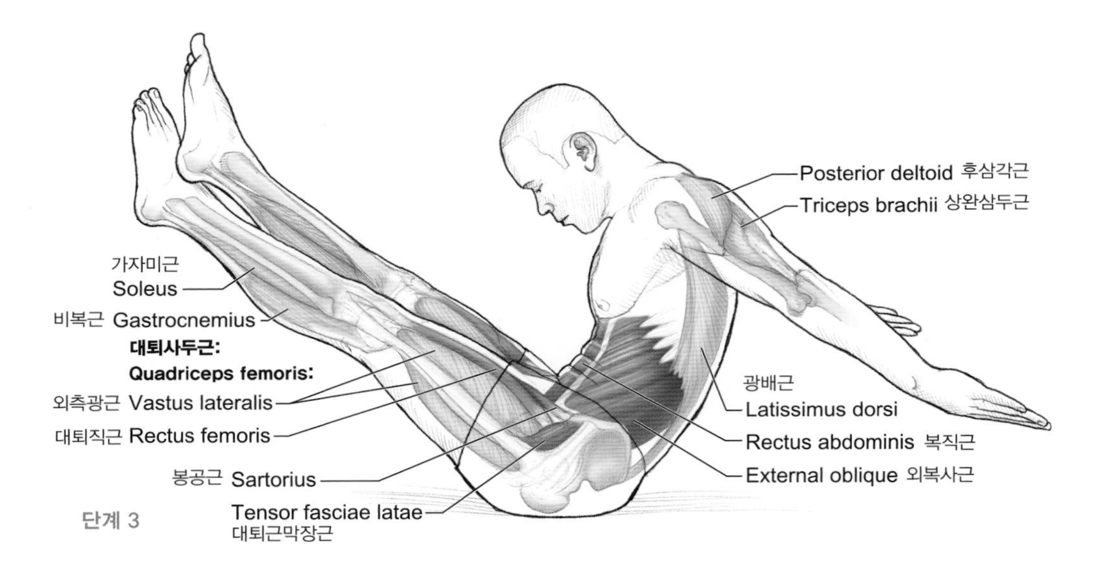

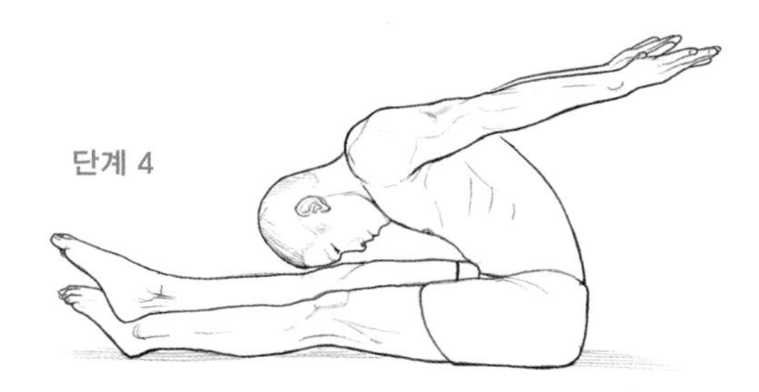

운동

1. '시작 자세.' 똑바로 앉아 다리를 앞으로 펴며, 한쪽 발목을 다른 쪽 위에서 교차시키고 발을 세운다. 팔을 몸의 양옆 가까이 두고 손바닥을 매트에 놓는다.
2. '숨을 내쉰다.' 그림에서처럼 몸통을 매트로 감아올리고 다리를 머리 위로 뻗는다. 다리 뻗어 몸 뒤집기(운동 6-6)를 참조해 뒤집기 단계에서 활성화되는 주요 근육을 알아본다. 다리를 바꿔 반대쪽 발목이 앞에서 교차되도록 한다.
3. '숨을 들이쉰다.' 몸통을 앞과 위로 굴려 V자 자세를 취하면서 손바닥이 위로 향한 채 팔을 뒤로 뻗는다. 그림을 참조한다.
4. '숨을 내쉰다.' 다리를 매트로 내리고, 그림에서처럼 머리를 무릎으로 또는 유연성이 허용하는 한에서 멀리 내리면서 계속해서 팔을 뒤와 위로 뻗는다.
5. '숨을 들이쉰다.' 이러한 몸통 자세를 유지하면서 팔을 앞쪽으로 원을 그리며 넘긴다.
6. '숨을 내쉰다.' 몸통을 뒤와 아래로 굴려 단계 2에서처럼 감아올린다. 이러한 운동을 6회 반복하면서 발목을 교대로 위쪽에 올린다. 최종 반복 후 시작 자세로 되돌아간다.

표적근육

척추 굴근: 복직근, 외복사근, 내복사근
고관절 굴근: 장요근, 대퇴직근, 봉공근, 대퇴근막장근, 치골근

동반근육

전방 척추 안정근: 복횡근
척추 신근: 척추기립근
고관절 신근: 대둔근, 햄스트링
고관절 외전근: 중둔근, 소둔근
고관절 내전근: 장내전근, 단내전근, 대내전근, 박근
슬관절 신근: 대퇴사두근
발목관절 족저굴근: 비복근, 가자미근
어깨관절 굴근: 전삼각근, 대흉근(쇄골 부분)
어깨관절 신근: 광배근, 대원근, 후삼각근
어깨관절 외전근: 중삼각근, 극상근
팔꿈치관절 신근: 상완삼두근

테크닉 지침

- 단계 2에서 고관절 굴근이 다리를 매트에서 들어 올리면서 복근을 안쪽과 위쪽으로 당겨 등 하부가 아치를 이루지 않도록 한 다음 몸통을 감아올리면서 이러한 복근의 작용으로 골반의 후방경사를 만들도록 한다. 몸통 감아올리기를 시작할 때에는 다리와 골반을 함께 움직이는 것을 생각한다. 고관절 굴곡의 각도를 일정하게 유지하도록 한다.

- 단계 2의 끝에서 고관절 신근을 사용하여 다리가 매트에서 들리도록 하고, 다리를 바꾸면서 높이를 일정하게 유지한다. 고관절 외전근으로 다리를 약간 벌리고 고관절 내전근으로 다리를 오므리면서 반대쪽 다리를 앞으로 둔다.
- 단계 3의 초기 단계에서 복근을 사용하여 골반과 척추의 순차적인 하강을 제어한 다음 후기 단계에서 이러한 복근으로 몸통 상부의 들림을 도와 V자 자세를 취한다. 먼저 고관절 신근이 다리를 머리에서 멀리 반대 방향으로 가져가고, 다음 고관절 굴근이 활성화되어 다리를 매트에서 들고 몸통의 올림을 도와 V자 자세를 취하게 한다.
- 단계 4에서 고관절 굴근을 신장성으로 사용하여 다리를 부드럽게 내리면서 복근이 골반의 전방경사를 막도록 한다. 척추 신근은 신장성으로 작용하여 척추의 전방 동작(굴곡)을 제어한다.
- 운동 내내 고관절 내전근으로 다리를 교차시키고, 슬관절 신근으로 무릎을 펴며, 또 발목관절 족저굴근으로 발을 가볍게 세운 상태를 유지해 긴 다리 라인을 유지한다.
- 팔을 매트로 밀어 어깨관절 신근의 사용을 촉진함으로써 단계 2에서 몸통 상부의 올림을 돕고 단계 3에서 그 내림을 제어한다. 단계 3과 4에서 팔이 더 이상 매트와 접촉하지 않으면 어깨관절 신근을 사용하여 팔을 뒤쪽으로 올린다. 이들 단계에서는 팔을 뒤와 위로 뻗는 것을 생각해 팔이 내회전하여 광배근의 사용을 촉진하고 팔꿈치관절 신근이 팔꿈치가 펴진 상태를 유지하도록 한다.
- 단계 5에서 팔을 뒤쪽에서 앞쪽으로 원을 그리며 넘길 때 어깨관절 외전근이 손이 매트에 닿지 않고 넘어가도록 돕는다. 팔이 앞쪽에 이르면서 팔 뻗은 자세를 유지하고, 어깨관절 굴근을 신장성으로 사용하여 팔을 시작 자세로 내린다.
- '상상해본다.' 이 운동의 이름인 부메랑은 율동적으로 교차하고 아치 형태를 이루는 이 움직임의 특성에 대해 유용한 이미지를 제공한다. 부메랑은 한 방향으로 아치를 이루면서 날아가다 방향을 되돌려 다시 아치를 이루면서 시작 지점으로 온다.

운동 포커스

부메랑은 전신이 공간에서 움직이므로 중심부 안정성과 균형을 역동적으로 단련시키는 복잡한 운동이다. 이 운동은 광범위한 근육을 동원하지만 근력 발달에 역점을 두기보다는 전신 협동과 중심부 제어를 촉진하는 방식으로 동원한다. 또한 이 운동은 햄스트링, 척추 신근과 어깨관절 굴근에 동적 스트레칭을 제공한다. 부메랑은 다리 뻗어 몸 뒤집기(운동 6-6)와 티저(운동 5-9)의 특성을 기타 요소와 접목한다. 이들 두 운동을 능숙하게 할 때까지는 이 운동을 시도해서는 안 된다. 그러한 때라도 이 운동은 상급에 속하므로 자신에게 적합한 경우에만 해야 한다.

맞춤형 운동

변형운동

햄스트링의 유연성이 부족할 경우에는 위로 굴려 V자 자세를 취하고 앞쪽으로 스트레칭 하면서(원래 운동 또는 응용운동의 단계 3과 4) 무릎을 약간 구부려 스트레칭을 완화한다. 아울러 복근의 근력이 단계 4에서 다리의 내림을 제어하기에 충분하지 않을 경우에는 V자 자세를 취한 후 무릎을 충분히 구부려 발이 매트에 닿도록 한다. 그런 다음 몸통을 앞쪽으로 구부리면서 햄스트링의 유연성이 허용하는 한도의 위치로 발뒤꿈치를 밀어낸다. 무릎을 구부리면 햄스트링이 느슨해지는 외에 다리의 하중이 고관절에 더 가까워져 그 하중을 지지하기가 보다 쉬워진다.

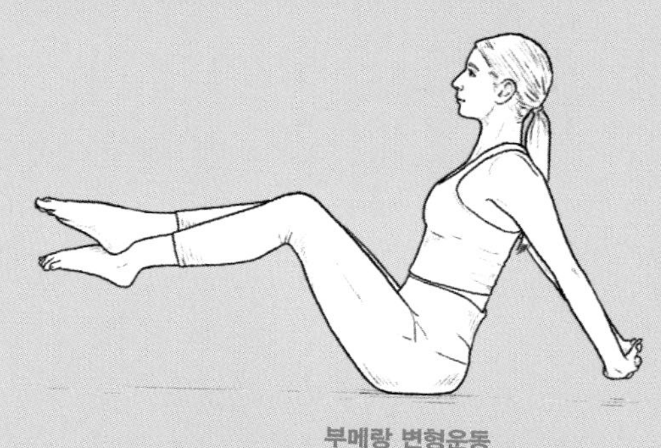

부메랑 변형운동

응용운동

V자 자세에서 척추 굴곡을 유지하기보다는 티저(운동 5-9)의 응용운동에서 설명하였듯이 등 상부의 신전을 이용해 이 운동을 수행한다. 단계 3에서 팔을 앞쪽으로 가져가 머리 위로 올린 자세를 취한 다음 측면 및 뒤쪽으로 원을 그리며 내린다. 그림에서처럼 손을 깍지 끼며, 등 상부를 천장 쪽으로 들어 올리면서 견갑골을 약간 아래로 당기고 모으는 것을 강조한다. 팔을 뒤로 뻗으면서 어깨를 구부정하게 하는 대신 펴면 어깨관절 굴근에 현저한 스트레칭이 된다. 단계 4에서 다리를 내린 후 팔을 측면 및 앞쪽으로 원을 그리며 발 쪽으로 가져간다.

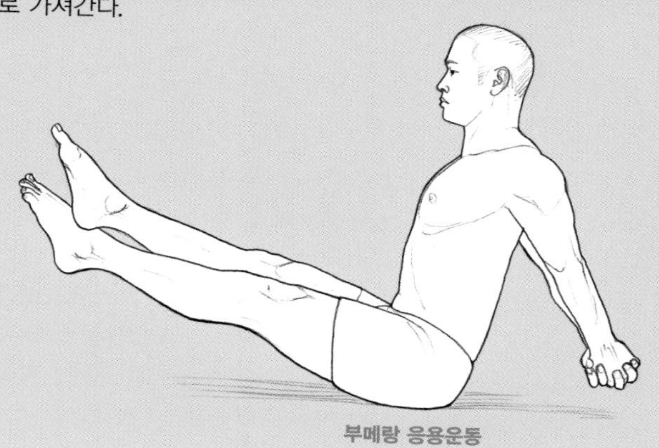

부메랑 응용운동

제어를 통한 균형

Control Balance

6-8

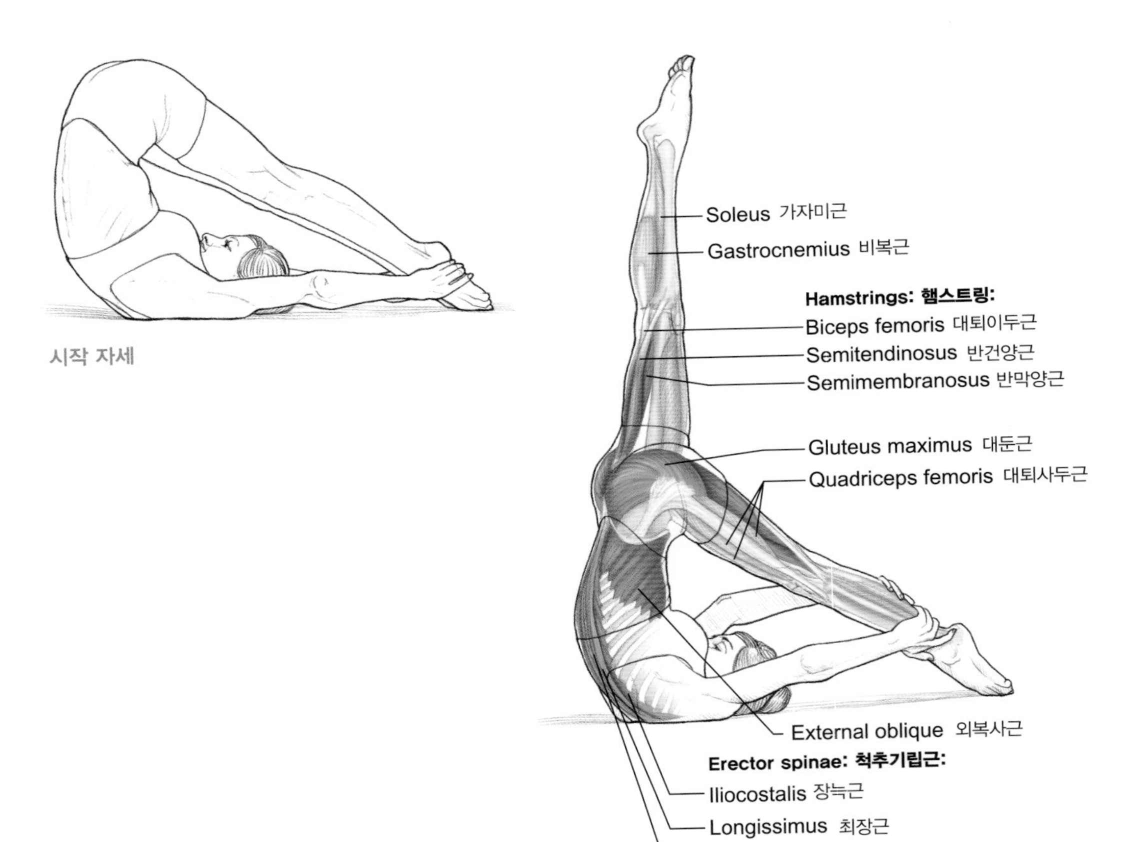

시작 자세

단계 2

운동

1. '시작 자세.' 다리 뻗어 몸 뒤집기(운동 6–6)를 수행하며, 다리를 머리 위로 두고 발을 가볍게 세워 매트에 대거나 뻗을 수 있는 한에서 매트에 가깝게 한 상태를 유지한다. 팔을 원을 그리며 머리 위로 넘겨 발의 양옆을 잡는다.
2. '숨을 내쉰다.' 손을 움직여 한쪽 손으로 아래쪽 다리의 외측 발목을 그리고 다른 쪽 손으로 종아리를 잡는다. 위쪽 다리를 천장 쪽으로, 이상적으로는 그림에서처럼 수직 자세로 올린다.
3. '숨을 들이쉰다.' 아래쪽 다리를 놓아주며, 다리를 바꿔 반대쪽(아래쪽) 다리를 천장 쪽으로 뻗고 손으로 다른 쪽 다리의 외측 발목과 종아리를 잡는다. 이러한 운동을 각각의 측면으로 3회씩 총 6회 반복

한다. 마지막 반복 후 양발을 매트로 내리고 척추를 다시 아래로 매트로 기울인다.

표적근육

척추 굴근: 복직근, 외복사근, 내복사근
척추 신근: 척추기립근(극근, 최장근, 장늑근), 반극근, 후방 심부 척추 근육
고관절 신근: 대둔근, 햄스트링(반막양근, 반건양근, 대퇴이두근)

동반근육

전방 척추 안정근: 복횡근
고관절 굴근: 장요근, 대퇴직근
슬관절 신근: 대퇴사두근
발목관절 족저굴근: 비복근, 가자미근
어깨관절 굴근: 전삼각근, 대흉근(쇄골 부분)

테크닉 지침

- 단계 1에서 다리를 머리 위로 둘 때 복근을 사용하여 척추의 C 커브를 유지하고 골반을 어깨 위로 유지하는 데 집중한다. 동시에 아래의 척추 신근을 작게 수축시켜 골반의 후방경사를 감소시키고, 미골을 천장 쪽으로 뻗는 것을 생각한다. 다리를 교대로 들어 올리고 내리면서 이러한 중심부 자세를 안정되게 유지하도록 한다.
- 단계 2에서 한쪽 다리를 천장 쪽으로 뻗으면서 고관절 신근을 사용하여 넓적다리의 뒤쪽을 올려 골반 라인과 일치시키는 데 집중한다. 단계 3에서 다리를 바꿀 때 고관절 신근의 신장성 수축으로 위쪽 다리의 하강을 부드럽게 제어하면서 다른 쪽 다리의 동일한 근육을 단축성으로 사용하여 다리를 올린다.
- 안정성을 보조하기 위해 어깨관절 굴근을 사용하여 아래쪽 다리의 발목을 당겨 내린다. 아래쪽 다리를 안정되게 유지하면, 또한 고관절 굴근을 사용하여 몸통이 뒤로 매트 쪽으로 떨어지지 않도록 할 수 있다.
- 운동 내내 슬관절 신근으로 무릎을 펴고 발목관절 족저굴근으로 발을 가볍게 세운 상태를 유지해 긴 다리 라인을 유지한다.
- '상상해본다.' 다리가 컴퍼스와 같다고 상상해본다. 아래쪽 다리는 고정되어 있는 컴퍼스의 다리이다. 위쪽 다리는 수직 자세로 움직이는 컴퍼스의 다리이다.

운동 포커스

제어를 통한 균형은 어려운 운동으로, 한쪽 다리를 천장으로 뻗으면 몸통이 뒤로 매트 쪽으로 떨어지려 함에도 중심부의 제어를 통해 균형을 유지하는 능력을 길러준다. 균형을 잃지 않고 이 운동을 수행하기 위해서는 복근, 척추 신근, 고관절 신근과 고관절 굴근의 복잡한 활성화가 요구된다. 아울러 다리의 움직임은 흔히 긴장되어 있는 햄스트링과 고관절 굴근에 동적 유연성이란 면에서 잠재적인 효과를 제공한다.

강한 잠재적인 효과를 제공하지만, 이 운동은 등 상부와 목에 가해지는 가중 굴곡(다리 뻗어 몸 뒤집기[운동 6-6]에서 언급함) 위험을 심화시켜 이 운동 또는 변형운동이 자신에게 적합하다는 의사의 소견

을 받을 때까지는 피해야 한다.

맞춤형 운동

변형운동

만일 목에 가해지는 스트레스를 감소시키고자 하거나 햄스트링 또는 등 하부의 유연성이 단계 2의 자세를 취하기에 충분하지 않으면, 다음 변형운동을 고려한다. 단계 1에서 다리 뻗어 몸 뒤집기(운동 6-6)를 수행할 때 체중이 등 상부와 어깨에 의해 잘 지지된다고 생각되는 지점에서 멈춘다.

그런 다음 양손의 뒤꿈치를 등 하부의 양측에 두고 손가락을 양측 골반의 뒤쪽에 놓아 팔의 지지를 추가한다. 이 자세에서 유연성이 허용하고 편안함이 느껴지는 한도로 수직에 가깝게 한쪽 다리를 천장 쪽으로 뻗어 올린다. 다른 쪽 다리는 매트와 평행하게 또는 유연성이 허용하는 매트 위 높이로 둔다(그림 참조). 이 자세에서 다리를 바꾸되 다리를 움직이는 동안 내내 팔로 지지하는 상태를 유지한다. 팔의 지지를 추가함으로써 골반이 매트로 떨어지는 일 없이 머리 위 다리를 매트로부터 더 멀리 가져가면서 다리를 바꾸는 동작의 수행이 가능해진다.

만약 햄스트링과 등 하부가 극도로 긴장되어 있으면, 먼저 척추 스트레칭(운동 6-1)과 몸통 감아 뒤로 굴리기(운동 6-2)처럼 난이도가 덜한 필라테스 운동들로 유연성을 충분히 기른다. 자신에게 적합하다면, 다리 뻗어 몸 뒤집기(운동 6-6)에 능숙해진 후 제어를 통한 균형을 시도하는 것도 하나의 방법이다.

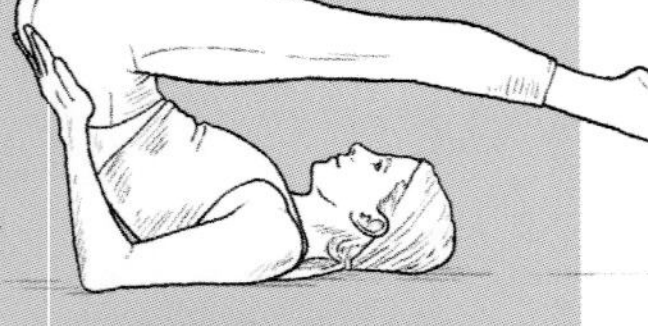

제어를 통한 균형 변형운동

응용운동

위쪽 다리가 정점에 있을 때 매트에 있는 발을 굴곡시킨 채(발목관절 족배굴곡) 2번의 부드러운 박동 및 연관된 2번의 타악기적인 날숨(운동 5-6 펴진 한쪽 다리 스트레칭에서 하였듯이)을 추가해 원래의 운동을 수행한다. 들숨을 쉬면서 다리를 바꾼다.

잭나이프
Jackknife

6-9

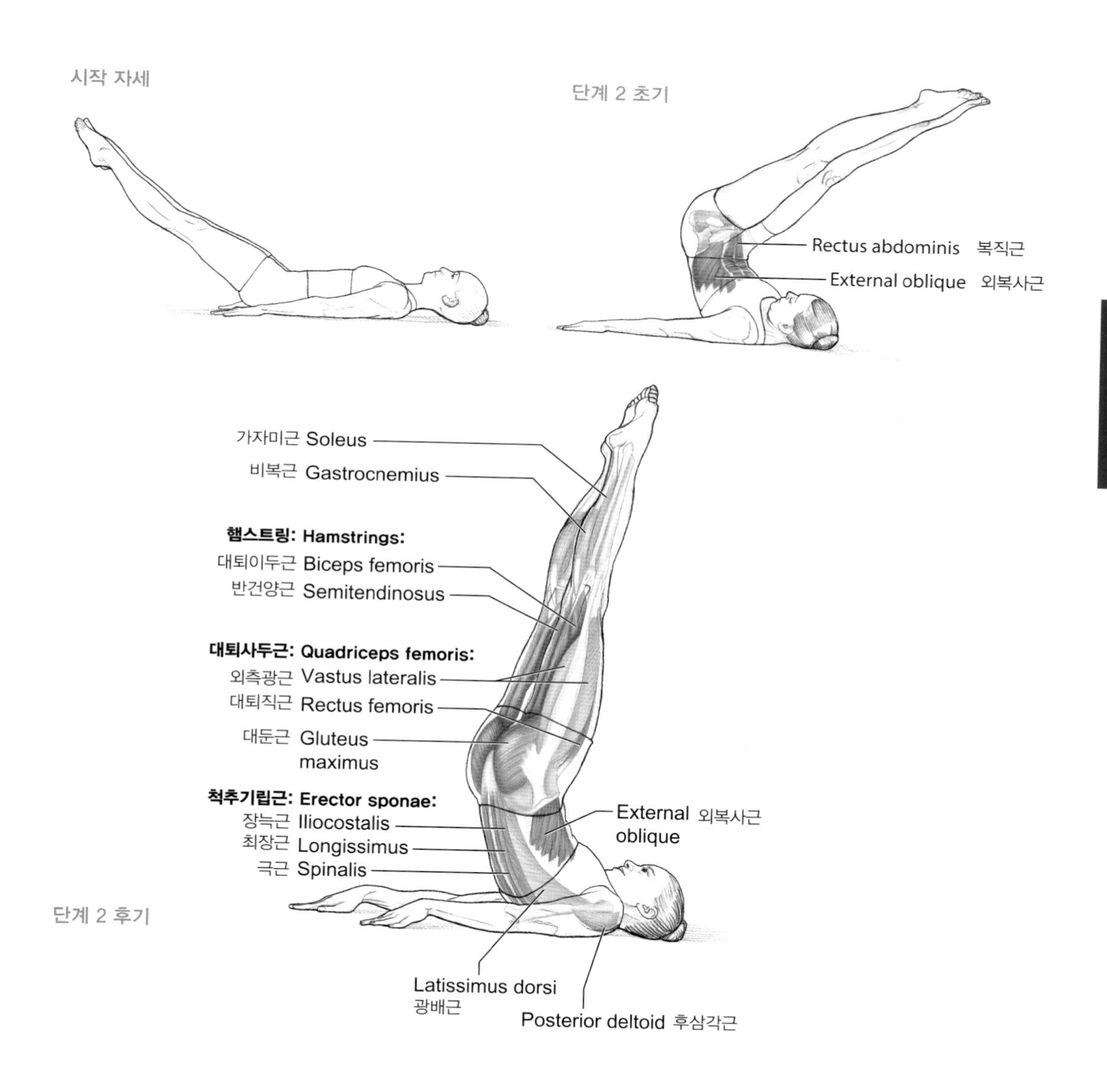

운동

1. '시작 자세.' 바로 누워 팔을 몸의 양옆에 두고 손바닥을 아래로 향하게 한다. 다리를 매트에 대해 약 60도 각도로 또는 60도에서 골반의 안정성을 유지할 수 없으면 그보다 더 높은 각도로 쭉 뻗어 든다. 발을 가볍게 세운다. 이 자세에서 다리를 수직으로 올린다(90도 고관절 굴곡).
2. '숨을 들이쉰다.' 척추를 구부리고 골반과 등 하부를 매트에서 떼며, 초기 그림에서처럼 다리가 머리와 반대 방향으로 대각선을 이루게 한다. 후기 그림에서처럼 다리와 골반을 천장 쪽으로 들어 올린다.
3. '숨을 내쉰다.' 몸통을 매트로 천천히 기울여 내린다. 골반이 매트와 완전히 접촉하면 다리를 수직을 거쳐 시작 자세로 되돌린다. 이러한 운동을 5회 반복한다.

표적근육

척추 굴근: 복직근, 외복사근, 내복사근
척추 신근: 척추기립근(극근, 최장근, 장늑근), 반극근, 후방 심부 척추 근육
고관절 굴근: 장요근, 대퇴직근, 봉공근, 대퇴근막장근, 치골근
고관절 신근: 대둔근, 햄스트링(반막양근, 반건양근, 대퇴이두근)

동반근육

전방 척추 안정근: 복횡근
고관절 내전근: 장내전근, 단내전근, 대내전근, 박근
슬관절 신근: 대퇴사두근
발목관절 족저굴근: 비복근, 가자미근
어깨관절 신근: 광배근, 대원근, 후삼각근

테크닉 지침

- 단계 1에서 고관절 굴근이 다리를 뻗어 든 다음 수직으로 올리면서 복벽을 척추 쪽으로 들이 당겨 골반의 안정성을 유지하도록 돕고 등 하부가 아치를 이루지 않도록 한다.
- 단계 2의 초기에서 복근을 사용하여 골반을 후방으로 경사시키고 척추를 바닥에서 시작해 순차적으로 매트에서 감아올린다. 또한 다리가 매트와 머리 위로 처지지 않도록 고관절 신근을 사용하여 다리를 대각선으로 유지한 다음, 단계 2의 후기에서 이 근육으로 다리를 천장 쪽으로 올린다.
- 다리가 올라가면서 동시에 팔을 매트로 밀어 어깨관절 신근을 사용하여 몸통 상부를 올리도록 도우면서 척추 신근이 등을 천장 쪽으로 신장시키도록 돕게 해서 발이 얼굴 위로 있도록 한다. 어깨가 대부분의 체중을 지지한다.
- 단계 3에서 몸을 다시 시작 자세로 내리면서 몸을 제어한다. 움직임을 마무리하면서 복근을 사용하여 골반의 후방경사를 중립 자세로 푸는 것을 제어한다.
- 운동 내내 내측 대퇴를 가볍게 당겨 모아 고관절 내전근을 활성화하는 것을 생각하면서 슬관절 신근이 무릎을 펴고 발목관절 족저굴근이 발을 세운 상태를 유지하여 길고 화살 같은 다리 라인을 이룬다.
- '상상해본다.' 운동 이름이 의미하듯이 잭나이프를 펼치고 접는 모습은 고관절을 정확하게 펼치고(신전) 접는(굴곡) 원하는 동작을 이루는 데 도움이 될 수 있다.

운동 포커스

잭나이프는 다리 뻗어 몸 뒤집기(운동 6-6)와 효과 면에서 공통점이 많은데, 예를 들면 햄스트링과 하부 척추 신근의 동적 스트레칭이다. 그러나 이 운동은 굴곡 단계들 사이에 척추의 신전을 포함시켜 척추의 분절 움직임을 더 단련시키고 두 다리가 천장으로 들려 균형 기술을 더 길러준다. 이러한 척추 신전의 사용은 척추 근육의 균형에 도움이 되고 척추 굴곡에만 초점을 두는 기타 많은 필라테스 운동으로부터 전환이 되어 유용하다.

맞춤형 운동

변형운동

그림에서처럼 팔을 사용하여 골반을 지지하고 등 하부와 햄스트링의 유연성이 허용하는 한도의 높이로만 발을 머리 위로 올린다. 이 변형운동은 목에 실리는 체중을 감소시킨다. 그러나 의사와 상담하여 원래 운동 또는 변형운동이 자신에게 적합한지를 알아본다.

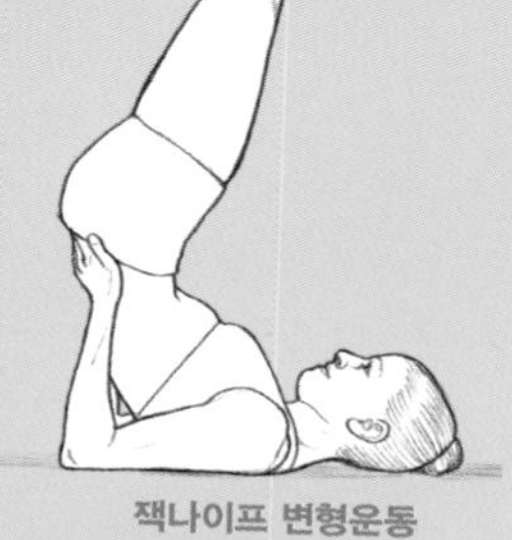
잭나이프 변형운동

응용운동

원래의 운동에 능숙해진 후, 그리고 원래의 운동이 자신의 몸에 적합한 경우에만, 단계 2에서 발을 내려 매트에 닿게 하고 다리를 천장 쪽으로 들어 올리면서 몸통을 보다 수직의 자세로 올리도록 한다.

상급운동

이 상급운동은 어려워 원래 운동과 응용운동의 수행에 고도로 능숙해진 후에만 시도해야 한다. 이 상급운동에서는 다리를 천장 쪽으로 들어 올린 후 척추를 제어하면서 내린다. 척추를 매트로 내리면서 다리를 가능한 한 수직선에 가깝게 유지하도록 한다. 보통 이러한 단계의 움직임에서는 어깨관절 신근이 힘써 작용한다. 몸통을 주저앉히지 않도록 하며, 움직임을 가능한 한 제어하고 부드럽게 한다.

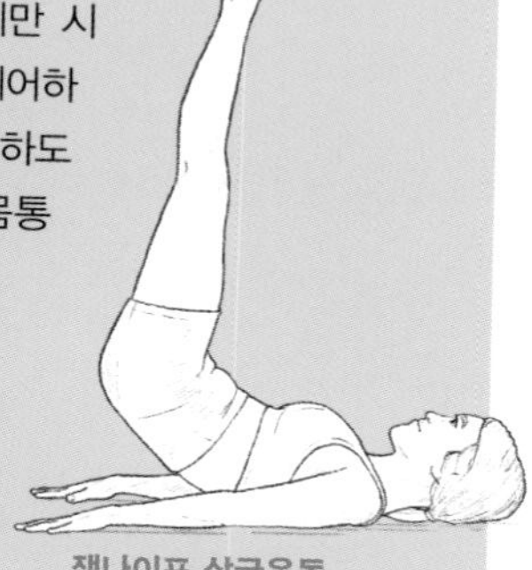
잭나이프 상급운동

상 급

7 기능적인 척추를 위한 몸통 들기

BRIDGING FOR A FUNCTIONAL SPINE

연구에 따르면 복벽을 안쪽으로 당기면 복횡근과 내복사근을 활성화하는 것으로 밝혀졌다. 제2장에서 설명하였듯이 이들 근육은 중심부 안정성과 등 하부의 보호에 매우 중요하다. 따라서 필라테스 운동에서는 복벽을 들이 당기라, 쏙 들어가게 하라 및 움푹 들이밀라(보통 척추 굴곡을 동반함)는 지침이 이들 주요 근육의 원하는 활성화를 위해 흔히 사용된다.

일상생활에서 쓰이는 많은 기능적 움직임은 복벽을 안쪽으로 움푹 들이미는 동작을 동반하지 않거나 허용하지 않음에도, 중심부 안정성은 여전히 중요하다. 그러므로 이 장에는 척추가 움푹 들어간 상태(척추 굴곡)보다는 중립이거나 약간 아치를 이룬(척추 과신전) 상태에서 골반과 척추를 안정되게 하는 것에 초점을 두는 운동이 포함되어 있다. 이는 복근과 척추 신근의 미세하고 조화로운 수축을 요하며, 이를 때로 '지지(bracing)'라고 한다. 일부 연구자는 지지를 포함하는 훈련이 리프팅, 스포츠 활동과 기타 큰 힘을 요하는 활동에서 척추의 보호에 필수적이라고 한다.

이 장에서 소개하는 운동은 공통적으로 골반이 매트에 놓이기보다는 매트에서 들려 몸통이 교각 형태를 형성하고 팔다리가 이러한 교각에 지지 구조물이 되어 도움을 주는 특성이 있다. 재활에서 '몸통 들기(bridging)'란 용어는 흔히 고관절 신근, 특히 햄스트링과 대둔근을 사용하여 골반을 매트에서 들어 올리는 운동을 말한다. 고관절 신근은 골반의 후방 안정성에 중요하며, 연구에 따르면 고관절 신근의 약화가 노화와 함께 아울러 만성 척추 또는 천장관절 통증이 있는 사람들에서 흔한 것으로 나타났다. 어깨 교각(Shoulder Bridge, 운동 7-1)과 다리 당기기(Leg Pull, 운동 7-4)는 이렇게 재활에서 사용되는 몸통 들기의 보다 전통적인 설명에 맞는다. 하지만 이 두 운동은 서로 다른데, 다리 당기기는 척추와 골반의 중립 자세를 사용하는 반면 어깨 교각은 척추가 약간 아치를 이룬 자세를 사용한다. 아울러 어깨 교각에서는 팔을 구부려 몸통을 지지한다. 이렇게 척추가 아치를 이루고 팔로 지지하는 자세는 기타 두 가지 운동, 즉 가위(Scissors, 운동 7-2)와 자전거(Bicycle, 운동 7-3)에서도 사용된다. 그러나 어깨 교각에서는 한쪽 다리도 몸통의 지지를 돕지만, 가위와 자전거에서는 두 다리가 모두 공중에 있고 엇갈린 동작 또는 자전거 타는 동작으로 움직인다. 운동 내내 손이 골반에 대해 중요한 지지를 제공한다. 이들 운동은 모두 척추를 중립적인 또는 약간 아치를 이룬 자세로 두면서 한쪽이나 양쪽 다리를 공간에서 움직여, 척추와 골반의 안정성 유지라는 주요 도전을 제기하는 공통점이 있다.

이 장의 마지막 두 가지 운동인 엎드려 다리 당기기(Leg Pull Front, 운동 7-5)와 푸시업(Push-Up, 운동 7-6)은 둘 다 골반이 매트에서 들리고 팔다리가 지지 구조물로 작용하는 특성이 있다. 그러나 몸통이 위가 아니라 아래로 향한다는 점에서 이 장의 앞에서 소개한 운동들과 다르다. 이러한 자세에서는 중력으로 인해 등 하부가 아치를 이루고 엉덩이가 신전될 수 있다. 그러므로 엎드려 다리 당기기에서 한쪽 다리를 들어 올리고 내리거나 푸시업에서 팔을 구부리고 펴면서 골반과 척추의 중립과 안정성을 유지하기 위해서는 중심부 근육을 약간 달리 사용해야 한다.

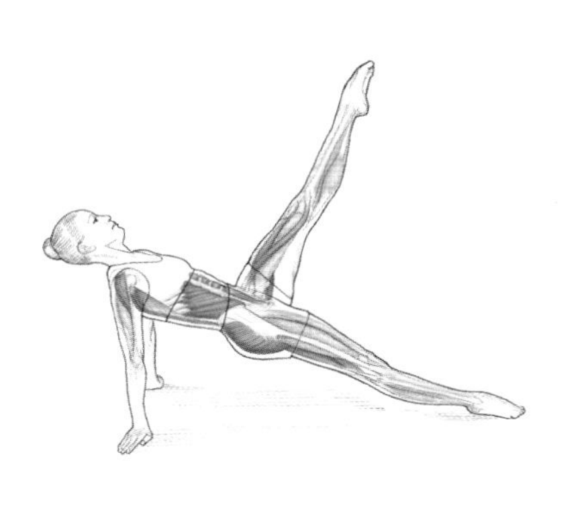

어깨 교각
Shoulder Bridge

7-1

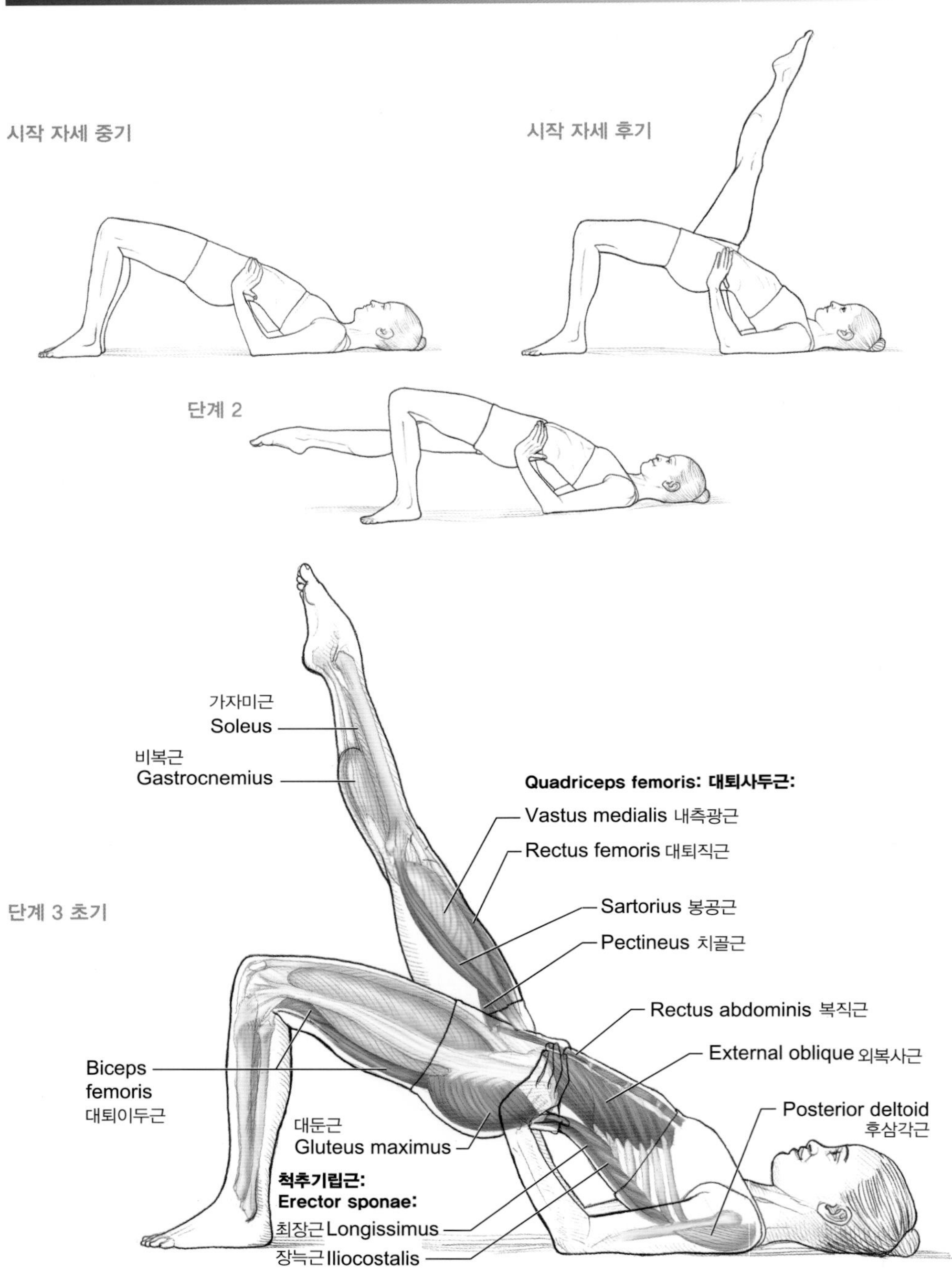

운동

1. '시작 자세.' 바로 누워 무릎을 구부리며, 발을 매트에 평평하게 대고 엉덩이 너비로 벌린다. 팔을 몸의 양옆으로 두고 손바닥을 아래로 향하게 한다. 골반을 매트에서 감아올리며, 손바닥을 허리에 얹고 손가락으로 허리를 감싼다. 시작 자세 중기의 그림에서처럼 손이 몸통 하중의 지지를 돕도록 한다. 한 발을 매트에서 들어 올려 무릎을 가슴 쪽으로 가져간 다음 무릎을 펴서 시작 자세 후기의 그림에서처럼 다리가 천장 쪽으로 뻗도록 하고 발을 가볍게 세운다.
2. '숨을 내쉰다.' 그림에서처럼 위로 뻗은 다리를 매트 쪽으로 내린다.
3. '숨을 들이쉰다.' 다리를 다시 들어 올려(그림에서처럼) 수직 자세에서 종료한다. 이러한 운동을 5회 반복한다. 시작 자세 중기로 되돌아간다. 동일한 운동을 반대쪽 다리로 5회 수행한다. 골반을 시작 자세 초기로 내려 운동을 마친다.

표적근육

후방 척추 안정근: 척추기립근(극근, 최장근, 장늑근), 반극근, 후방 심부 척추 근육
전방 척추 안정근: 복직근, 외복사근, 내복사근, 복횡근
고관절 신근: 대둔근, 햄스트링(반막양근, 반건양근, 대퇴이두근)
고관절 굴근: 장요근, 대퇴직근, 봉공근, 대퇴근막장근, 치골근

동반근육

슬관절 신근: 대퇴사두근
발목관절 족저굴근: 비복근, 가자미근
어깨관절 신근: 광배근, 대원근, 후삼각근
견갑골 내전근: 승모근, 능형근

테크닉 지침

- 시작 자세에서 발을 매트로 밀고 이전에 골반 감아올리기(운동 4-1)에서 설명하였듯이 골반의 바닥을 천장 쪽으로 들어 올리는 것을 생각하여 고관절 신근, 특히 햄스트링의 사용을 강조한다. 슬관절 신근도 넓적다리를 올리도록 돕는다. 다음 고관절 굴근과 이어 슬관절 신근을 사용하여 한쪽 다리를 수직 자세로 올린다.
- 상완을 매트로 내리 밀고 가슴을 들어 올려 어깨관절 신근과 척추 신근의 사용을 촉진하는 데 집중한다. 이렇게 하면 등이 아치를 이루는 데 그리고 손이 지지할 수 있을 정도로 골반을 높이 들어 올리는 데 도움이 된다.
- 동시에 복근의 하부 부착부를 당겨 올려 골반이 지나치게 전방으로 경사되지 않고 운동 내내 척추와 골반의 안정성 유지에 도움이 되도록 한다.
- 중심부 안정성을 유지하면서 움직이는 다리를 길게 유지하는 것을 생각한다. 슬관절 신근으로 펴진 무릎을 유지하고 발목관절 족저굴근으로 발을 세운 상태를 유지한다. 동시에 단계 2에서 고관절 신근을 사용하여 다리 내리기를 시작하게 하고, 곧 이어 고관절 굴근을 사용하여 계속되는 다리 내리기를

제어한다. 다음 고관절 굴근이 단계 3에서 다시 다리를 위로 올리기 시작한다.

- '상상해본다.' 척추가 강 위의 일본식 다리처럼 아치를 이루면서 한쪽 다리가 이렇게 안정적이고 강한 아치를 와해시키지 않고 움직이는 모습을 상상해본다.

운동 포커스

이 운동은 골반이 매트에서 떼어져 있는 상태에서 한쪽 다리가 몸을 지지하고 다른 쪽 다리가 큰 운동범위로 위와 아래로 움직이므로 골반 안정성에 가해지는 어려움이 높은 수준이다. 아울러 척추가 약간 아치를 이루므로 다리가 내려가면서 골반의 고정을 유지하기 위해 각별한 주의를 기울여야 하며, 이는 다음 운동인 가위(운동 7-2)에서 추가로 설명한다. 안정성을 적절히 유지하면 이 운동은 햄스트링과 고관절 굴근에 동적 유연성을 제공하는 효과도 있다.

맞춤형 운동

변형운동

만일 골반의 안정성을 유지할 수 없으면, 응용운동에서 설명하듯이 골반을 약간 후방으로 경사시킨 채 운동을 수행하도록 하고 다리를 보다 작은 범위로 움직인다.

응용운동

이 운동은 골반을 매트에서 올려 약간 후방으로 경사시키고 손으로 지지하지 않은 채 수행할 수 있다. 시작 자세의 초기에서 설명하였듯이 팔을 매트에 두고 손바닥을 아래로 향하게 한다. 다리를 올리면서 발을 굴곡시켜(발목관절 족배굴곡) 움직임의 꼭대기에서 햄스트링의 동적 스트레칭을 강조할 수 있다.

상급운동

이 상급운동은 골반 안정성의 요소들과 지지하는 다리에서 고관절 신근의 등척성 수축을 어렵게 한다. 원래의 운동에서처럼 다리를 내리고 들어 올리는 것을 마지막으로 반복한 후, 천장 쪽으로 뻗은 다리로 작은 원을 5번 그린다. 지지하는 다리 방향으로 안쪽으로 원을 그린 다음 방향을 바꾸는 식으로 하고 추가로 5회 반복을 완료한다. 그러고는 다리를 바꾼다.

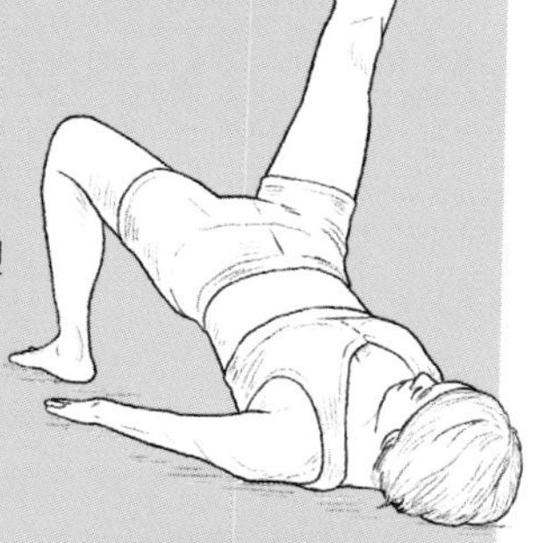

어깨 교각 상급운동

가위
Scissors

7-2

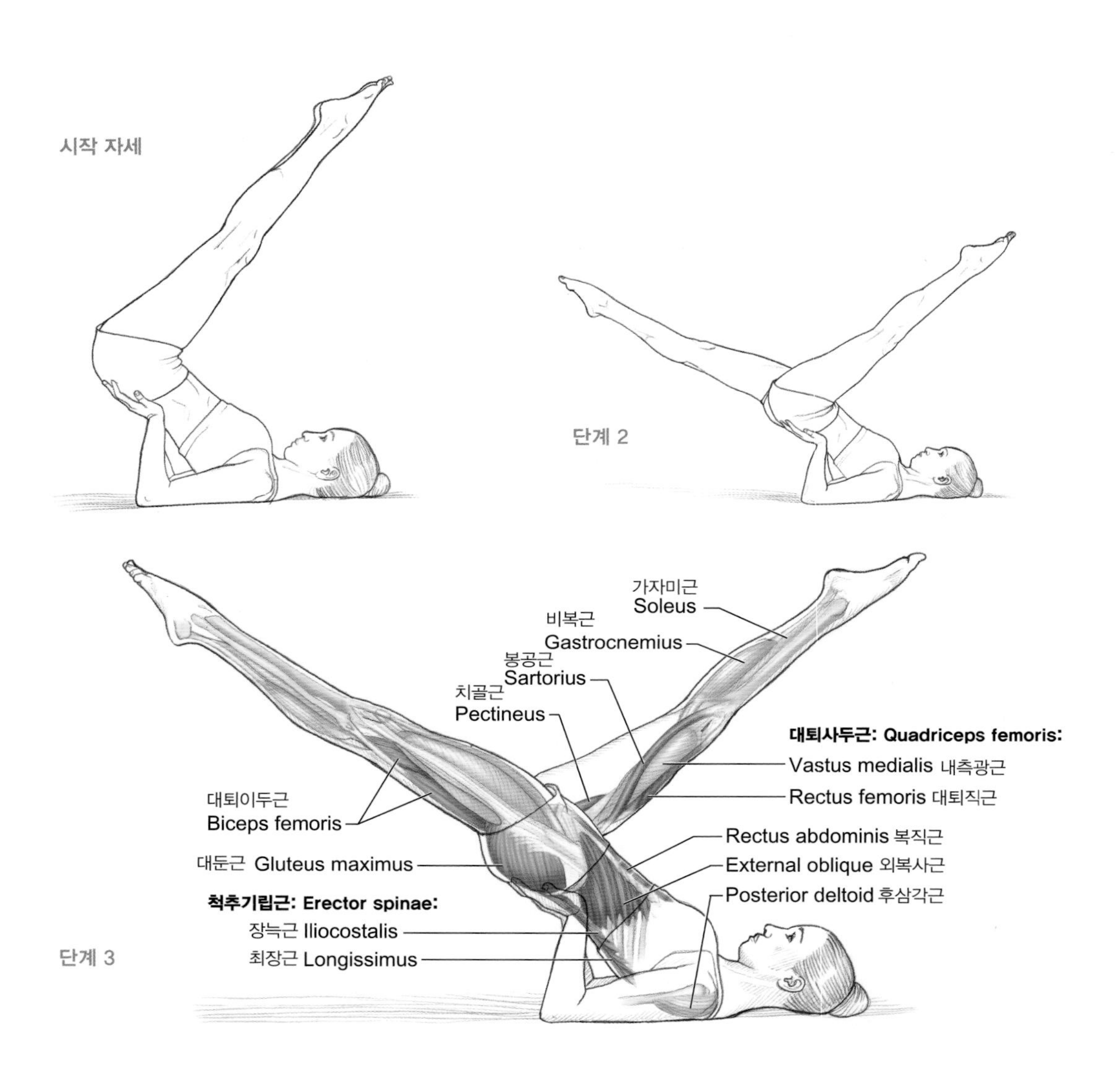

운동

1. '시작 자세.' 바로 누워 팔을 몸의 양옆에 두고 손바닥을 아래로 향하게 한다. 다리를 매트에 대해 약 60도 각도로 또는 60도에서 골반의 안정성을 유지할 수 없으면 그보다 더 높은 각도로 쭉 뻗어 든다. 다리를 올리고 골반을 매트에서 감아올려 발이 머리 위로 있도록 한다. 손의 뒤꿈치로 허리 뒤쪽을 받

치고 손가락이 아래로 미골을 향하게 한다. 골반을 약간 내리도록 해서 손이 골반 하중의 지지를 도우면서 등 하부가 약간 아치를 이루게 한다(척추 과신전).

2. '숨을 들이쉰다.' 한쪽 다리를 내리면서 다른 쪽 다리는 계속해서 머리 위로 뻗어 그림에서처럼 다리가 엇갈린 자세를 형성한다.
3. '숨을 내쉰다.' 그림에서처럼 다리를 바꾼다. 이러한 운동을 각각의 다리로 5회씩 총 10회 반복한다. 다리를 시작 자세에서처럼 모으고 매트로 내려 운동을 마친다.

표적근육

후방 척추 안정근: 척추기립근(극근, 최장근, 장늑근), 반극근, 후방 심부 척추 근육
전방 척추 안정근: 복직근, 외복사근, 내복사근, 복횡근
고관절 굴근: 장요근, 대퇴직근, 봉공근, 대퇴근막장근, 치골근
고관절 신근: 대둔근, 햄스트링(반막양근, 반건양근, 대퇴이두근)

동반근육

슬관절 신근: 대퇴사두근
발목관절 족저굴근: 비복근, 가자미근
어깨관절 신근: 광배근, 대원근, 후삼각근
견갑골 내전근: 승모근, 능형근

테크닉 지침

- 단계 1에서 골반의 앞쪽과 뒤쪽을 동시에 당겨 올리는 것을 생각해 후방 척추 안정근과 복근이 적절히 동시에 수축하여 등 하부가 작은 아치를 이루도록 한다. 이러한 척추 자세와 안정된 골반을 운동 내내 유지한다.
- 어깨가 앞으로 구부러지게 하기보다는 견갑골 내전근을 사용하여 견갑골을 약간 당겨 모으는 데 집중한다. 계속해서 팔을 매트로 내리 밀어 어깨관절 신근의 사용을 촉진함으로써 몸통 상부가 매트에서 들린 상태의 유지를 돕는다.
- 몸통을 움직이지 않도록 하면서 단계 2와 3에서 다리를 서로 반대 방향으로 뻗는다. 슬관절 신근으로 무릎을 펴고 발목관절 족저굴근으로 발을 세운 상태를 유지하여 원하는 긴 다리 라인을 이루도록 돕는다.
- 단계 2에서 3으로 전환을 시작하기 위해서는 고관절 굴근으로 아래쪽 다리를 올리고 고관절 신근으로 위쪽 다리를 내리기 시작한다. 다리가 수직을 지나면 반대쪽 근육이 중력에 대항해 작용하므로 다리의 제어에 중요해진다.
- 다리 엇갈리기의 끝에서는 고관절 굴근을 사용하여 위쪽 다리를 뻗어 올리고 고관절 신근을 사용하여 아래쪽 다리를 뻗어 내리는 반대의 동작을 강조한다. 이러한 반대의 동작은 중심부 안정성을 유지하면서 다리의 운동범위를 극대화하여 위쪽 다리에서 햄스트링과 아래쪽 다리에서 고관절 굴근의 원하는 스트레칭을 동시에 이루도록 도울 수 있다.
- '상상해본다.' 운동 이름이 의미하듯이 다리의 전환은 가위를 벌리고 오므리는 것처럼 활기차게 역동적으로 이루어지면서 움직임이 주로 고관절에서 일어난다.

운동 포커스

이 운동은 앞의 운동 어깨 교각(운동 7-1)과 효과 면에서 비슷한 점이 많으나, 두 다리가 매트에서 떼어져 있고 큰 운동범위로 움직이기 때문에 골반 안정성에 가해지는 어려움이 더 크다. 어깨 교각의 경우처럼, 골반이 매트에서 들려 팔의 지지를 받으면서 등이 약간 아치를 이룬다. 그러므로 척추와 골반의 능숙한 안정화가 등 하부를 보호하고 햄스트링과 고관절 굴근이 잠재적인 동적 유연성 효과를 보는 데 필수적이다.

'고관절 굴근 스트레칭.' 바로 누워 다리 들어올리기(운동 4-3)에서 설명하였듯이 강한 장요근 등 고관절 굴근은 골반과 척추의 앞쪽에 부착되어 있다. 다리가 내려가고 장요근이 안정 시 길이에 접근할 때, 이 근육에 가해지는 스트레칭은 골반을 쉽게 전방으로 당길 수 있고 장요근은 대략 동일한 길이를 유지한다. 그러나 골반이 고정된 상태를 유지할 경우에는 다리를 더 내리면 이 근육이 신장될 것이다(즉 동적 스트레칭을 일으킨다). 골반을 안정화하는 법에 대해 배워 장요근에 효과적인 스트레칭이 가해질 수 있도록 하는 것은 중요한 기술인데, 긴장된 고관절 굴근은 등 하부가 아치를 이루는 것(요추 과전만)과 같은 자세 문제와 연관이 있기 때문이다. 더욱이 헌드레드(운동 5-4)와 다리 뻗어 몸 뒤집기(운동 6-6) 같이 많은 필라테스 운동은 고관절 굴근을 사용하여 비교적 작은 운동범위로 매트에서 들린 다리를 지지하며, 이는 고관절 굴근의 긴장을 초래할 가능성이 있다. 그러므로 동적 스트레칭을 포함하는 운동은 이들 주요 자세근의 긴장을 방지하도록 돕는 데 유용하다.

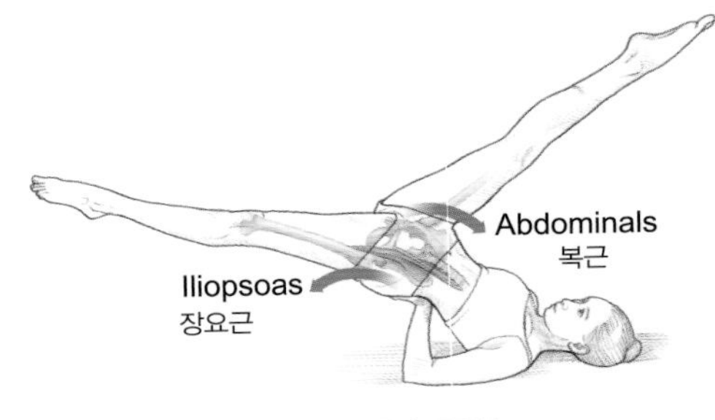

고관절 굴근 스트레칭

맞춤형 운동

변형운동

만일 골반의 안정성을 유지할 수 없거나 등에서 불편을 경험하면, 골반과 등 하부를 중립 자세로 두고 손을 골반에서 더 낮게 위치시켜 지지해주고 골반이 전방으로 경사되지 않게 해준 채 운동을 수행하도록 한다. 또한 우선은 운동범위를 좁히고 다리의 타악기적인 움직임을 줄이도록 한다. 기술이 향상되면서 골반의 안정성을 유지할 수 있고 등의 불편을 경험하지 않으면 점차 다리의 운동범위를 증가시킨다.

골반의 안정성을 유지할 수 없는 것은 햄스트링의 긴장에 기인할 수 있다. 햄스트링이 긴장되어 있으면 다리 사이의 엇갈림을 느끼는 것이나 원하는 골반 안정성의 유지를 돕기 위해 위쪽 다리를 고관절에서 충분히 위로 위치시키는 것이 어렵다. 이러한 경우에는 위쪽 다리의 무릎을 넓적다리가 가슴으로부터 멀어지기보다는 가슴 쪽으로 떨어지려 한다는 느낌이 들 정도로 구부린다. 아래쪽 무릎도 위쪽 무릎을 구부린 각도와 일치시킨다. 다리를 바꾸면서도 양 무릎을 이렇게 동일한 각도로 구부린 상태를 유지하도록 한다. 기술이 향상되면서 이러한 약간의 무릎 굴곡을 유지하며 이 운동의 목표인 위쪽 다리의 햄스트링과 아래쪽 다리의 고관절 굴근이 스트레칭 될 수 있도록 하는 다리의 운동범위를 찾는다.

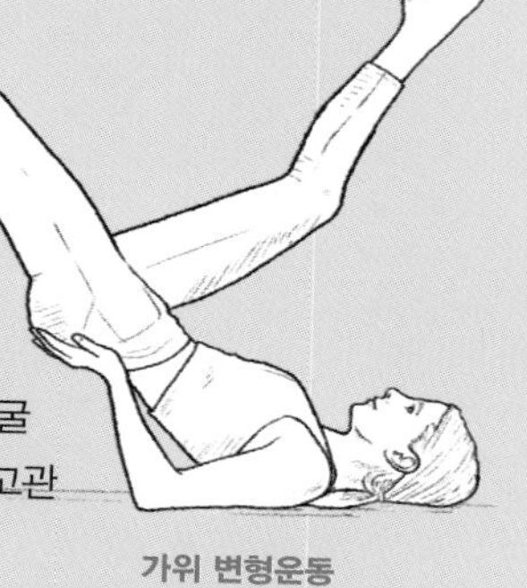

가위 변형운동

응용운동

다리 뻗어 몸 뒤집기(운동 6-6)의 단계 1을 수행한 다음, 무릎을 구부려 몸이 볼 모양을 이루게 한다. 손을 골반 아래에 두어 지지한 다음 다리를 수직 자세로 편다. 다리를 서로 반대 방향으로 스트레칭하며, 엇갈린 자세에서 날숨을 쉬면서 2번의 박동을 수행한 다음 들숨을 쉬면서 다리를 바꾼다. 이는 펴진 한쪽 다리 스트레칭(운동 5-6)에서 사용하는 패턴과 비슷하다. 엇갈린 자세에서 각각의 다리가 고관절 사이 중간 지점에서 위쪽으로 그은 수직선으로부터 동일한 거리에 있도록 해서 다리로 균등한 V자 형태를 만든다.

자전거
Bicycle

7-3

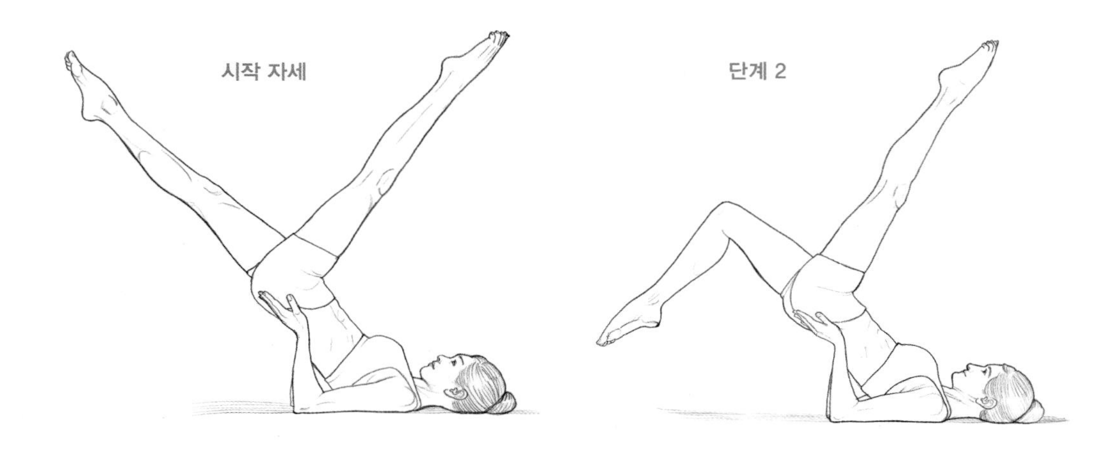

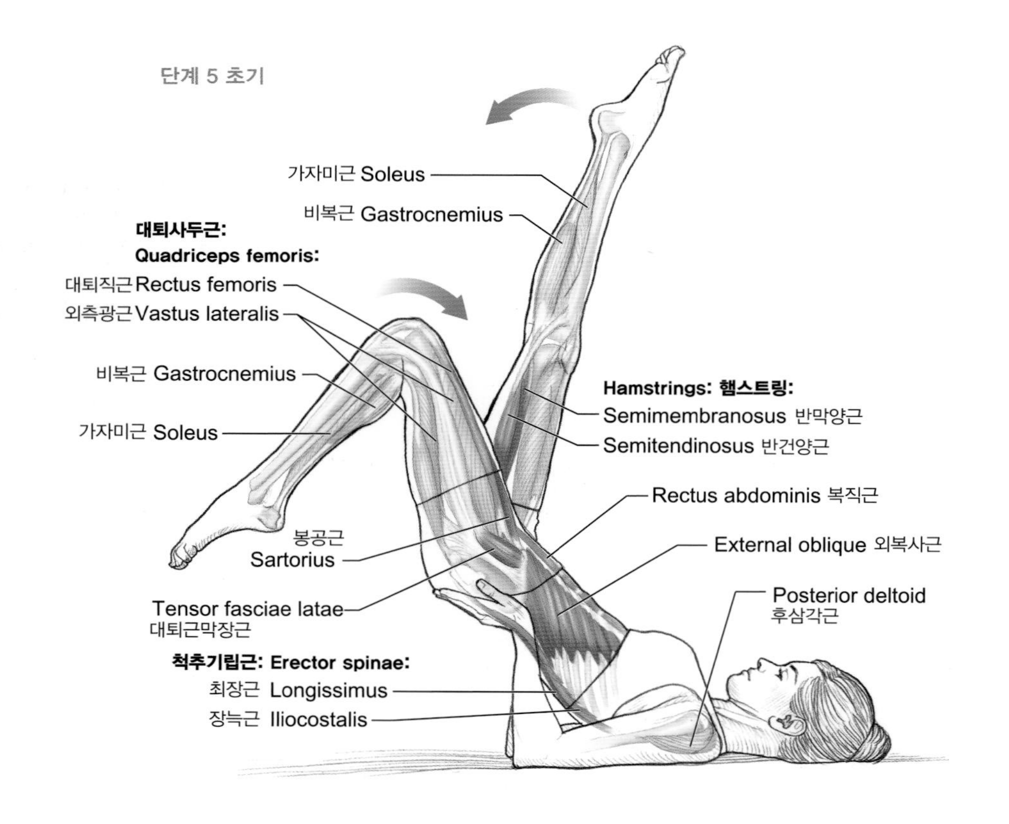

운동

1. '시작 자세.' 앞의 운동 가위(운동 7-2)와 동일한 자세로 시작하되, 그림에서처럼 다리를 엇갈린 자세로 둔다.
2. '숨을 들이쉰다.' 아래쪽 다리를 구부려 그림에서처럼 발뒤꿈치를 둔부 쪽으로 가져간다.
3. '숨을 내쉰다.' 아래쪽 다리를 무릎을 구부린 채 가슴 쪽으로 올리면서 위쪽 다리를 무릎을 편 채 내린다. 다음 위쪽 다리를 펴서 다리가 엇갈린 자세를 만든다.
4. '숨을 들이쉰다.' 아래쪽 다리를 구부려 발뒤꿈치를 둔부 쪽으로 가져가면서 위쪽 다리를 머리 위로 뻗는다.
5. '숨을 내쉰다.' 아래쪽 다리를 무릎을 구부린 채 가슴 쪽으로 올리면서 위쪽 다리를 무릎을 편 채 내린다. 그림을 참조한다. 다음 위쪽 다리를 펴서 다리가 엇갈린 자세를 만든다. 이러한 운동을 각각의 다리로 5회씩 총 10회 반복한다.

표적근육

후방 척추 안정근: 척추기립근(극근, 최장근, 장늑근), 반극근, 후방 심부 척추 근육
전방 척추 안정근: 복직근, 외복사근, 내복사근, 복횡근
고관절 굴근: 장요근, 대퇴직근, 봉공근, 대퇴근막장근, 치골근
고관절 신근: 대둔근, 햄스트링(반막양근, 반건양근, 대퇴이두근)

동반근육

슬관절 굴근: 햄스트링
슬관절 신근: 대퇴사두근
발목관절 족저굴근: 비복근, 가자미근
어깨관절 신근: 광배근, 대원근, 후삼각근
견갑골 내전근: 승모근, 능형근

테크닉 지침

- 앞의 운동 가위(운동 7-2)처럼 단계 1에서 골반의 앞쪽과 뒤쪽을 동시에 당겨 올리는 것을 생각해 복근과 후방 척추 안정근이 협력하여 등 하부가 작은 아치를 이루도록 한다. 이러한 척추 자세와 안정된 골반을 운동 내내 유지한다.
- 어깨가 앞으로 구부러지게 하기보다는 견갑골 내전근을 사용하여 견갑골을 약간 당겨 모으는 데 집중한다. 아울러 팔꿈치를 매트로 내리 밀어 어깨관절 신근의 사용을 촉진함으로써 몸통 상부가 매트에서 들린 상태를 유지하는 데 집중한다.
- 안정된 몸통을 유지하면서 두 다리를 반대 방향으로 엇갈린 자세로 내뻗는다. 슬관절 신근으로 무릎을 펴고 발목관절 족저굴근으로 발을 세운 상태를 유지하여 원하는 긴 다리 라인을 이루도록 돕는다.
- 단계 2와 4에서 고관절 신근이 아래쪽 다리를 매트에 가까이 유지하면서 햄스트링이 슬관절 굴근으로 작용하여 무릎을 구부린다. 동시에 계속해서 위쪽 다리를 머리 위로 뻗는 것을 생각하여 앞의 운동 가위와 비슷하게 고관절 굴근의 적절한 사용을 촉진한다. 또한 이렇게 하면 아래쪽 다리의 움직임

이 위쪽 다리를 당겨 내리지 않도록 하는 데 도움이 된다.

- 단계 3과 5에서 초기에 고관절 굴근을 사용해 아래쪽 무릎을 가슴 쪽으로 당겨 올리는 것을 생각한다. 동시에 초기에 고관절 신근을 사용해 위쪽 다리를 위와 아래로 뻗는다. 다리가 수직에서 교차하면서 반대쪽 근육이 중력에 대항해 작용하면서 다리의 제어에 사용된다. 슬관절 신근을 사용하여 위쪽 다리를 편다. 이 단계의 끝에서는 움직임을 시작시킨 근육을 다시 사용하여 최대의 엇갈린 자세를 이루고 위쪽 다리의 햄스트링과 아래쪽 다리의 고관절 굴근에 원하는 스트레칭을 가하도록 한다.
- '상상해본다.' 운동 이름이 의미하듯이 다리의 움직임은 페달과 바퀴가 큰 자전거를 타는 것처럼 부드럽고 율동적이며 조화롭게 이루어져야 한다.

운동 포커스

이 운동은 다리의 움직임이 더 복잡해 앞의 운동 가위(운동 7-2)보다 더 어렵다. 따라서 골반과 아치를 이룬 자세의 등 하부를 안정적으로 유지하기가 더 어려워진다. 가위와 비슷하게 적절히 수행하면 자전거는 고관절 굴근과 햄스트링에 동적 유연성을 제공하는 효과도 있다.

맞춤형 운동

변형운동

만일 골반의 안정성을 유지할 수 없거나 등에서 불편을 경험하면, 골반과 등 하부를 중립 자세로 두고 손을 골반에서 더 낮게 위치시켜 지지해주고 골반이 전방으로 경사되지 않게 해준 채 운동을 수행하도록 한다.

응용운동

또한 이 운동은 그림에서처럼 요추 과신전을 증가시킨 채 수행할 수 있다. 이 응용운동에서 목표는 중심부 안정성을 유지하고 위쪽 다리를 얼굴 위로 안정되게 하면서 무릎을 구부려 아래쪽 다리의 발가락을 매트에 닿게 하는 것이다. 이 응용운동은 몸통 흔들기(운동 9-5)와 백조 다이빙(운동 9-6)처럼 복근의 동시수축과 함께 척추 신근을 사용하는 데 초점을 두는 보다 상급의 많은 필라테스 운동에 좋은 준비가 된다. 그러나 등에서 불편을 경험하는 사람이나, 척추 질환이 있고 의사로부터 척추 과신전을 피하라는 말을 들은 사람은 이 응용운동을 수행해서는 안 된다.

자전거 응용운동

상급운동

일단 자전거 응용운동에 능숙해졌으면, 다리로 원을 그리는 동작의 방향을 반대로 한다. 이 경우에는 협동이 어려워진다. 구부린 다리로 발가락을 매트에 닿게 하는 것은 불가능한 듯할 수도 있는데, 이는 사실 응용운동에서 설명한 방향으로 다리를 움직이는 경우에는 보다 쉽다. 그러나 이는 목표로 삼아야 하고 분명 연습으로 성취할 수 있다.

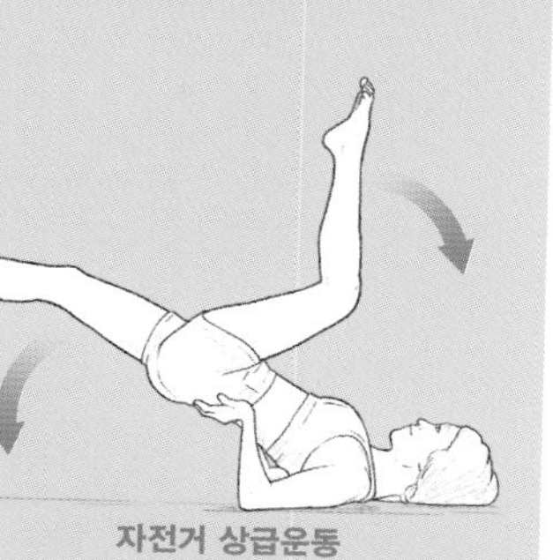

자전거 상급운동

다리 당기기
Leg Pull

7-4

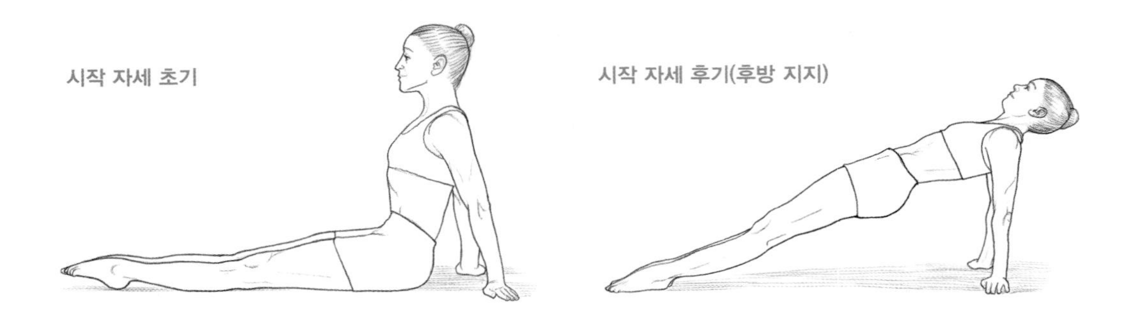

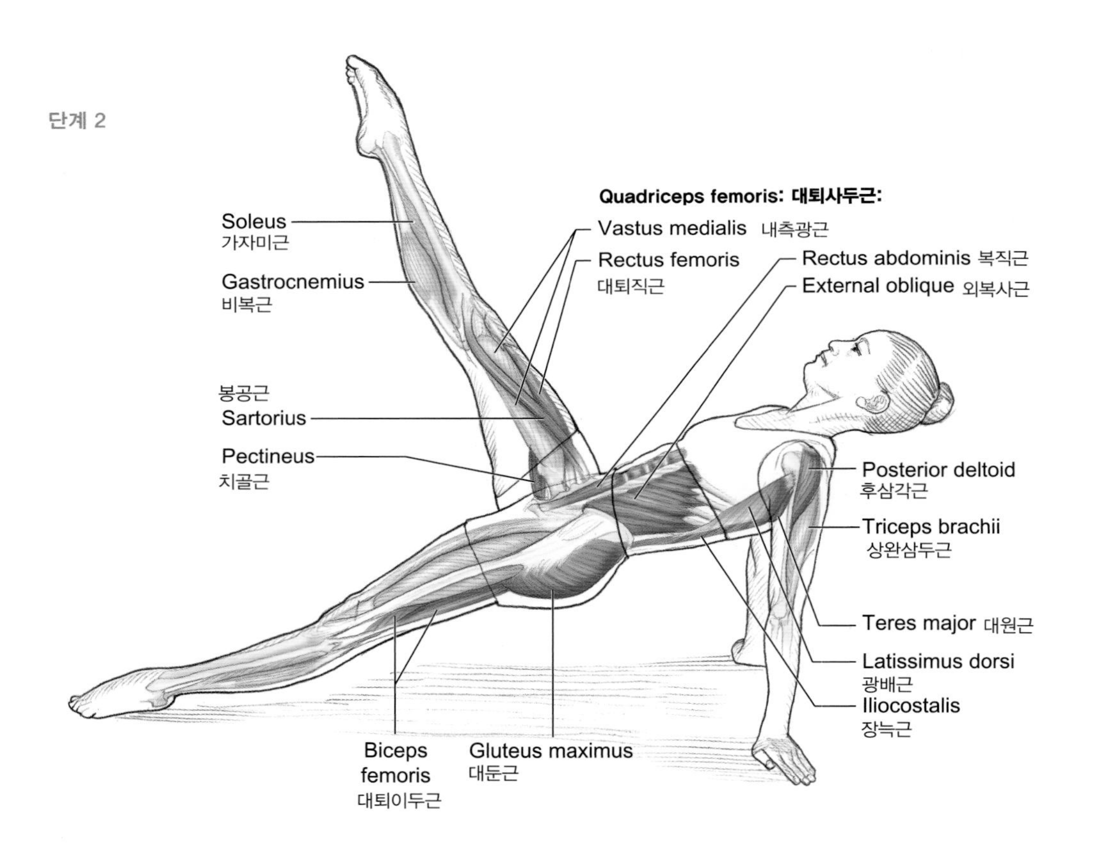

운동

1. '시작 자세.' 그림에서처럼 앉아서 다리를 모아 앞으로 뻗고 발을 세운다. 팔을 펴서 몸통 뒤에 두고 손가락을 측면으로 향하게 한다. 골반을 매트에서 들어 올려 그림에서처럼 발목에서 무릎, 엉덩이와 어깨까지의 측면이 일직선을 형성하도록 한다. 이러한 자세는 때로 후방 지지(back support)라 한다.
2. '숨을 들이쉰다.' 한쪽 다리를 천장 쪽으로 올린다.
3. '숨을 내쉰다.' 그쪽 다리를 다시 매트로 내린다.
4. '숨을 들이쉰다.' 다른 쪽 다리를 천장 쪽으로 올린다.
5. '숨을 내쉰다.' 그쪽 다리를 다시 매트로 내린다. 이러한 운동을 각각의 다리로 5회씩 총 10회 반복한다.

표적근육

후방 척추 안정근: 척추기립근(극근, 최장근, 장늑근), 반극근, 후방 심부 척추 근육
전방 척추 안정근: 복직근, 외복사근, 내복사근, 복횡근
고관절 신근: 대둔근, 햄스트링(반막양근, 반건양근, 대퇴이두근)
고관절 굴근: 장요근, 대퇴직근, 봉공근, 대퇴근막장근, 치골근
어깨관절 신근: 광배근, 대원근, 후삼각근
견갑골 내림근: 하승모근, 전거근, 소흉근
견갑골 내전근: 승모근, 능형근, 견갑거근

동반근육

슬관절 신근: 대퇴사두근
발목관절 족저굴근: 비복근, 가자미근
팔꿈치관절 신근: 상완삼두근

테크닉 지침

- 단계 1에서 발을 매트로 밀고 골반의 바닥을 천장 쪽으로 들어 올리는 것을 생각하여 고관절 신근, 특히 햄스트링의 사용을 강조한다. 이렇게 하면 원하는 일직선 자세를 이루는 데 도움이 될 것이다. 동시에 손을 매트로 내리밀어 어깨관절 신근의 사용을 촉진함으로써 몸통 상부 들어올리기를 돕는다. 전방 및 후방 척추 안정근이 작용하여 골반과 척추의 중립을 유지하도록 한다.
- 단계 2 및 4와 단계 3 및 5에서 각각 주로 고관절 굴근의 단축성 작용과 신장성 작용을 통해 한쪽 다리를 올리고 내리면서, 반대쪽 골반이 가능한 한 들리고 고정되어 있으며 중립인 상태를 유지하도록 하는 것에 강조점을 둔다.
- 운동 내내 슬관절 신근이 무릎을 펴고 발목관절 족저굴근이 발을 세운 상태를 유지해 두 다리의 긴 라인을 유지한다.
- 팔을 내리 밀어 어깨관절 신근의 지속적인 사용을 강조하면서, 또한 팔꿈치관절 신근의 사용을 통해 팔꿈치가 펴진 상태를 유지하는 데 집중한다. 그러나 팔꿈치를 과신전시키지 않도록 한다. 동시에 견갑골 내림근의 사용을 통해 견갑골의 상승을 제한하고 견갑골 내전근의 사용을 통해 견갑골을 뒤로 유지하는 것에 강조점을 둔다.

- '상상해본다.' 원하는 안정성을 이루도록 도우려면, 몸통, 팔과 지지하는 다리가 교각을 형성하고 교각의 당김줄이 골반의 바닥을 위쪽으로 당겨 움직이는 다리가 위아래로 이동해도 견고한 자세가 유지되도록 한다고 상상해본다.

운동 포커스

다리 당기기는 햄스트링의 동적 스트레칭 등 효과 면에서 어깨 교각(운동 7-1)과 공통점이 많으나, 골반과 척추가 약간 아치를 이룬 자세보다는 이 부위의 중립 자세를 사용한다. 또한 다리 당기기에서는 골반을 손의 지지 없이 매트에서 들어 유지하고 몸을 펴진 팔과 다리로 지지해야 한다. 이에 따라 몸통 안정화가 더 어렵다. 지지하는 다리에서 지레팔(lever arm, 관절축의 위아래 구조물)이 길수록 골반이 들린 상태를 유지하기 위해 고관절 신근이 더 힘써 작용해야 하므로, 이는 고관절 신근에 잠재적인 근력과 근지구력을 길러주는 유용한 효과를 제공한다. 아울러 팔이 펴진 자세를 취하려면 어깨관절의 운동범위가 더 커야 하므로, 이는 많은 사람에서 어깨관절 굴근에 유용한 스트레칭을 제공한다. 그러나 펴진 팔다리로 몸을 지지하려면 적절한 자세에 보다 주의를 기울여야 한다. 무릎이나 팔꿈치를 과신전시키거나, 견갑골을 과도하게 상승시키거나, 또는 어깨를 앞으로 구부리지 않도록 한다. 다음 변형운동에서 설명하는 준비운동을 이용하면 도움이 될 수도 있다.

'견갑골 하강.' 몸통이 일직선 자세로 들리면서 어깨관절은 극심한 신전을 이룬다. 어깨관절 신전은 자연적으로 견갑골의 상승과 연관이 있으므로 어깨가 귀 쪽으로 과도하게 들리도록 하기가 쉽다. 견갑골 내림근, 특히 하승모근과 전거근의 하부 섬유(그림 참조)를 사용하여 이러한 상승을 최소화한다. 승모근은 몸의 뒤쪽에 있으며, 이 근육의 수축은 견갑골을 서로 조이는 경향이 있다(견갑골 내전, 즉 후인). 전거근의 전방 부착부는 흉곽의 측면에 있으며, 이 근육의 수축은 견갑골을 몸의 측면과 앞쪽으로 당기는 경향이 있다(견갑골 외전, 즉 전인). 이들 근육이 조화롭게 수축해야 원하는 견갑골의 하강이 이루어지며, 또한 어깨가 앞으로 구부러져 견갑골이 벌어지기보다는 척추에서 적절한 중립 거리로 유지된다. 단계 1에서 몸통을 들어 올리기 전에 견갑골을 약간 당겨 내려 이들 근육의 활성화를 돕는 데 집중한다. 승모근과 전거근의 조화로운 사용은 많은 필라테스 운동에서 팔을 최적으로 사용하는 데 중요한 역할을 한다.

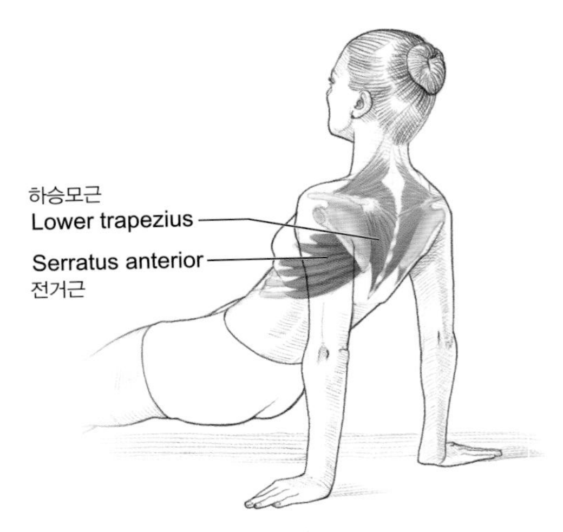

견갑골 내림근을 사용해 견갑골을 아래로 유지한다.

맞춤형 운동

변형운동

오직 단계 1(후방 지지)만 수행하며, 적절한 제어 및 자세를 통해 앉은 자세에서 일직선 자세로 몸을 들어 올리고 골반을 다시 매트로 내리는 운동을 반복한다. 능숙해진 후에는 한쪽 다리를 올리고 내리는 동작을 추가하는데, 이것이 다리 당기기이다. 후방 지지는 다리 당기기를 수행하기 전에 준비운동으로 또는 그 자체를 운동으로 이용할 수 있다.

만일 후방 지지 변형운동에서 여전히 골반을 충분히 높이 들어 올리는 데 곤란을 겪거나 무릎의 과신전으로 인해 무릎에서 불편을 경험하면, 원래의 운동을 더 변형시켜 그림에서처럼 지지하는 다리를 구부리고 다른 쪽 다리를 내뻗은 채 시작한다. 이 변형운동에서는 내뻗은 다리를 들어 올리고 내리는 동작을 5회 연속 반복한 후 반대 측으로 바꿔 다른 쪽 다리로 5회 반복을 수행한다. 같은 측에서 연속 반복을 하면 근력 및 근지구력 효과가 증대될 수 있으며, 이는 적절한 자세를 갖추면서 원래 형태의 운동으로 진행하는 데 도움을 줄 수 있다.

다리 당기기 변형운동

응용운동

또한 원래 운동 또는 변형운동은 팔을 안쪽으로 회전시켜 손가락을 골반 쪽으로 향하도록 한 채 수행할 수 있다. 이러한 자세는 필라테스 기구로 수행되는 보다 상급의 운동들을 위한 준비로 유용할 수 있다. 아울러 변형운동에서 설명하였듯이 같은 측에서 다리를 올리고 내리는 동작을 연속 반복한 후 측면을 바꾸는 식으로 원래의 운동을 수행할 수 있다.

엎드려 다리 당기기 7-5

Leg Pull Front

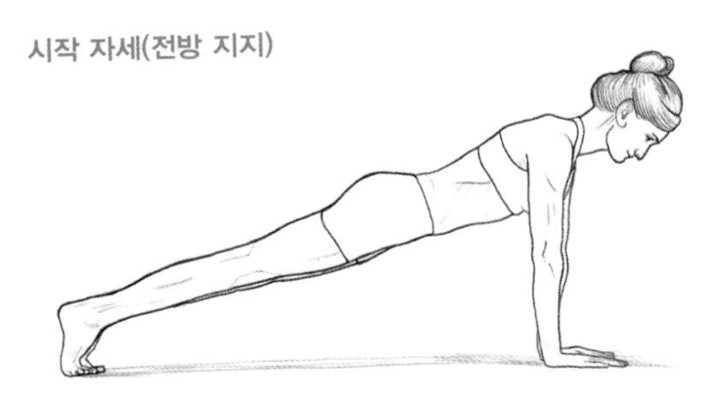

시작 자세(전방 지지)

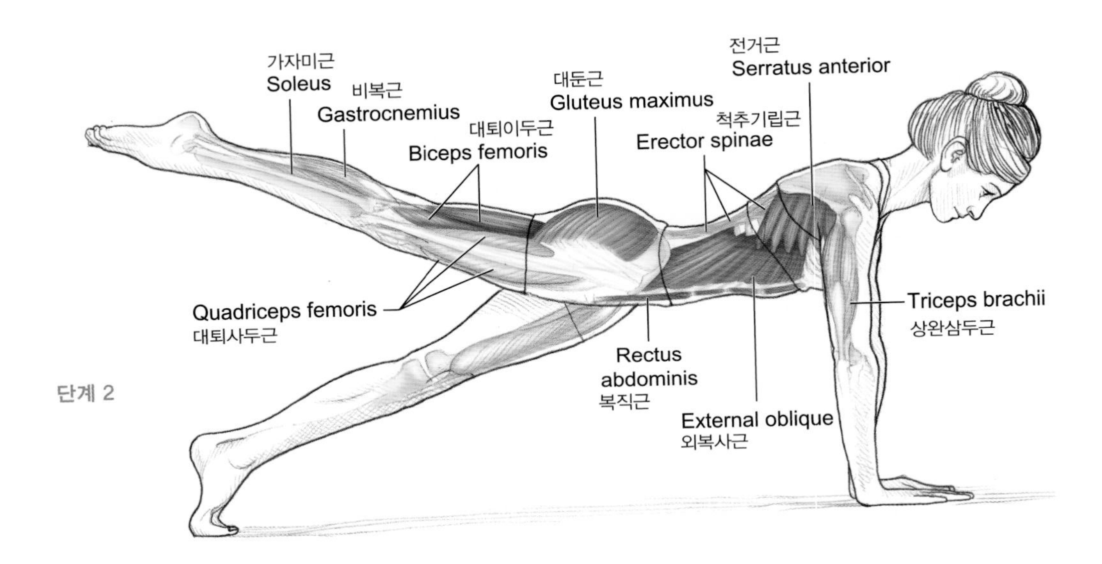

단계 2

운동

1. '시작 자세.' 엎드려 체중을 손과 발가락으로 지지하고 무릎과 팔꿈치를 편 채 시작한다. 손을 어깨 바로 아래에 두고 손가락을 앞으로 향하게 한다. 몸은 플랭크 자세로 두어 발목, 무릎, 골반, 어깨와 귀의 측면이 대략 일직선을 이루도록 한다. 이를 흔히 전방 지지(front support)라 한다.
2 '숨을 들이쉰다.' 한쪽 다리를 천장 쪽으로 올린다. 그림을 참조한다.
3. '숨을 내쉰다.' 그쪽 다리를 다시 매트로 내린다.
4. '숨을 들이쉰다.' 반대쪽 다리를 천장 쪽으로 올린다.
5. '숨을 내쉰다.' 그쪽 다리를 다시 매트로 내린다. 이러한 운동을 각각의 다리로 5회씩 총 10회 반복한다.

표적근육

전방 척추 안정근: 복직근, 외복사근, 내복사근, 복횡근
고관절 신근: 대둔근, 햄스트링(반막양근, 반건양근, 대퇴이두근)
견갑골 외전근: 전거근, 소흉근

동반근육

후방 척추 안정근: 척추기립근
슬관절 신근: 대퇴사두근
발목관절 족저굴근: 비복근, 가자미근
발목관절 족배굴근: 전경골근, 장지신근
어깨관절 굴근: 전삼각근, 대흉근(쇄골 부분)
팔꿈치관절 신근: 상완삼두근

테크닉 지침

- 운동 내내 팔을 매트로 밀면서 팔꿈치관절 신근이 팔꿈치를 편 상태로 유지하도록 하는 데 집중한다. 이렇게 하면 견갑골 외전근의 사용을 촉진하여 견갑골을 넓게 유지하고 어깨관절 굴근의 사용을 촉진하여 가슴이 팔 위로 들린 상태를 유지한다. 복근을 사용하여 등 하부와 골반을 안정화하는 데 집중한다.
- 단계 2와 4에서 다리를 내뻗으면서 고관절 신근으로 다리를 들어 올리고, 슬관절 신근으로 무릎이 펴진 상태를 유지하며, 또 발목관절 족저굴근으로 발을 세운다. 복사근의 사용을 통해 계속 골반이 매트로 향하게 해서 다리 들림으로 골반이 회전되는 것을 최소화하도록 하는 데 집중한다. 아울러 다리가 뒤로 높은 지점에 도달하면서 복근을 사용하여 골반이 약간만 전방으로 경사되게 한다.
- 단계 3과 5에서 주로 고관절 신근이 신장성으로 작용하여 다리 내리기를 제어하는 가운데 골반을 중립 자세로 되돌리고, 발을 매트로 되돌리면서 발목관절 족배굴근으로 발을 굴곡시킨다.
- '상상해본다.' 팔, 몸통과 지지하는 다리가 튼튼한 교각을 형성해 다른 쪽 다리를 들어 올리고 내려도 견고한 상태를 유지하는 모습을 상상해본다.

운동 포커스

이 운동은 몸통이 천장 쪽이 아니라 매트 쪽으로 돌려져 있다는 점에서 골반의 안정성에 대해 이 장에서 소개한 이전 운동들의 경우와는 다른 어려움을 제기한다. 원하는 중립 시작 자세를 취하려면 복근을 능숙하게 활성화하여 중력이 등 하부가 아치를 이루게 하고 골반이 전방으로 경사되게 하는 경향에 대항해야 한다. 복근이 과도하게 활성화되면 척추가 구부러지는 원치 않는 굴곡을 일으키나, 등 상부의 신근을 정교하게 동시 수축시키면 원하는 척추의 긴 라인이 나온다. 한쪽 다리를 들어 올리는 것은 안정성을 길러줄 뿐만 아니라 고관절 신근을 어느 정도 단련시키는 효과를 제공할 수 있다. 골반의 안정성을 적절히 유지하면 이 운동은 가위(운동 7-2)에서 설명하였듯이 고관절 굴근에 동적 유연성을 제공하는 효과가 있다. 더욱이 엎드려 다리 당기기는 전방 지지 또는 미는 유형의 움직임을 요하는 자세에 중요한 견갑골의 안정화를 기르는 기회를 제공한다. 또한 이러한 견갑골의 안정화는 '견갑골의 익상 현상(winged scapulae)'이란 자세 증상을 방지할 수도 있다. 이는 견갑골이 날개 모양으로 들리는 현상으로, 바로 누울 때 흉곽이 바닥에 비교적 평평하게 닿기보다는 견갑골의 아래 부분(하각, inferior angle) 또는 척추에 가장 가까운 경계(내연, inner border)가 흉곽에서 멀어져 들려 있는 증상으로 확인된다.

'견갑골 외전근을 통한 안정화.' 단계 1에서 설명한 전방 지지 자세에서는 중력이 견갑골을 척추 쪽으로 조여 서로 가까워지게 할 수 있다(견갑골 내전, 즉 후인). 견갑골 외전근(즉 전인근), 특히 전거근이 이러한 효과에 대항하고 견갑골에 요구되는 넓고 중립인 자세를 유지해야 한다. 또한 전거근의 노력이 충분하고 이 근육을 활성화하면 견갑골이 흉곽에 가까운 원하는 자세를 유지하고 원치 않는 '익상 현상'을 방지하는 데 도움이 될 수 있다. 견갑골을 안정화하지 못하면 이 운동의 잠재적인 가치가 현저히 감소할 것이다.

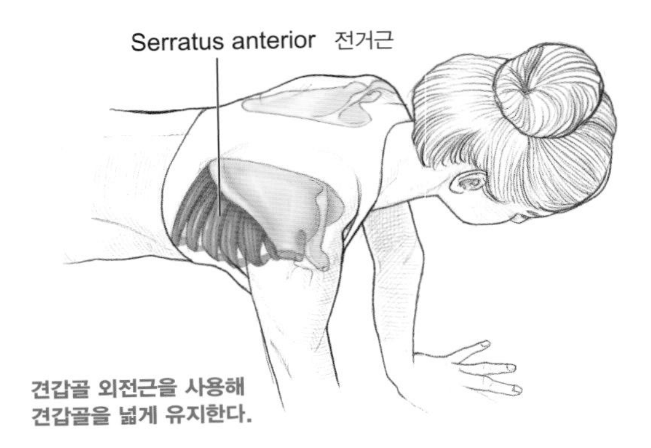

견갑골 외전근을 사용해 견갑골을 넓게 유지한다.

맞춤형 운동

변형운동

만일 등 하부가 아치를 이루거나 견갑골에서 원하는 넓고 편평한 자세를 유지할 수 없으면, 이 운동을 변형시켜 손과 발가락이 아니라 한쪽 무릎으로 몸을 지지하도록 한다. 고양이 스트레칭(운동 9-1)에서 양 무릎에 적용한 자세와 비슷하게 한쪽 무릎을 엉덩이 아래로 위치시킨 채 시작한다. 근력과 기술이 향상되면서 점차 무릎을 더 뒤쪽으로 그리고 골반을 더 앞쪽으로 이동시켜(이렇게 해도 무릎에서 불편을 일으키지 않는다면) 골반이 어깨와 지지하는 무릎 사이에 그은 선 상에 더 가깝도록 한다.

상급운동

원래의 운동을 적절한 자세로 수행할 수 있으면, 손 대신 전완으로 체중을 지지함으로써 운동을 더 어렵게 한다. 고관절 신근을 사용하여 골반의 바닥을 현재의 근력이 허용하는 한도로 어깨와 발가락 사이에 그은 선에 가깝게 아래로 당긴다. 연구에 따르면 이렇게 전완으로 지지하면 중심부 안정성을 유지하기 위해 복사근의 활성화를 증가시킬 필요가 있다고 한다.

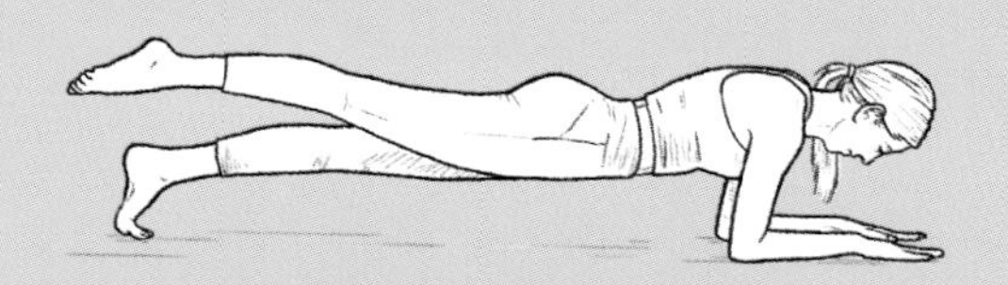

엎드려 다리 당기기 상급운동

푸시업
Push-Up

7-6

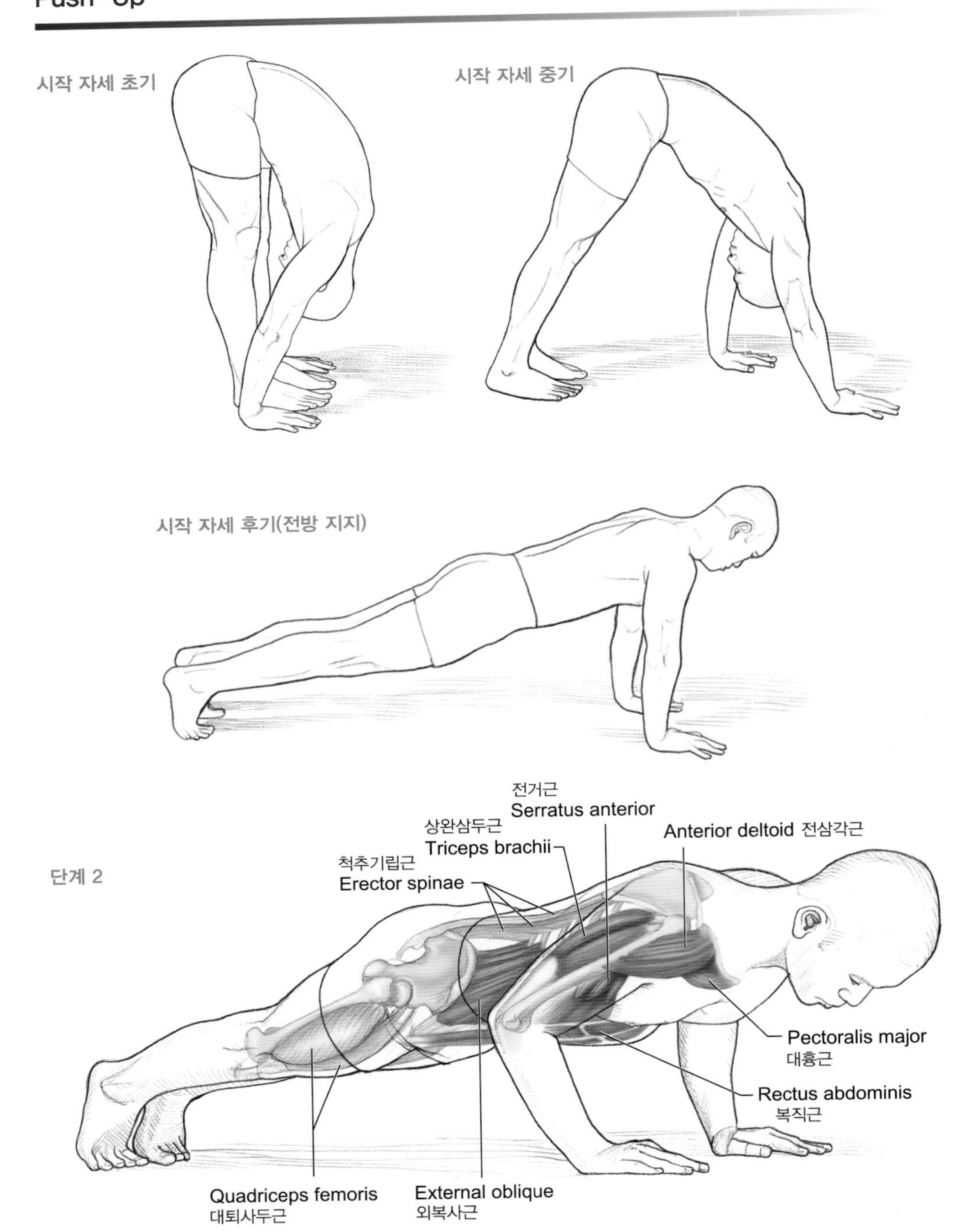

운동

1. '시작 자세.' 서서 척추를 앞으로 구부리고 그림에서처럼 손바닥을 매트에 놓거나 유연성이 허용하는 한에서 매트에 가깝게 둔다. 그림에서처럼 손바닥을 앞으로 내딛어 전방 지지 자세를 취한다.
2. '숨을 들이쉰다.' 팔꿈치를 구부리고 가슴을 매트 쪽으로 내린다. 그림을 참조한다.
3. '숨을 내쉰다.' 팔꿈치를 펴고 몸통을 올려 전방 지지 자세를 취한다. 푸시업(단계 2와 3)을 2번 더 한 다음, 손바닥을 물리면서 엉덩이를 굴곡시켜 시작 자세로 되돌린다. 이러한 운동을 5회 반복한다.

표적근육

전방 척추 안정근: 복직근, 외복사근, 내복사근, 복횡근
어깨관절 굴근: 전삼각근, 대흉근(쇄골 부분), 오훼완근, 상완이두근(장두)
견갑골 외전근: 전거근, 소흉근
팔꿈치관절 신근: 상완삼두근, 주근

동반근육

척추 신근과 후방 척추 안정근: 척추기립근
고관절 신근: 대둔근, 햄스트링
고관절 굴근: 장요근, 대퇴직근
슬관절 신근: 대퇴사두근
어깨관절 신근: 광배근, 대원근, 대흉근(흉골 부분)

테크닉 지침

- 시작 자세 중기에서 팔을 내딛어 전방 지지 자세를 취할 때, 어깨관절 굴근을 사용해 한쪽 팔을 앞으로 움직여 매트에 놓은 다음 어깨관절 신근의 사용을 통해 몸통을 앞으로 그 팔 위로 이동시킨다. 다른 쪽 팔을 앞으로 움직인 후 지지하는 이 손의 앞쪽으로 체중이 이동하면서, 어깨관절 굴근이 작용하여 가슴이 들린 상태를 유지하고 몸통 상부가 매트 쪽으로 내려가지 않도록 한다.
- 골반이 들린 상태를 유지하여 복근의 사용을 촉진함으로써 등 하부가 아치를 이루지 않도록 하고, 팔이 앞으로 내딛고 골반이 내려가면서 고관절 굴근을 사용하여 중력으로 인한 고관절의 과신전을 막는다.
- 시작 자세 후기에서 전방 지지 자세에 이를 때, 둔부가 공중으로 들려 있는 흔한 실수를 범하지 않도록 한다. 고관절 신근을 사용하여 골반의 바닥을 매트 쪽으로 내리면서 복근으로 들어 올려(복근-햄스트링 짝힘 근육) 골반을 발목 및 어깨 라인과 일치시키도록 한다.
- 앞의 운동 엎드려 다리 당기기(운동7-5) 처럼, 전방 지지 자세에서 견갑골 외전근으로 견갑골을 넓게 하고 슬관절 신근으로 무릎이 펴진 상태를 유지하여 발뒤꿈치에서 머리까지 긴 라인을 형성한다.
- 단계 2에서 팔꿈치를 몸의 양옆으로 가까이 유지하면서 팔꿈치관절 신근의 신장성 수축이 팔꿈치의 굴곡을 제어하고 어깨관절 굴근의 신장성 수축이 상완의 후방 움직임을 제어하도록 하여 가슴을 매트 쪽으로 내린다.
- 단계 3에서 팔꿈치관절 신근이 팔꿈치를 펴고 어깨관절 굴근이 상완을 전방으로 움직여 가슴이 다시 전방 지지 자세로 올라간다.

- '상상해본다.' 단계 2와 3에서 다리, 몸통과 머리가 도개교(drawbridge)를 형성해 강한 교각의 구조적 통일성을 변화시키지 않으면서 발가락을 축으로 팔로 도개교를 내리고 올리는 모습을 상상해본다.
- '상상해본다.' 단계 3에서 팔을 뒤로 물릴 때, 움직임 내내 복근이 움푹 들어간 상태를 유지하면서 골반이 도개교처럼 천장 쪽으로 들리는 것을 생각한다.

운동 포커스

푸시업은 복근과 견갑골 외전근의 능숙한 사용으로 중립의 전방 지지 자세를 유지하는 법에 대해 배우는 등 효과 면에서 앞의 운동 엎드려 다리 당기기(운동 7-5)와 일부 공통점이 있다. 그러나 푸시업은 전방 지지 자세에서 다리가 아니라 팔의 움직임을 요한다. 많은 사람에서 체중은 어깨관절 굴근과 팔꿈치관절 신근에 대해 중요한 근력 효과를 제공할 정도로 충분하다. 어깨관절 굴근은 일상 또는 스포츠 활동에서 팔을 앞으로 올리는 데 사용되고, 팔꿈치관절 신근은 밀고 머리 위로 들어 올리는 동작에 사용된다. 더욱이 전방 지지 자세로 들어가고 나오는 역동적인 움직임은 중심부도 단련시켜 척추 굴곡에서 신전으로 그리고 다시 굴곡으로 조화로운 이행이 이루어지도록 한다. 초기 자세는 햄스트링에 잠재적인 동적 유연성을 제공하는 효과가 있다.

맞춤형 운동

변형운동

햄스트링이 긴장되어 있어 운동을 시작할 때 손바닥을 매트에 놓지 못할 경우에는 손바닥으로 체중을 지지할 수 있을 정도로 무릎을 구부린다. 전방 지지 자세에 이르면서 무릎을 부드럽게 편다. 이 자세에서 푸시업을 수행한 후 시작 자세로 되돌아가되, 선 자세로 이행할 때 다시 무릎을 구부린다.

원하는 자세를 이루기가 어려울 경우에는 푸시업 동작을 빼고 팔을 내딛어 전방 지지 자세를 취한 다음 다시 물리는 것을 연습한다.

상급운동

푸시업 중에 골반의 안정성과 견갑골의 최적 역학을 유지하는 것은 어렵다. 일단 원래의 운동에 능숙해졌으면, 설명한 대로 푸시업에서 몸통을 내린 다음 한 발을 매트에서 들어 올리고 그림에서처럼 발이 들리고 고관절이 신전된 상태로 푸시업을 수행한다. 전방 지지 자세로 되돌아가고 다리를 바꾼다. 다른 쪽 다리를 신전시킨 채 반복한다. 다시 전방 지지 자세로 되돌아간 다음 골반을 천장 쪽으로 들어 올리고 시작 자세로 되돌아간다.

팔을 앞쪽으로 내딛어 전방 지지 자세를 취할 때와 전방 지지 자세로부터 팔을 물려 다시 시작 자세로 되돌아갈 때 운동의 단계를 보다 어렵게 하기 위해 각각의 방향으로 팔을 내딛고 물리는 횟수를 2번으로 제한한다.

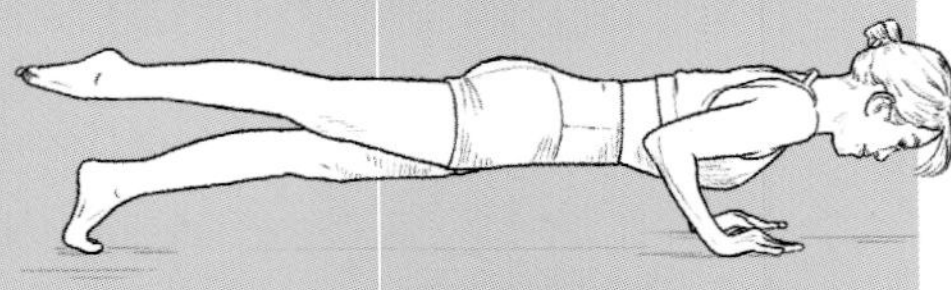
푸시업 상급운동

8 효과적인 중심부를 위한 측면 운동

SIDE EXERCISES FOR AN EFFECTIVE CORE

이 장은 척추의 측면 굴곡과 회전에 초점을 둔다. 측면 굴곡과 회전을 사용하는 것은 복직근보다는 복사근에 더 큰 강조점을 둔다. 제2장에서 설명하였듯이 복사근의 근섬유는 보다 몸통의 측면으로 위치해 있다. 이들 복사근은 복횡근과 함께 작용하여 팔다리가 움직일 때 등을 보호하고 중심부를 안정화한다.

아울러 측면 굴곡과 회전은 흔히 복사근과 함께 요방형근 및 척추 신근의 조화로운 활성화를 요한다. 현재의 중심부 안정성 개념은 복근뿐만 아니라 척추 신근을 포함하는 몸통 주요 근육의 조화로운 동시 활성화에 초점을 둘 필요가 있다고 한다. 수영, 카약, 골프, 던지기 운동과 라켓 운동 같이 많은 운동 및 여가 활동은 척추 회전의 능숙한 사용을 요한다. 복사근에 대한 이해를 증진시키고 복사근의 근력 및 척추 신근과의 조화로운 사용을 증진시키면 잠재적으로 운동 경기력을 향상시킬 수 있고 척추 손상의 방지에 도움이 될 수 있다. 그러므로 당신에게 금기가 아닌 한 이 장에서 소개하는 운동을 당신의 모든 운동에 포함시키도록 한다.

첫 3가지 운동은 몸통의 측면 자세를 요한다. 이러한 자세는 몸통과 지면의 관계를 변화시키므로 척추 측면 굴근이 중력의 작용에 대항해야 한다. 복사근은 주요 척추 측면 굴근이다. 또한 요방형근과 척추 신근도 측면 굴곡을 일으킬 수 있다. 복사근을 과도하게 수축시키면서 척추 신근을 부적절하게 사용하면 몸통이 전방으로 구부러지고(척추 굴곡) 측면으로 굴곡된다. 반면 척추 신근을 과도하게 수축시키면 등이 아치를 이루고(척추 신전) 측면으로 굴곡된다. 그러므로 척추의 전방 및 후방 근육이 미세하게 조화를 이루면서 수축해야 원하는 자세를 이룰 수 있다. 이와 같은 과제는 척추가 많은 관절로 이루어져 있고 등 하부의 자연적인 만곡이 등 상부와 반대라는 사실에 의해 더 어려워진다. 따라서 측면 자세는 골반과 하부 척추의 중립 자세를 유지하고 지지(bracing) 기술을 배우는 데 유용한 연습이 될 수 있다. 지지는 중심부 안정화를 많은 일상 활동으로 이행시키는 것을 촉진할 수 있다. 옆으로 누워 차기(Side Kick, 운동 8-1)와 무릎 꿇어 차기(Side Kick Kneeling, 운동 8-2)는 한쪽 다리를 앞뒤로 움직이면서 측면 굴근을 안정근으로 사용한다. 옆으로 구부리기(Side Bend, 운동 8-3)는 한쪽 팔과 양발로 측면을 지지하는 자세에서 몸통을 내리고 올리면서 측면 굴근을 주작용근으로 사용한다.

나머지 운동들은 회전을 사용한다. 척추 비틀기(Spine Twist, 운동 8-4)와 톱(Saw, 운동 8-5)은 척추 회전근을 사용한다. 비록 복사근이 강조되지만, 편평 등 자세를 이루기 위해서는 척추 신근의 조화로운 사용이 필수적이다. 비틀기(Twist, 운동 8-6)는 옆으로 구부리기에 회전을 추가하는데, 측면 굴곡과 회전을 접목하여 근력과 기술이 충분한 사람이 도전해볼 만한 운동이다. 코르크스크루(Corkscrew, 운동 8-7)와 팔 뻗어 엉덩이 비틀기(Hip Twist With Stretched Arms, 운동 8-8)는 몸통 상부의 회전보다는 골반의 회전을 강조한다. 골반은 힘을 지면으로부터 그리고 지면으로 전달할 때 중요한 연결 부위이다. 골반의 조화로운 제어를 향상시키는 것은 흔히 경시되지만 매우 필요하다. 이들 마지막 두 가지 운동은 아주 상급에 속한다는 점에 유의해야 한다. 부적절하게 수행하거나 척추 질환이 있으면 척추 손상을 초래할 수 있다. 이들 운동은 관련된 준비운동을 능숙하게 수행할 수 있어 적절한 수행이 가능할 경우에만 그리고 의사가 당신에게 적합하다는 소견을 피력할 경우에만 시도해야 한다.

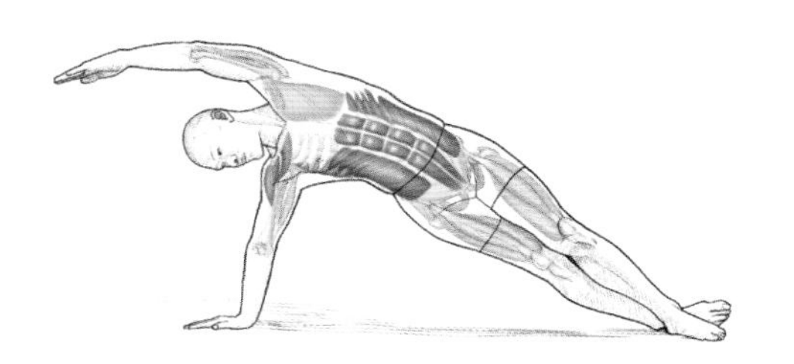

옆으로 누워 차기

Side Kick

8-1

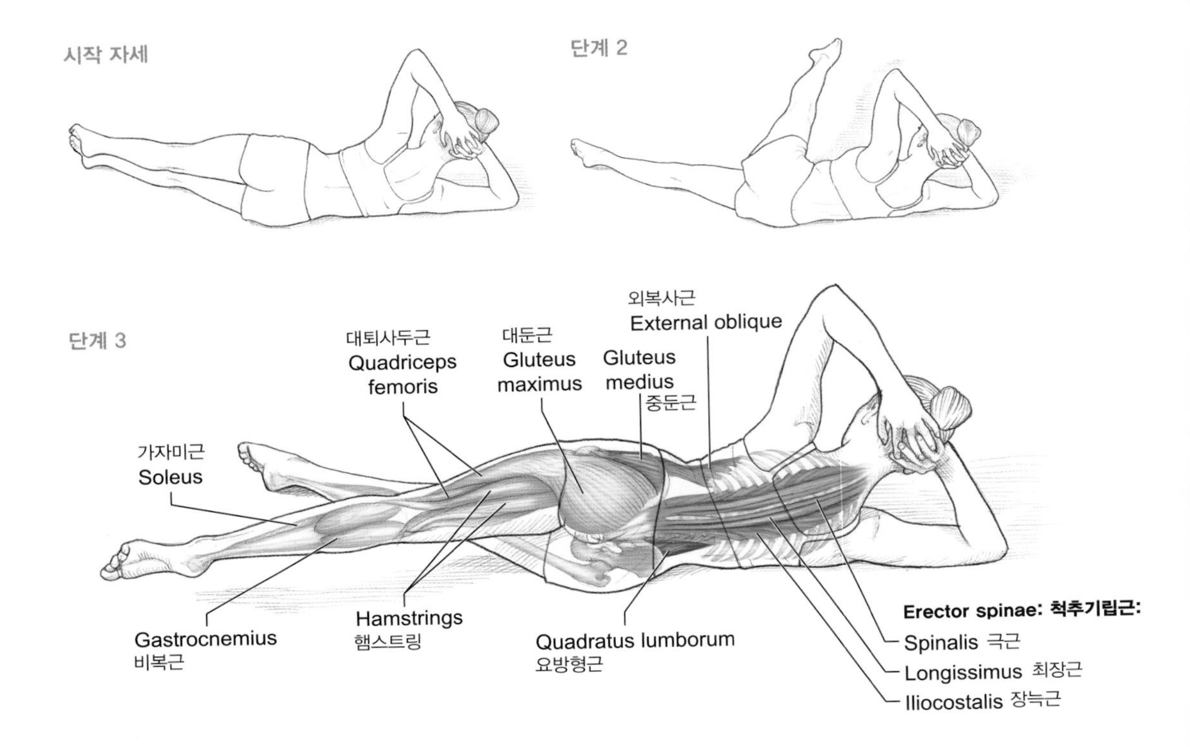

운동

1. '시작 자세.' 옆으로 누워 두 다리를 몸통에 비해 약간 앞으로 두고 발을 가볍게 세운다. 양 팔꿈치를 구부리고, 손가락을 머리 뒤에 깍지 끼며, 머리를 매트에서 들어 올린다.
2. '숨을 들이쉰다.' 위쪽 다리를 앞으로, 약간 뒤로 움직인 다음, 부드럽게 움직여 그림에서처럼 조금 더 멀리 앞으로 가져간다.
3. '숨을 내쉰다.' 위쪽 다리를 뒤로, 약간 앞으로 움직인 다음, 부드럽게 움직여 조금 더 멀리 뒤로 가져간다. 그림을 참조한다. 이러한 운동을 10회 반복한다. 동일한 운동을 반대쪽 다리로 한다.

표적근육

척추 측면 굴근 및 안정근: 외복사근, 내복사근, 요방형근, 척추기립근(극근, 최장근, 장늑근), 반극근, 후방 심부 척추 근육, 복직근, 복횡근

고관절 외전근: 중둔근, 소둔근, 대퇴근막장근, 봉공근

동반근육

고관절 굴근: 장요근, 대퇴직근
고관절 신근: 대둔근, 햄스트링
슬관절 신근: 대퇴사두근
발목관절 족저굴근: 비복근, 가자미근

테크닉 지침

- 시작 자세에서 매트에 가장 가까운 측면에 있는 척추 측면 굴근을 사용하여 골반을 흉곽 쪽으로 약간 당겨 올려 허리가 매트에서 들리기 시작하도록 한다. 운동 내내 골반과 흉곽 사이에 이러한 거리를 유지하도록 한다.
- 단계 2와 3에서 고관절 외전근을 사용하여 위쪽 다리가 매트와 평행한 상태를 유지하고 아래로 처지지 않도록 한다. 고관절 굴근으로 다리를 앞으로 움직이고 고관절 신근으로 다리를 뒤로 움직인다. 슬관절 신근이 무릎을 펴고 발목관절 족저굴근이 발을 세운 상태를 유지한다.
- 척추 안정근을 사용하여 몸을 측면으로 유지하고 다리가 움직이면서 몸통이 앞이나 뒤로 흔들리거나 돌아가고, 골반이 기울고, 또는 등이 아치를 이루는 현상을 제한하는 데 강조점을 둔다. 단계 3에서 특히 복근 수축을 적절히 사용하는 데 그리고 다리를 약간만 뒤로 움직여 골반의 전방경사 정도를 제한하는 데 역점을 둔다. 이는 안전성을 개선하고 고관절 굴근의 동적 스트레칭을 극대화한다.
- '상상해본다.' 다리를 고관절에서 자유로이 앞으로 움직이되 같은 방향으로 더 나아가기 전에 움직임의 범위 끝에서 가벼운 반동을 준 다음, 뒤로 움직여 동일한 반동 동작을 하면서 몸통을 거의 움직이지 않는 모습을 상상해본다.

운동 포커스

옆으로 누워 차기는 중심부 안정성을 기르는 데 효과적인 운동이다. 옆으로 누우면 지지기반이 협소하기 때문에 전후 방향으로 균형을 유지하기가 어려워진다. 다리의 움직임은 이러한 균형 유지를 더 어렵게 하므로, 척추의 측면, 전방과 후방에 있는 근육이 조화롭게 작용하도록 하여 평형을 유지한다. 척추와 골반의 안정성을 적절히 유지하면 옆으로 누워 차기는 햄스트링과 고관절 굴근에 동적 유연성을 제공하는 효과도 있다. 이렇게 옆으로 누운 자세에서는 위쪽 다리의 고관절 외전근이 작용하여 중력으로 인해 다리가 내려가지 않도록 해야 한다. 고관절 외전근에서 근지구력과 근긴장의 증가는 더불어 얻는 효과이다.

초급

맞춤형 운동

변형운동

만일 다리를 앞쪽 및 뒤쪽으로 움직이면서 균형감 또는 적절한 골반 안정성을 유지하기가 어려우면, 이 변형운동을 해본다. 아래쪽 팔의 팔꿈치를 신전시켜 그 팔 위에 머리를 얹도록 하며, 위쪽 팔을 앞쪽으로 가져가 손을 매트에 두어 몸을 지지한다. 이렇게 하면 지지기반이 넓어지며, 그에 따라 균형을 잡기가 보다 수월해진다. 기술이 향상되면서 아래쪽 다리를 점차 뒤로 이동시키기 시작해 결국 골반의 측면과 거의 정렬되게 한다. 그런 다음 팔을 원래의 자세로 되돌리도록 한다.

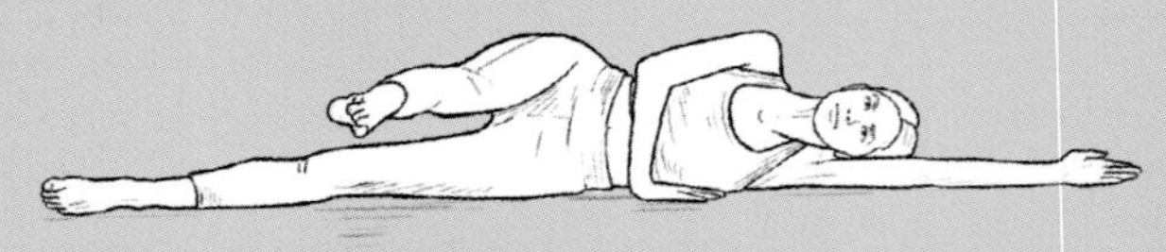

옆으로 누워 차기 변형운동

응용운동

다리를 앞족으로 움직이면서 발을 굴곡시키면(발목관절 족배굴곡) 햄스트링의 동적 스트레칭을 강조하게 된다. 호흡 패턴을 반대로 하고, 타악기적인 호흡을 하면서 양 방향에서 각각 2번의 다리 박동을 수행하여 심부 복근의 활성화를 촉진한다.

상급운동

척추 측면 굴근, 견갑골 안정근과 균형감을 더 잘 단련시키려면 팔꿈치에 의지하면서 몸통 상부를 매트에서 들어 올린 채 원래 운동 또는 응용운동을 수행한다. 만일 근력과 균형감이 충분하면, 이 운동을 더욱 진전시켜 몸을 전완으로 지지하고 골반을 매트에서 들어 올린 채 측면 플랭크 자세로 수행한다. 이러한 측면 지지 자세는 중심부 안정성을 단련시키는 데 효과적인 것으로 밝혀졌다. 그러나 이는 첫째 상급운동보다 난이도가 현저히 더 높으므로, 그저 측면 플랭크 자세로 들어 올리고 이 자세를 5초간 유지하는 것으로 시작한다. 기술이 향상되면서 몸통, 골반과 어깨를 적절한 자세로 유지할 수 있고 아래쪽 다리의 무릎에서 불편을 경험하지 않으면, 점차 위쪽 다리를 앞쪽 및 뒤쪽으로 작게 움직이는 동작을 추가하기 시작한다. 팔꿈치에 의지하는 첫째 상급운동과 측면 플랭크 자세에 능숙해진 후에만 이 둘째 상급운동을 시도한다. 옆으로 구부리기(운동 8-3)의 연습도 둘째 상급운동에 필요한 기술을 터득하는 데 도움이 될 수 있다.

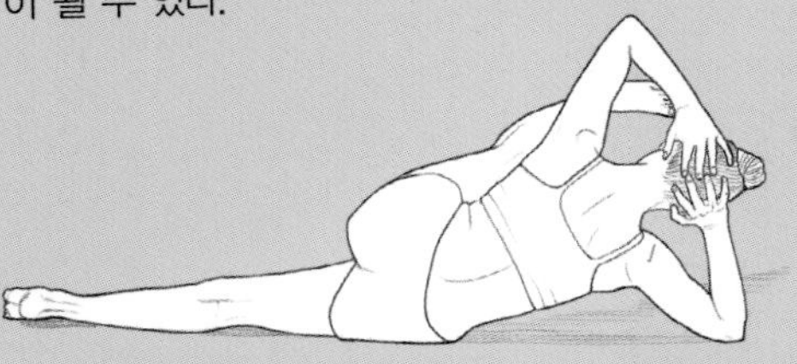

등 상부가 들린 옆으로 누워 차기 상급운동

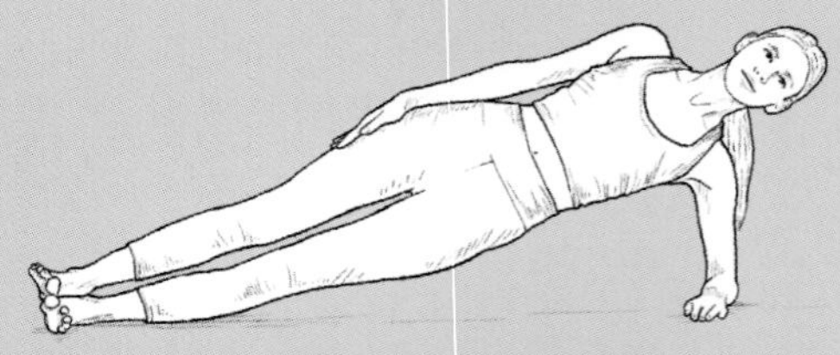

옆으로 누워 차기 상급운동을 위한 측면 플랭크 자세

무릎 꿇어 차기
Side Kick Kneeling

8-2

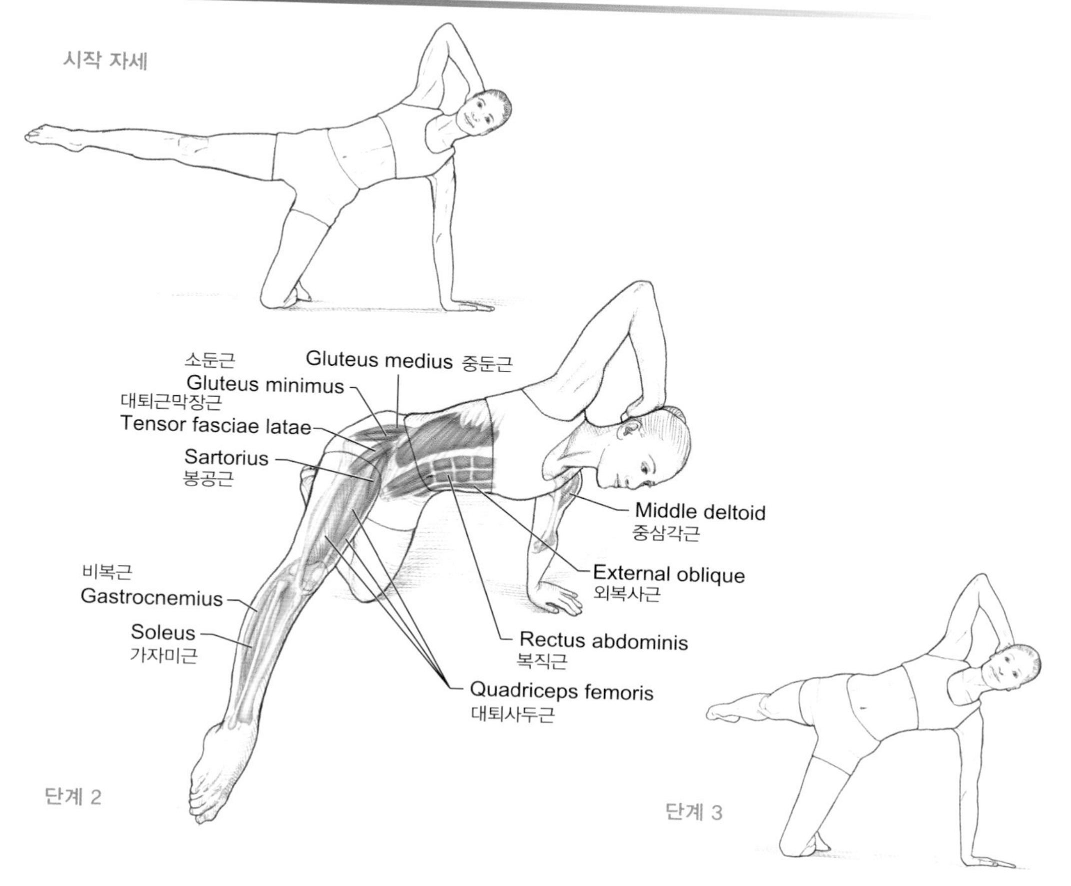

운동

1. '시작 자세.' 무릎을 꿇고 몸통을 측면으로 구부린다. 한쪽 손바닥을 매트에 놓고 손가락을 무릎과 반대 방향으로 향하게 한다. 다른 쪽 손을 머리 뒤에 두고 팔꿈치를 구부려 천장 쪽을 향하게 한다. 위쪽 다리를 지지하는 팔로부터 가장 멀리 대략 엉덩이 높이로 들어 올린다.
2. '숨을 들이쉰다.' 올린 다리를 앞으로 움직인다. 그림을 참조한다.
3. '숨을 내쉰다.' 그림에서처럼 올린 다리를 뒤로 움직인다. 이러한 운동을 5회 반복한다. 동일한 운동을 반대쪽 다리로 한다.

표적근육

척추 측면 굴근 및 안정근: 외복사근, 내복사근, 요방형근, 척추기립근(극근, 최장근, 장늑근), 반극근, 후방 심부 척추 근육, 복직근, 복횡근

고관절 외전근: 중둔근, 소둔근, 대퇴근막장근, 봉공근

동반근육

고관절 굴근: 장요근, 대퇴직근
고관절 신근: 대둔근, 햄스트링
슬관절 신근: 대퇴사두근
발목관절 족저굴근: 비복근, 가자미근
어깨관절 외전근: 중삼각근, 극상근
견갑골 내림근: 하승모근, 전거근(하부 섬유)
견갑골 외전근: 전거근
팔꿈치관절 신근: 상완삼두근

테크닉 지침

- 운동 내내 몸이 머리에서 지지하는 무릎까지 호를 형성하는 것을 생각한다. 손을 매트로 밀며, 어깨관절 외전근으로 몸통 상부 들어올리기를 돕고, 매트에 가장 가까운 몸의 측면에 있는 척추 측면 굴근으로 척추를 들어 올리며, 또 고관절 외전근으로 아래쪽 골반을 들어 올려 이 모두가 이러한 호의 형성을 돕도록 한다.
- 매트로 밀면서, 팔꿈치관절 신근을 사용하여 팔꿈치가 펴진 상태를 유지하면서 견갑골 내림근 및 외전근, 특히 전거근을 사용하여 견갑골 하부를 아래로 내리고 매트 쪽으로 뻗은 상태를 유지한다.
- 슬관절 신근으로 무릎을 펴고 발목관절 족저굴근으로 발을 세워, 올린 다리를 움직이면서 긴 라인을 유지한다.
- 위쪽 다리의 고관절 외전근을 사용해 올린 다리를 적절한 높이로 유지하면서 고관절 굴근이 다리를 앞으로 움직이고 고관절 신근이 다리를 약간 뒤로 움직이도록 하는 데 집중한다.
- '상상해본다.' 몸을 아치형 다리로 생각하고, 팔이 수직으로 지지를 제공하면서 한 쪽 다리가 강한 다리 구조물을 와해시키지 않은 채 앞뒤로 자유로이 움직이는 모습을 상상해본다.

운동 포커스

무릎 꿇어 차기는 앞의 운동 옆으로 누워 차기(운동 8-1)와 동일한 효과를 많이 제공하나, 몸이 한쪽 무릎과 펴진 한쪽 팔로만 지지를 받으므로 안정성의 단련을 증가시킨다. 또한 이 운동은 매트에 가장 가까운 측면에 있는 척추 측면 굴근, 특히 복사근의 작용도 증가시켜 몸통의 측면이 아치를 이룬 자세를 유지한다. 마지막으로, 이 운동은 지지하는 팔의 어깨관절 외전근과 견갑골 안정근을 사용하기 위한 중요한 연습이 되고 이러한 기술은 향후 소개되는 옆으로 구부리기(Side Bend, 운동 8-3)와 비틀기(Twist, 운동 8-6)에서 훨씬 더 어려운 방식으로 사용된다.

맞춤형 운동

변형운동

무릎 꿇어 차기에서 어려운 측면의 하나는 움직이는 다리의 높이를 일정하게 유지하는 것이다. 다리는 앞에서 뒤로 그리고 그 반대로 움직이면서 처지는 경향이 있다. 다리를 일정한 높이로 유지하는 연습을 하려면 다리가 위쪽 고관절의 높이보다 아래일지라도 덜 어려운 높이를 선택한다. 그러고는 탁상 자세를 따라 미는 것처럼 매트와의 거리를 동일하게 유지하면서 단계 2와 3에서 설명한 대로 다리를 움직인다.

응용운동

고관절 외전근의 단련을 더욱 증가시키기 위해 지지하는 무릎을 거의 고관절 직하방으로 두고 움직이는 다리를 가능한 한 높이 든 채 운동을 수행한다. 또한 옆으로 누워 차기(운동 8-1)의 응용운동에서 설명한 2번의 다리 박동과 발 자세 및 타악기적인 호흡 패턴을 사용할 수 있다.

상급운동

위 응용운동에서 설명한 자세를 취하되 위쪽 팔의 손가락을 머리 뒤에 두는 대신 천장 쪽으로 뻗는다. 이러한 자세는 미학적 흥미 외에 몸의 안정성을 더욱 단련시키고, 가슴이 열린 자세의 유지에 도움을 주며, 위쪽 어깨를 작용시켜 팔을 위로 안정되게 유지하도록 한다.

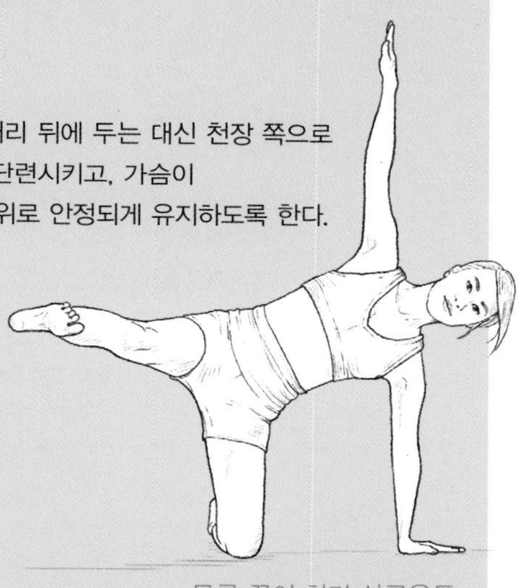

무릎 꿇어 차기 상급운동

옆으로 구부리기
Side Bend

8-3

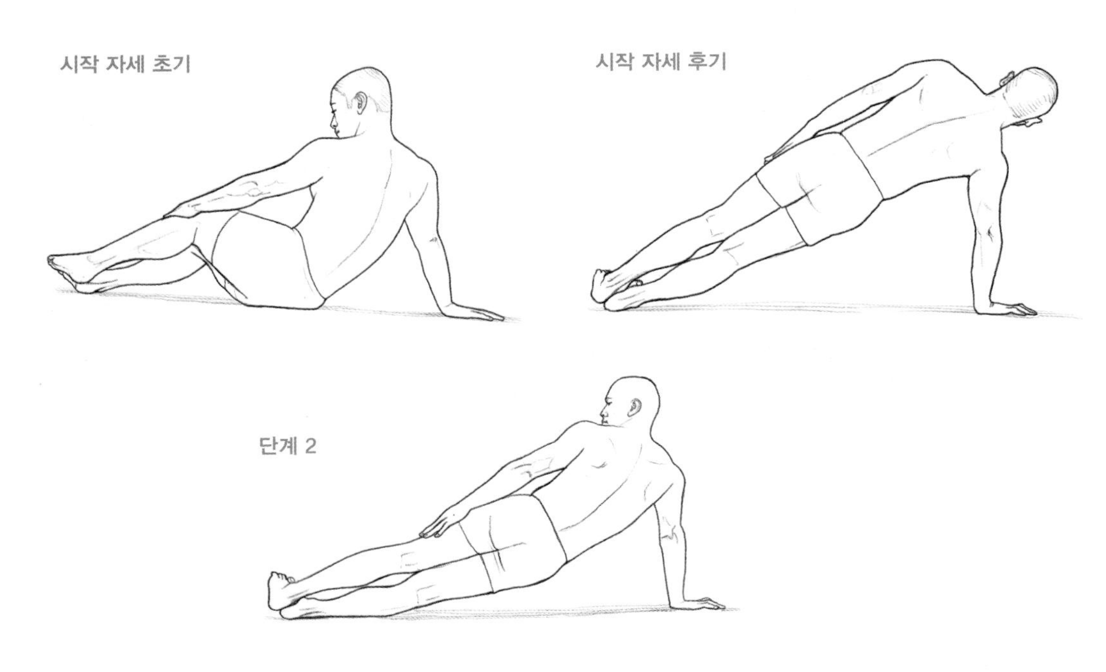

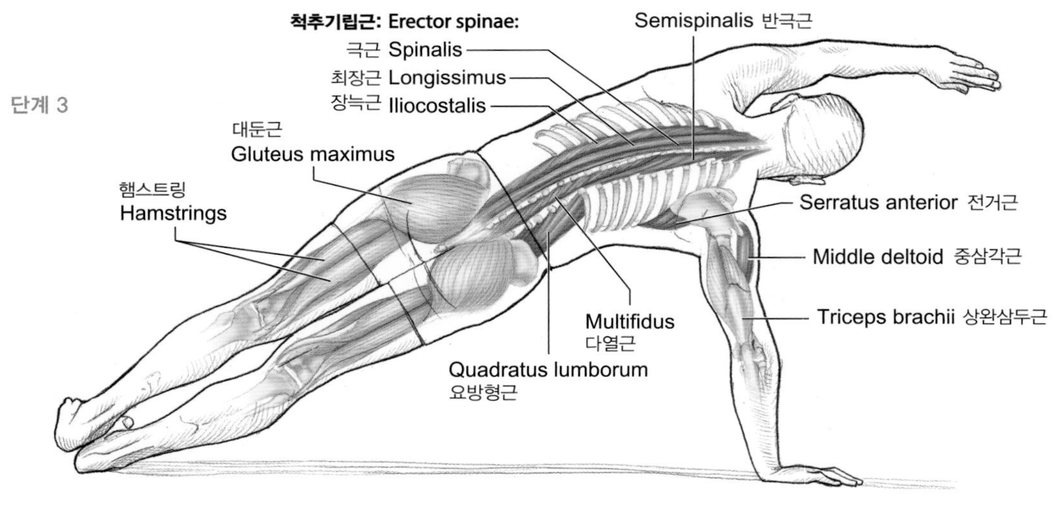

운동

1. '시작 자세.' 앉아서 몸을 측면으로 돌리고 체중을 한쪽 팔, 아래쪽 골반과 아래쪽 발로 지지한다. 이때 한쪽 손바닥을 매트에 놓고 손가락을 골반과 반대 방향으로 향하게 한다. 무릎을 구부리고 시작 자세 초기 그림에서처럼 위쪽 손을 위쪽 무릎의 측면에 얹는다. 이러한 자세에서 시작 자세 후기 그림에서처럼 위쪽 팔을 몸의 옆으로 가까이 유지하면서 무릎과 아래쪽 팔을 펴서 몸통을 들어 올린다.
2. '숨을 들이쉰다.' 머리를 위쪽 어깨 쪽으로 돌리고, 그림에서처럼 아래쪽 팔이 펴진 상태를 유지하면서 골반을 내려 아래쪽 종아리가 매트에 닿도록 한다.
3. '숨을 내쉰다.' 몸통을 다시 시작 자세 후기로 들어 올린 다음, 위쪽 팔을 머리 위로 올리고 손바닥을 위로 그리고 머리를 앞으로 향하게 한다. 그림을 참조한다. 이러한 운동을 5회 반복한 다음, 무릎을 구부려 골반을 매트로 내리고 시작 자세로 되돌아간다. 동일한 운동을 반대 측으로 반복한다.

표적근육

척추 측면 굴근 및 안정근: 외복사근, 내복사근, 요방형근, 척추기립근(극근, 최장근, 장늑근), 반극근, 후방 심부 척추 근육(특히 다열근), 복직근, 복횡근
어깨관절 외전근: 중삼각근, 극상근
견갑골 내림근: 하승모근, 전거근(하부 섬유), 소흉근
견갑골 외전근: 전거근, 소흉근

동반근육

고관절 신근: 대둔근, 햄스트링
고관절 외전근: 중둔근, 소둔근
슬관절 신근: 대퇴사두근
어깨관절 내전근: 대흉근, 광배근
팔꿈치관절 신근: 상완삼두근

테크닉 지침

- 단계 1의 후기와 단계 3에서 지지하는 손을 매트로 밈으로써, 그리고 어깨관절 외전근으로 몸통 상부의 아래쪽 들림을 돕고, 척추 측면 굴근으로 척추의 아래쪽을 들어 올리며, 또 고관절 외전근으로 골반의 아래쪽을 들어 올림으로써 머리에서 지지하는 발까지 호를 그리는 것을 생각한다.
- 단계 1과 3에서 매트로 밀면서, 팔꿈치관절 신근을 사용하여 팔꿈치가 펴진 상태의 유지를 강조하면서 팔꿈치의 과신전을 피하도록 주의해야 한다. 동시에 견갑골 내림근을 사용하여 견갑골의 과다 상승을 피하고 견갑골 외전근, 특히 전거근을 사용하여 견갑골이 넓혀져 매트 쪽으로 뻗혀진 상태를 유지한다.
- 단계 3에서 몸통이 아치를 이루게 하고 분수식 급수대에서 뿜어 나오는 물처럼 위쪽 팔을 위와 지지하는 팔 위로 가져가는 데 집중한다. 들려진 느낌을 강조하려면 몸통 상부 아치의 정점을 머리 위 팔 움직임의 정점과 조화시킨다. 위쪽 팔의 움직임은 먼저 어깨관절 외전근의 단축성 사용에 의해 일어

나고, 다음 팔이 수직을 지난 후에는 어깨관절 내전근의 신장성 수축이 팔의 하강을 제어하면서 일어난다.

- 단계 1과 3 사이에서는 첫 번째 지침에서 설명한 것들과 동일한 근육을 사용하되, 이번에는 신장성으로 사용해 몸통을 부드럽고 제어된 방식으로 내리는 것을 강조한다. 아울러 견갑골 내림근을 사용하여 지지하는 어깨가 귀 쪽으로 올라가지 않도록 각별히 유의한다. 단계 3에서 위쪽 팔을 내려 몸의 옆으로 되돌리는 시점을 골반이 그 최저점에 이를 때와 맞춘다. 먼저 어깨관절 내전근을 그리고 다음 위쪽 팔이 수직을 지난 후에는 어깨관절 외전근을 신장성으로 사용한다.
- '상상해본다.' 몸통이 올라가고 내려가면서, 마치 평행한 두 개의 유리판 사이로 움직이는 것처럼 몸을 곧게 펴도록 한다. 슬관절 신근으로 무릎이 펴진 상태를 유지하며 고관절 신근으로 고관절을 신전시키고 넓적다리를 골반 라인과 일치시킨 상태를 유지한다. 복근, 척추 신근과 기타 척추 안정근을 사용하여 곧게 편 등을 유지하면서 골반이 회전하거나 전후방으로 기울지 않도록 한다.

운동 포커스

옆으로 구부리기는 발과 한쪽 팔만이 몸을 지지하므로 측면 굴곡, 몸통 안정화와 어깨 사용이란 면에서 앞의 두 운동 옆으로 누워 차기(운동 8-1)와 무릎 꿇어 차기(운동 8-2)에 비해 난이도가 상당히 높은 운동이다. 이러한 자세로 인해 이 운동은 측면 몸통 안정성과 척추 측면 굴근의 근력을 기르는 데 아주 좋은 운동이 된다. 많은 사람에게 최대의 효과는 어깨관절 외전근과 견갑골 안정근의 근력 증가이다. 이 운동의 여러 단계에서 중력은 견갑골을 상승시키거나 내전시키려 한다. 견갑골 내림근은 견갑골이 과도하게 상승하지 않도록 하는 작용을 하고 견갑골 외전근, 특히 전거근은 견갑골을 넓게 중립 자세로 유지하는 작용을 한다. 만일 근력이나 근육 협동이 적절하지 않아 이 운동을 적절한 자세로 하지 못하면, 어깨에서 불편이나 손상을 경험할 수도 있다. 그러므로 필요에 맞춰 운동범위를 줄여 적절한 견갑골 역학을 유지하거나, 아니면 운동을 변경한다.

맞춤형 운동

변형운동

시작 자세 후기에서 아래쪽 무릎 및 하퇴부만 매트에 놓은 채 운동을 시작한다. 한쪽 팔로 그리고 발이 아니라 아래쪽 무릎으로 체중을 지지하면서 몸통을 들어 올린다. 그림에서처럼 지지하는 팔의 견갑골을 매트 쪽으로 뻗는 데 집중하여 운동 포커스에서 설명하였듯이 전거근의 사용을 촉진한다. 능숙해지면서 위쪽 다리의 발을 아래쪽 다리의 발 앞쪽 매트에 놓은 채(아래 응용운동 그림에서처럼) 양발로 지지하는 운동의 수행으로 진행한다. 이러한 발 자세는 지지기반을 보다 넓혀 균형을 보조하며, 이는 최적의 견갑골 역학을 터득하는 데 유용하다.

전거근
Serratus anterior

옆으로 구부리기 변형운동

응용운동

그림에서처럼 위쪽 다리의 발을 아래쪽 다리의 발 앞쪽 매트에 놓은 채 운동을 수행하고, 다음과 같이 호흡 패턴을 대치한다. 숨을 들이쉬면서 측면 플랭크 자세로 들어 올리고 위쪽 팔을 어깨 높이로 올린다(T자 자세). 숨을 내쉬면서 골반을 올리고 팔을 머리 위로 가져간다. 숨을 들이쉬면서 T자 자세로 되돌아가고, 숨을 내쉬면서 골반을 내려 매트 바로 위로 두거나 매트와 약간 닿도록 한다.

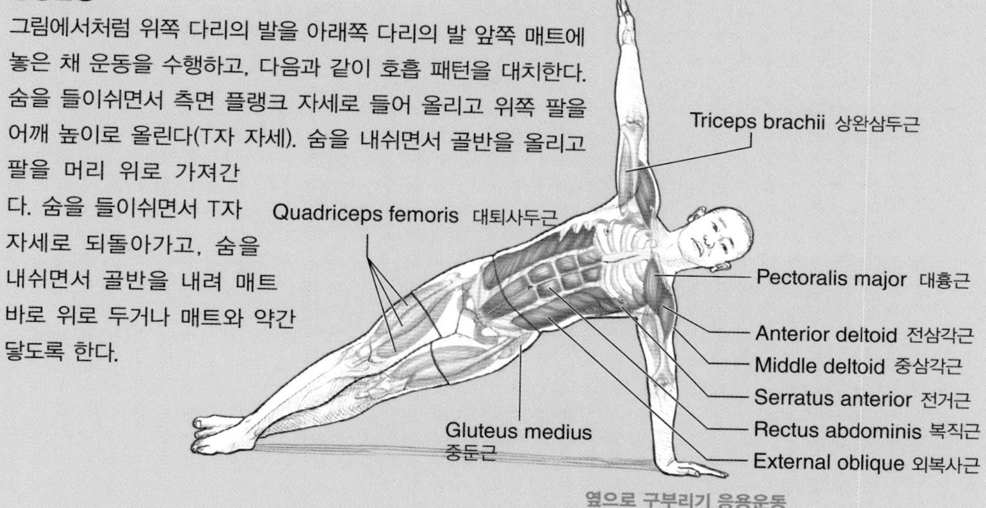

옆으로 구부리기 응용운동

상급운동

원래 운동의 단계 3에서 팔을 머리 위로 가져간 채 몸통을 올린 자세에서 위쪽 다리를 약간 들어 올린 다음 내리는 동작을 추가한다. 이는 상급운동으로 기본 운동을 훌륭한 자세로 수행한 후에만 그리고 자신의 몸에 적합한 경우에만 해야 한다.

척추 비틀기

Spine Twist

8-4

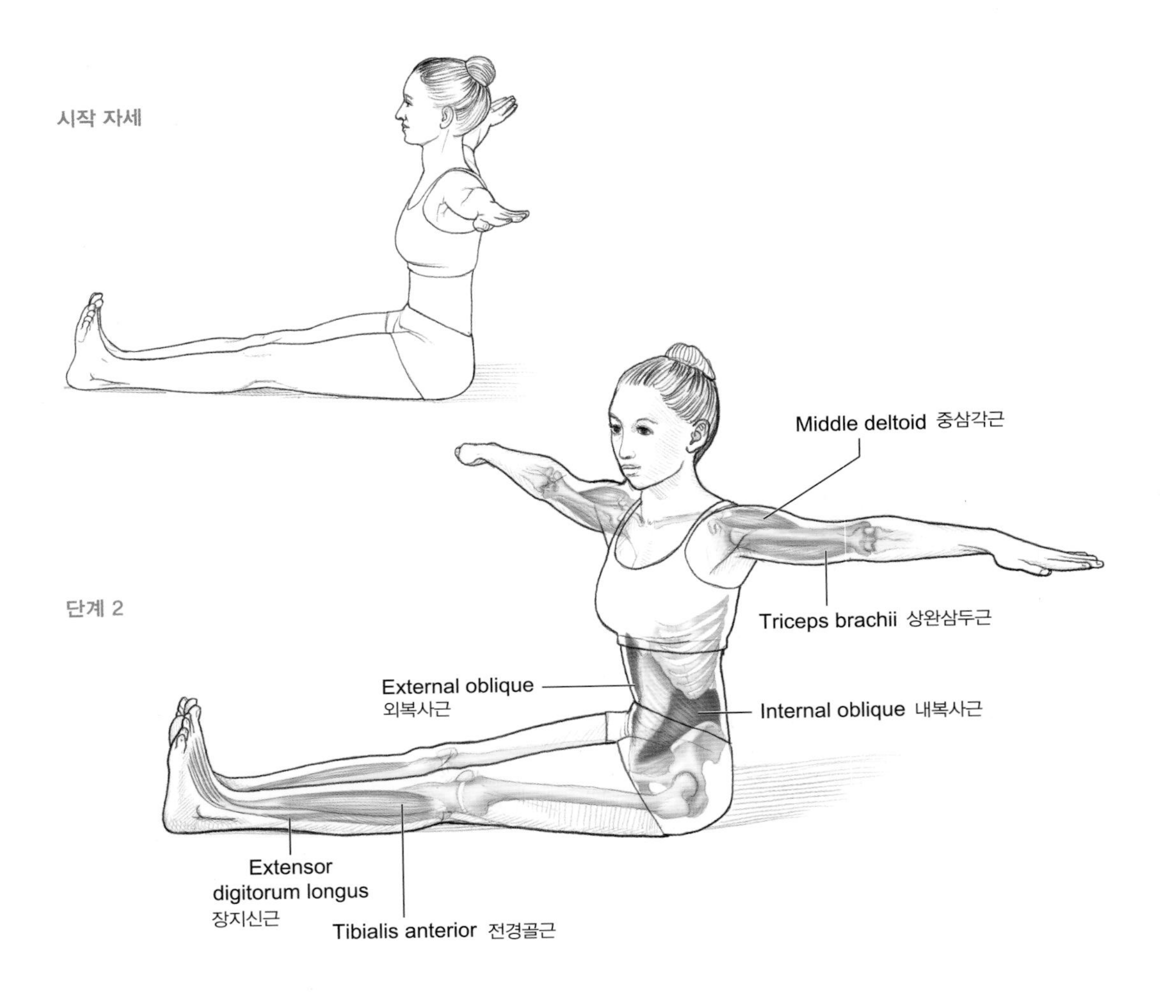

운동

1. '시작 자세.' 앉아서 다리를 모으고 앞으로 뻗으며, 발을 굴곡시킨다(발목관절 족배굴곡). 팔을 펴서 측면으로 뻗고 어깨 높이에서 약간 뒤로 치우치게 하며, 손바닥을 아래로 향하게 한다.
2. '숨을 내쉰다.' 몸통 상부를 한쪽으로 회전시킨 다음 그쪽 방향으로 약간 더 회전시킨다. 그림을 참조한다.
3. '숨을 들이쉰다.' 몸통 상부를 다시 중앙(시작 자세)으로 회전시킨다.
4. '숨을 내쉰다.' 몸통 상부를 반대쪽으로 회전시킨 다음 그쪽 방향으로 약간 더 회전시킨다.

5. '숨을 들이쉰다.' 몸통 상부를 다시 중앙(시작 자세)으로 회전시킨다. 이러한 운동을 각각의 측면으로 5회씩 총 10회 반복한다.

표적근육

척추 회전근: 외복사근, 내복사근, 척추기립근(최장근, 장늑근), 반극근, 후방 심부 척추 근육(특히 다열근)

동반근육

전방 척추 안정근: 복횡근
발목관절 족배굴근: 전경골근, 장지신근
어깨관절 외전근: 중삼각근, 극상근
팔꿈치관절 신근: 상완삼두근
견갑골 내전근: 승모근, 능형근

테크닉 지침

- 시작 자세에서 등 하부의 바닥으로부터 위로 들어 올리는 것을 생각하면서 복벽을 안과 위로 당겨 운동 내내 척추의 수직 자세를 유지하는 데 집중한다.
- 척추 회전근이 척추를 등 하부에서 머리 바닥까지 회전시키면서 골반 위로 회전시키는 것을 강조하고 골반이 앞쪽으로 향하고 가능한 한 고정되어 있는 상태를 유지하도록 한다.
- 팔을 측면으로 뻗고, 어깨관절 외전근으로 팔을 어깨 높이로 유지하면서 팔꿈치관절 신근으로 팔꿈치를 펴고 원하는 긴 라인의 유지를 돕는다. 동시에 견갑골 내전근으로 견갑골을 아주 약간 당겨 모은다. 회전시키면서 몸통 상부에 대한 이러한 팔 자세를 유지한다.
- '상상해본다.' 척추를 비틀면서 척추가 나선형으로 올라가는 모습을 상상해 마치 회전시키면서 머리가 천장으로 더 가까워지는 것처럼 느껴본다.

운동 포커스

척추 비틀기는 바로 누워 척추 비틀기(운동 4-6)와 효과 면에서 일부 공통점이 있다. 그러나 척추 비틀기에서 척추의 수직 자세는 많은 일상 활동과 골프, 테니스 등 체육 활동에서 사용되는 것과 비슷한 자세를 취하기 때문에 더 유용하다. 또한 중력에 대항해 몸을 똑바로 세움으로써 몸통 근육을 약간 다른 방식으로 단련시킨다. 어깨보다는 파워하우스를 사용해 회전시키는 법을 배우는 것이 이 운동의 핵심이며, 이는 최적의 운동 경기력을 이루고 척추에 흔한 부상을 방지하는 데 중요하다.

'앉아서 몸통 회전.' 앉은 자세에서 오른쪽으로 회전시킬 때에는 보통 왼쪽 외복사근과 오른쪽 내복사근이 주작용근으로 작용한다. 그러나 이들 근육은 척추 회전근일 뿐만 아니라 척추 굴근이기도 하므로 홀로 작용한다면 몸통의 전방 굴곡을 일으킬 것이다. 척추를 수직으로 유지하기 위해서는 척추 신근의 적절한 활성화가 필요하다. 또한 그림에서처럼 이들 신근, 특히 우측 최장근, 우측 장늑근, 좌측 반극근과 좌측 다열근은 몸통의 우회전을 돕기도 한다. 이들과 기타 근육을 적절히 동시에 수축시키면 척추가 앞쪽으로 구부러지거나 뒤쪽으로 아치를 이루지 않으면서 회전할 수 있다.

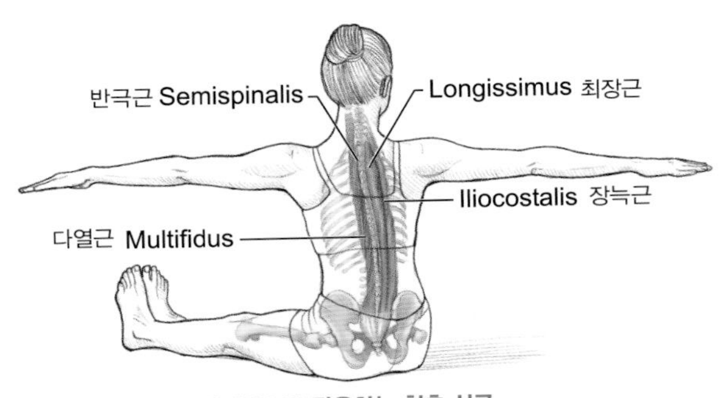

회전근으로 작용하는 척추 신근

맞춤형 운동

변형운동

다리를 정면으로 둔 채 똑바로 앉는 것은 매트에서와 기구에서 모두 필라테스 운동들에서 두루 사용되는 자세이다. 이는 파워하우스에 어려운 자세이자, 몸통을 구부리고 골반을 후방으로 경사시키며 밑으로 집어넣게 되는 경향에 대항하기 위해 척추 신근에 크게 의존하는 자세이다. 이러한 경향은 햄스트링의 긴장에 의해 더욱 악화되는데, 이는 아마도 이렇게 똑바로 앉는 자세를 어렵게 하는 가장 흔한 요인일 것이다. 좌골에서 햄스트링 부착부의 위치로 인해 햄스트링이 긴장되어 있을 경우에는 골반의 바닥이 넓적다리의 뒤쪽으로 당겨져 골반의 후방경사를 초래한다. 이 변형운동에서는 앞서 설명한 대로 단계들을 수행하되 무릎을 구부리고 발뒤꿈치를 매트로 누른다. 무릎을 구부린 채 운동을 수행하면 햄스트링을 당기는 정도가 감소하고 몸통을 똑바로 세우는 원하는 자세를 이루는 데 도움이 된다.

척추 비틀기 변형운동

응용운동

또한 이 운동은 팔을 곧장 측면으로 뻗고 견갑골을 중립 자세로 두며 팔을 외회전시켜 손바닥을 위로 향하게 한 채 수행할 수 있다. 아울러 각각의 방향에서 타악기적인 호흡을 하면서 2번의 박동을 수행할 수 있다.

상급운동

척추 비틀기에서 범하는 가장 흔한 실수의 하나는 팔을 과도하게 움직이는 것이다. 팔은 몸통과 어깨의 연장이라 보고 몸통과 함께 일체로 움직여야 한다. 팔을 측면으로 뻗어 T자 자세를 취하는 대신 손을 머리 뒤로 두고 운동을 수행한다. 운동을 더욱 어렵게 하려면, 팔을 머리 위로 펴고 손가락을 천장 쪽으로 뻗으며 손바닥을 서로 마주하게 한다.

톱
Saw

8-5

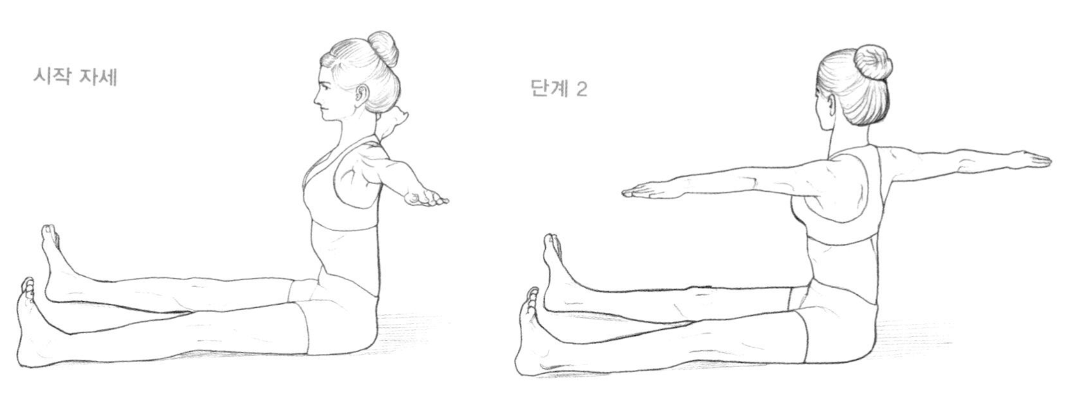

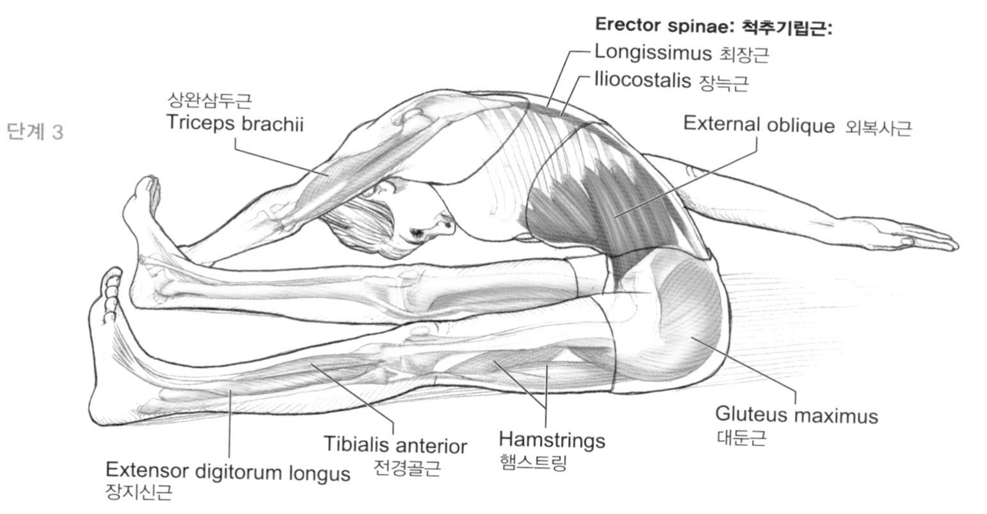

운동

1. '시작 자세.' 앉아서 몸통을 똑바로 세우고, 다리를 어깨너비보다 약간 더 넓게 벌리며, 무릎을 펴고, 발을 굴곡시킨다(발목관절 족배굴곡). 팔을 측면으로 어깨 높이로 뻗어 들고 약간 뒤로 치우치게 하며, 팔꿈치를 펴고 손바닥을 아래로 향하게 한다.
2. '숨을 들이쉰다.' 그림에서처럼 몸통 상부를 한쪽으로 회전시킨 다음, 머리와 상부 척추를 앞쪽과 아래쪽으로 가져가 현재의 유연성이 허용하면 손을 반대쪽 발의 외측으로 뻗고 뒤쪽 팔은 내회전시켜 뒤쪽과 약간 위쪽으로 뻗도록 한다.

3. ‘숨을 내쉰다.’ 세 번의 연속적인 톱 같은 동작으로 팔을 앞쪽으로 약간 더 멀리 가볍게 뻗는다. 그림을 참조한다. 몸통을 수직으로 올린 다음, 다시 시작 자세로 회전시킨다.
4. ‘숨을 들이쉰다.’ 몸통 상부를 반대쪽으로 회전시키고, 이쪽으로 단계 2의 나머지를 반복한다.
5. ‘숨을 내쉰다.’ 이쪽으로 단계 3을 수행한다. 이러한 운동을 각각의 측면으로 5회씩 총 10회 반복한다.

표적근육

척추 회전근: 외복사근, 내복사근, 척추기립근(최장근, 장늑근), 반극근, 후방 심부 척추 근육
척추 신근: 척추기립근(극근, 최장근, 장늑근), 반극근, 후방 심부 척추 근육

동반근육

전방 척추 안정근: 복횡근
고관절 신근: 대둔근, 햄스트링
발목관절 족배굴근: 전경골근, 장지신근
어깨관절 외전근: 중삼각근, 극상근
어깨관절 굴근: 전삼각근, 대흉근(쇄골 부분)
어깨관절 신근: 광배근, 대원근
팔꿈치관절 신근: 상완삼두근
견갑골 내전근: 승모근, 능형근

테크닉 지침

- 단계 1과 단계 2 및 4의 첫 부분에서 앞의 운동 척추 비틀기(운동 8-4)에서 설명한 테크닉 지침을 적용하고, 특히 복근과 척추 신근의 조화로운 수축으로 몸통 상부를 수직으로 유지하면서 회전시키는 데 집중한다.
- 단계 2와 4의 나머지 부분에서 척추를 부드럽게 감아 내리고 척추 신근의 신장성 수축으로 이러한 동작을 제어한다. 골반은 앞쪽으로 향한 상태를 유지하고, 양쪽 좌골이 매트와 확실히 닿아 있어야 한다.
- 단계 3과 5에서 손을 앞쪽으로 뻗으면서 각각의 톱 같은 동작으로 척추를 약간 더 멀리 가볍게 신장시키는 것을 생각한다. 크게 되튀지 않도록 하는데, 이렇게 하면 척추에 손상을 일으킬 수 있다. 동시에 복벽을 가볍게 들이 당겨 골반의 전방경사를 피한다.
- 단계 2에서 5까지 특히 앞쪽 팔이 앞으로 움직이고 어깨관절 굴근이 팔이 매트 쪽으로 내려가지 않도록 하는 데 중요해지면서 그리고 뒤쪽 팔이 내회전하고 어깨관절 신근의 사용으로 뒤로 뻗어지고 들리면서 팔을 서로 반대 방향으로 뻗는 데 집중한다.
- 단계 3과 5에서 몸통을 감아 올리는 동안 계속해서 복근을 사용하여 복벽을 들이 당긴다. 동시에 척추 신근을 사용하여 천골 위에 추골을 하나씩 요추로부터 위쪽으로 쌓아올려 척추를 수직으로 되돌린다.
- 단계 3과 5의 끝에서 몸통 상부를 다시 중앙으로 회전시킬 때 머리를 천장 쪽으로 뻗어 약간의 척추 신근 동시수축을 촉진하는 데 집중하면서 복사근은 주로 회전을 일으키도록 한다.
- 동시에 팔을 시작 자세로 되돌린다. 팔을 측면으로 내뻗는 것을 생각하고, 새끼손가락을 약간 뒤로 밀

어 견갑골 내전근의 활성화를 촉진하면서 어깨관절 외전근이 작용하여 팔을 어깨 높이로 유지하고 팔꿈치관절 신근이 작용하여 팔꿈치가 펴진 상태를 유지하도록 한다.

- '상상해본다.' 몸통을 회전시킬 때, 상부 척추를 스크루드라이버로 생각해 탁자 위에서 비틀어 나사를 조이거나 풀면서 수직 자세를 유지하는 모습을 상상해본다. 나사와 스크루드라이버가 움직이면서 다리와 골반은 탁자처럼 작용해 거의 고정된 상태를 유지한다.

운동 포커스

앞의 운동 척추 비틀기처럼 톱은 수직 자세를 유지하면서 중심부 근육으로 몸통을 비트는 능력을 길러준다. 그러나 톱에서는 또한 몸통이 수직을 벗어나 움직이며, 이는 척추를 감아 내린 다음 다시 감아올릴 때 회전시킨 자세에서 척추 분절 움직임을 적용하는 유용한 연습을 제공한다. 더욱이 척추를 전방으로 굴곡시킨 자세는 중심에서 벗어난 자세에서 등 하부와 햄스트링에 동적 스트레칭을 제공한다.

맞춤형 운동

변형운동

척추 비틀기(운동 8-4)에서 설명하였듯이 햄스트링이 긴장되어 있으면 이 운동의 회전 부분에서 요구되는 똑바로 앉는 자세가 흔히 나오지 않는다. 더욱이 햄스트링과 등 하부의 유연성이 충분해야 척추를 감아 내린 다음 내뻗을 수 있다. 햄스트링이 긴장되어 있을 경우에는 회전된 자세에서 척추를 감아 내릴 때 몸통 상부의 하중이 고관절의 앞쪽으로 쉽게 떨어지는 것을 느낄 정도로 무릎을 구부린다. 햄스트링은 고관절은 물론 슬관절도 지나가기 때문에 무릎을 구부리면 햄스트링이 느슨해져 원하는 골반 자세를 취할 수 있다.

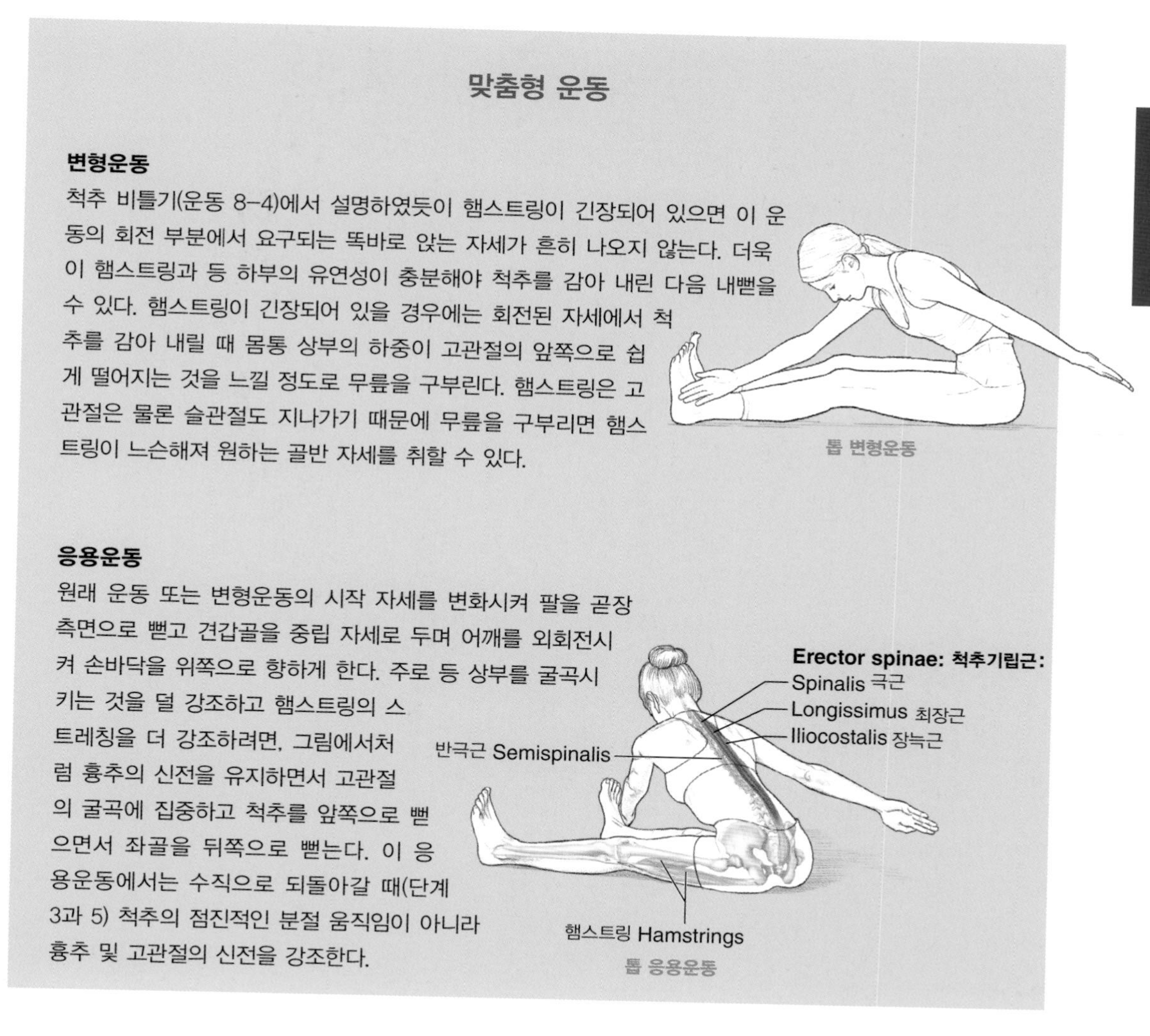

톱 변형운동

응용운동

원래 운동 또는 변형운동의 시작 자세를 변화시켜 팔을 곧장 측면으로 뻗고 견갑골을 중립 자세로 두며 어깨를 외회전시켜 손바닥을 위쪽으로 향하게 한다. 주로 등 상부를 굴곡시키는 것을 덜 강조하고 햄스트링의 스트레칭을 더 강조하려면, 그림에서처럼 흉추의 신전을 유지하면서 고관절의 굴곡에 집중하고 척추를 앞쪽으로 뻗으면서 좌골을 뒤쪽으로 뻗는다. 이 응용운동에서는 수직으로 되돌아갈 때(단계 3과 5) 척추의 점진적인 분절 움직임이 아니라 흉추 및 고관절의 신전을 강조한다.

톱 응용운동

비틀기

Twist

8-6

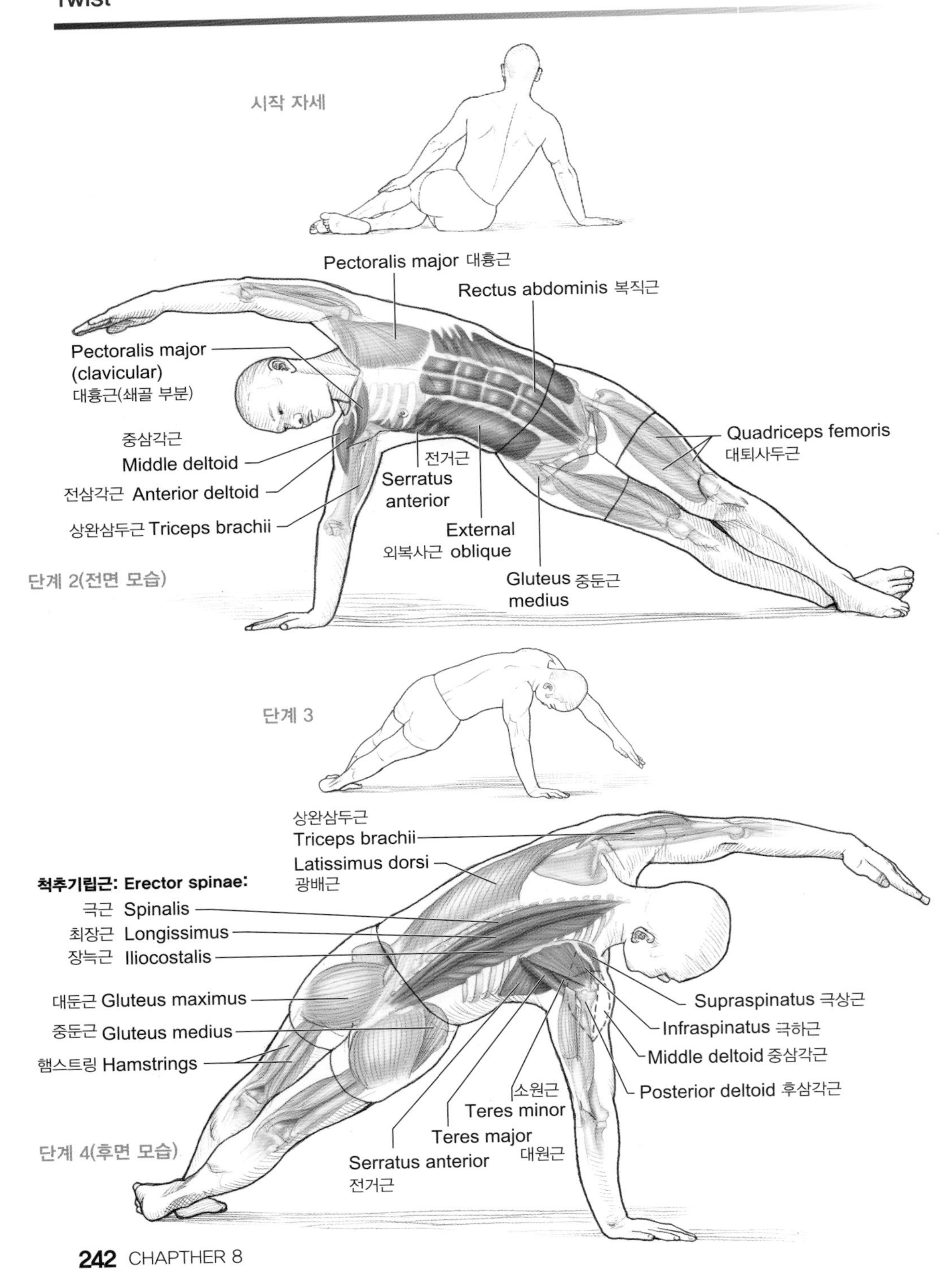

시작 자세
Pectoralis major 대흉근
Rectus abdominis 복직근
Pectoralis major
(clavicular)
대흉근(쇄골 부분)
중삼각근
Middle deltoid
전삼각근 Anterior deltoid
상완삼두근 Triceps brachii
전거근
Serratus
anterior
External
외복사근 oblique
Gluteus 중둔근
medius
Quadriceps femoris
대퇴사두근
단계 2(전면 모습)
단계 3
상완삼두근
Triceps brachii
Latissimus dorsi
광배근
척추기립근: Erector spinae:
극근 Spinalis
최장근 Longissimus
장늑근 Iliocostalis
대둔근 Gluteus maximus
중둔근 Gluteus medius
햄스트링 Hamstrings
Supraspinatus 극상근
Infraspinatus 극하근
Middle deltoid 중삼각근
Posterior deltoid 후삼각근
소원근
Teres minor
Teres major
대원근
Serratus anterior
전거근
단계 4(후면 모습)

운동

1. '시작 자세.' 앉아서 몸을 측면으로 돌리고 체중을 한쪽 팔, 아래쪽 골반과 양발로 지지한다. 이때 아래쪽 손의 바닥을 매트에 놓고 손가락을 골반과 반대 방향으로 향하게 하며, 위쪽 다리의 발을 다른 쪽 발의 앞쪽에 둔다. 무릎을 구부리고 위쪽 손을 위쪽 무릎의 측면에 얹는다.
2. '숨을 들이쉰다.' 그림에서처럼 다리를 펴고 위쪽 팔을 머리 위로 올리면서 몸통을 천장 쪽으로 들어 올린다. 그림의 전면 모습을 참조한다. 머리는 앞이나 약간 아래로 향할 수 있다.
3. '숨을 내쉰다.' 그림에서처럼 몸통 상부를 매트 쪽으로 회전시킨다.
4. '숨을 들이쉰다.' 그림의 후면 모습에서처럼 다시 단계 2의 자세로 회전시킨다.
5. '숨을 내쉰다.' 무릎을 구부리고 몸통과 위쪽 팔을 시작 자세로 내리되, 적절한 자세를 유지할 수 있으면 골반이 매트 바로 위에 있는 상태에서 멈춘다. 필요하면 매트가 잠시 지지를 제공하는 지점으로 내린다. 이러한 운동을 5회 반복한다. 동일한 운동을 반대 측으로 한다.

표적근육

척추 측면 굴근 및 회전근: 외복사근, 내복사근, 요방형근, 척추기립근(극근, 최장근, 장늑근), 반극근, 후방 심부 척추 근육, 복직근, 장요근

어깨관절 외전근: 중삼각근, 극상근

어깨관절 수평 외전근: 극하근, 소원근, 후삼각근, 중삼각근, 대원근, 광배근

견갑골 내림근: 하승모근, 전거근(하부 섬유), 소흉근

견갑골 외전근: 전거근, 소흉근

동반근육

전방 척추 안정근: 복횡근

고관절 신근: 대둔근, 햄스트링

고관절 외전근: 중둔근, 소둔근

슬관절 신근: 대퇴사두근

슬관절 굴근: 햄스트링

어깨관절 내전근: 대흉근, 광배근

팔꿈치관절 신근: 상완삼두근

테크닉 지침

- 단계 2에서 작용하는 근육에 대한 보다 자세한 설명은 옆으로 구부리기(운동 8-3)의 테크닉 지침을 참조한다.
- 단계 2에서 지지하는 팔을 매트로 밀며 어깨관절 외전근, 척추 측면 굴근과 고관절 외전근을 사용하여 몸의 아래쪽을 들어 올리고 머리에서 발까지 호를 그린다. 고관절 신근과 슬관절 신근은 다리를 펴서 골반 라인과 일치시킨다.
- 골반이 들리면서 위쪽 팔을 머리 위로 부드럽게 올리되 초기에는 어깨관절 외전근을 사용하여 팔을 들어 올린다. 팔이 수직을 지나친 후에는 어깨관절 내전근을 신장성으로 사용하여 중력으로 인해 팔

이 너무 멀리 내려가지 않도록 한다. 아래쪽 팔의 견갑골 외전근을 사용하여 견갑골을 원하는 넓혀진 자세로 유지하고 중력이 견갑골을 척추 쪽으로 가져가는 경향에 대항한다.

- 단계 3에서 척추 회전근을 사용하여 몸통 상부를 매트 쪽으로 가져가 아래로 향하게 한다. 복사근을 사용하여 회전을 극대화하면서 척추기립근이 신장성으로 작용하여 중력의 회전 효과를 제어하도록 한다. 이렇게 회전시킨 종료 자세에서는 어깨관절 굴근 및 수평 외전근으로 고정되어 있지 않은 팔이 위로 들리게 해서 매트 쪽으로 떨어지거나 몸을 가로지르지 않도록 한다.
- 단계 4에서 척추기립근을 사용하여 몸통을 반대 방향으로 회전시키며, 복근으로 회전을 돕고 등 하부가 아치를 이루지 않도록 한다.
- 단계 5에서 몸의 아래쪽 어깨관절 외전근, 척추 측면 굴근과 고관절 외전근을 신장성으로 사용하여 매트 쪽으로 내려가는 몸을 제어한다. 슬관절 굴근은 무릎을 천천히 구부린다. 이 시점에서 지지하는 팔의 견갑골 내림근이 원치 않는 견갑골의 들림을 막는 한편, 어깨관절 내전근이 작용하기 시작하고 어깨관절 외전근이 계속 신장성으로 작용하여 위쪽 팔의 하강을 제어한다.
- 운동 내내 아래쪽 팔로 제어된 지지를 제공한다. 팔꿈치관절 신근은 팔꿈치가 펴진 상태를 유지한다. 몸통이 지지하는 팔 및 중력과의 관계를 변화시킴에 따라 다양한 어깨 및 견갑골 근육이 역할을 하게 되는데, 어깨관절 수평 외전근이 단계 3에서 신장성으로 그리고 단계 4에서 단축성으로 특히 중요한 역할을 한다.
- '상상해본다.' 돌고래가 물을 가르고 나와 호를 그린 다음 물에 다시 들어가면서 나선형으로 도는 모습을 그려본다. 그런 다음 마치 필름을 거꾸로 돌리듯 이러한 모습을 반대로 그려본다.

운동 포커스

비틀기를 옆으로 구부리기(운동 8-3) 운동에 회전을 추가한 것으로 생각하라. 비틀기는 옆으로 구부리기를 능숙하게 할 수 있는 경우에만 수행해야 한다. 비틀기는 『조절학을 통한 삶의 복귀』에 나와 있지 않지만, 필라테스의 다양한 분파에서 다양한 방식으로 흔히 수행된다. 여기에서 설명한 유형은 옆으로 구부리기에서 직접 진전시킨 운동이다. 비틀기는 어려운 운동으로 움직임의 서로 다른 단계에서 많은 근육을 동원한다. 이 운동이 제공하는 2가지 주요 잠재적인 효과는 회전 시의 중심부 안정성은 물론 어깨관절 복합체에서 주요 근육의 근력 및 복잡한 협동과 관련이 있다. 비틀기에서는 한쪽 어깨가 체중의 상당 부분을 지지할 뿐만 아니라 이렇게 체중을 지탱하면서 큰 운동범위로 움직인다. 그러므로 비틀기를 수행하면서 효과를 보고 심한 부상을 방지하기 위해서는 어깨에서 아주 좋은 역학이 요구된다.

맞춤형 운동

변형운동

이 변형운동은 옆으로 구부리기(운동 8-3)의 변형운동과 비슷하다. 비틀기의 단계 2에서 몸통을 들어 올릴 때 하퇴부를 매트에 두어 팔과 함께 아래쪽 다리의 무릎과 발로 몸을 지지하도록 한다. 이 자세는 지지기반이 더 넓기 때문에 원래의 비틀기에서 사용된 자세보다 훨씬 더 안정적이다. 그러고는 비틀기의 단계 3에서처럼 회전을 수행한다. 측면 자세로 되돌아간 다음 무릎을 구부리고 골반과 몸통을 시작 자세로 내린다.

비틀기 변형운동

응용운동

또한 비틀기는 단계 2와 4에서 위쪽 팔을 머리 위로 올리기보다는 어깨와 정렬시켜 T자 자세로 가져가면서 수행할 수 있다. 단계 2에 이어 팔을 몸 아래로 뻗고 엉덩이를 높이 들어 올려 척추 회전을 극대화하고 몸통, 지지하는 팔과 다리로 피라미드 형태를 만든다. 햄스트링의 유연성이 허용하는 만큼 다리를 펴고 척추, 특히 흉추를 신전시킨다. 그런 다음 T자 자세(단계 4), 이어 시작 자세로 되돌아간다.

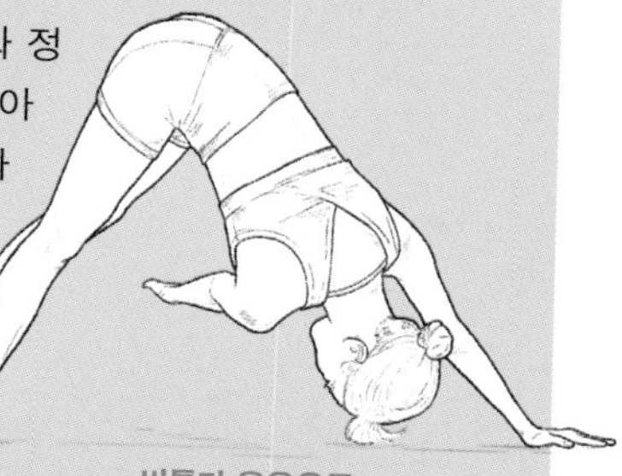

비틀기 응용운동

상급운동

이미 힘든 응용운동에 어려움을 증가시키려면 몸통을 들어 올리고 내리는 단계(단계 2와 5)를 포함해 내내 무릎을 편 상태를 유지한다. 이렇게 하면 몸을 내릴 때 골반을 바닥에서 뗀 상태로 유지할 필요가 있으므로 잠시 멈출 기회가 없다. 지지하는 어깨에 가해지는 부하 외에, 현저한 스트레칭이 몸통 아래쪽의 복사근에서 느껴진다.

코르크스크루(상급 코르크스크루)

Corkscrew(Corkscrew Advanced)

8-7

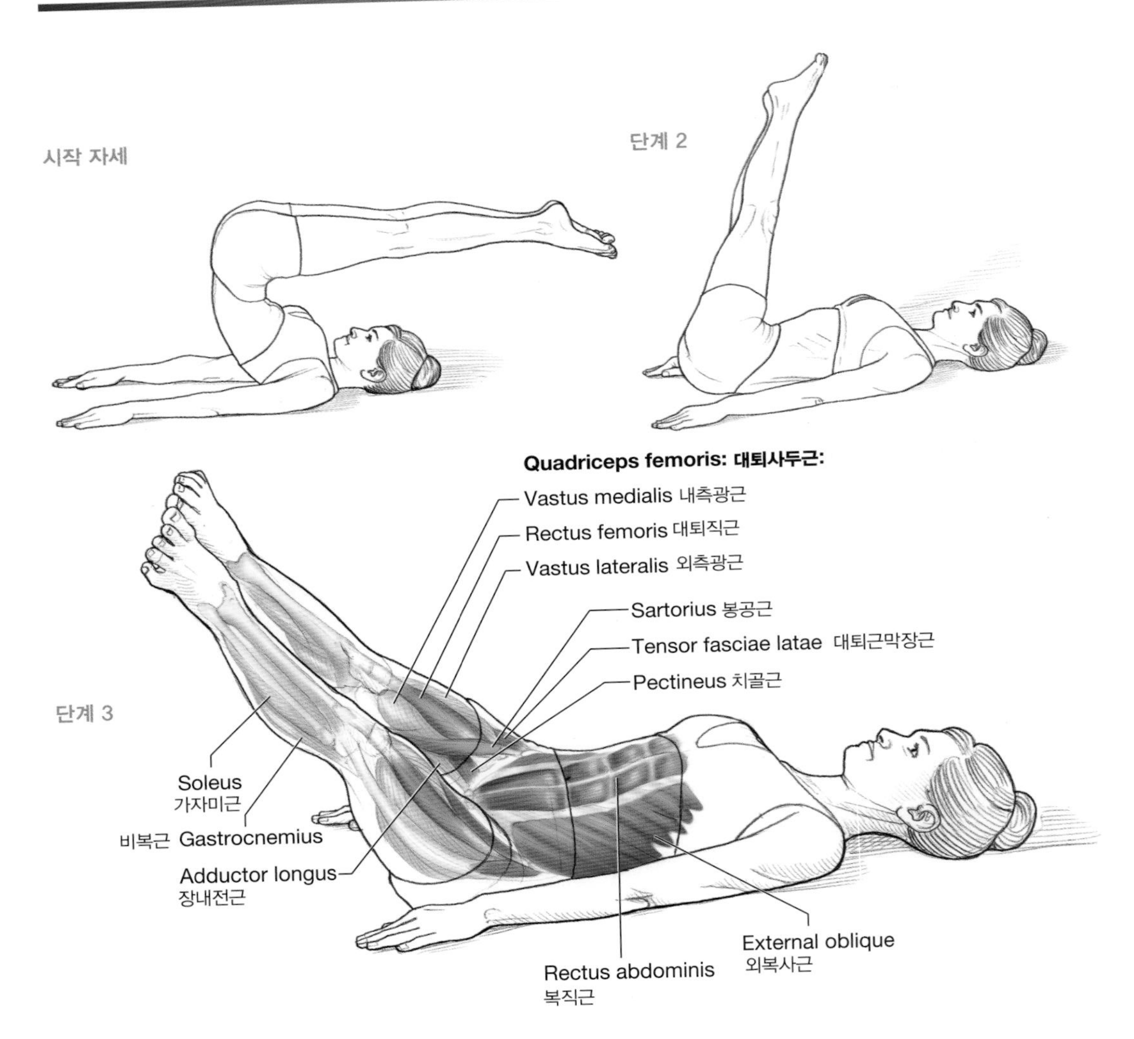

운동

1. '시작 자세.' 다리 뻗어 몸 뒤집기(운동 6-6)를 수행해 다리가 머리 위로 가고 매트와 대략 평행한 자세를 취한다.
2. '숨을 내쉰다.' 몸통 하부를 비틀어 몸의 한쪽이 매트에 가까워지도록 한다. 그림에서처럼 몸통과 다리가 내려가기 시작하면서 두 다리를 그쪽으로 이동시킨다.
3. '숨을 들이쉰다.' 다리가 그쪽에서 아래로 원을 그리고 그림에서처럼 중앙을 가로질러 반대쪽에서 올라온 다음, 머리 위 중앙 시작 자세로 되돌아가게 한다.

4. '숨을 내쉰다.' 몸통 하부와 두 다리를 단계 2와 반대쪽으로 이동시킨다.
5. '숨을 들이쉰다.' 다리가 그쪽 아래로 원을 그리고 중앙을 통과하여 다른 쪽으로 올라와, 머리 위 중앙 시작 자세로 되돌아가게 한다. 이러한 운동을 각각의 측면으로 3회씩 총 6회 반복하면서, 각각의 날숨에서 측면을 교대한다.

표적근육

척추 굴근 및 전방 회전근: 복직근, 외복사근, 내복사근
고관절 굴근: 장요근, 대퇴직근, 봉공근, 대퇴근막장근, 치골근

동반근육

전방 척추 안정근: 복횡근
척추 신근 및 후방 회전근: 척추기립근
고관절 신근: 대둔근, 햄스트링
고관절 내전근: 장내전근, 단내전근, 대내전근, 박근
슬관절 신근: 대퇴사두근
발목관절 족저굴근: 비복근, 가자미근
어깨관절 신근: 광배근, 대원근, 후삼각근

테크닉 지침

- 다리 뻗어 몸 뒤집기(운동 6-6)에서 설명한 테크닉 지침을 적용하는데, 예를 들면 단계 1에서 몸을 올리고 넘기면서 복근을 사용하여 골반을 후방으로 경사시키고 척추를 순차적으로 굴곡시키는 것이다.
- 단계 2에서 5까지 몸통 하부가 회전하면서, 다리가 골반과 함께 이동해 다리가 골반 앞쪽의 정중선과 동일한 관계를 유지하도록 한다.
- 단계 3과 5에서 다리가 아래로 원을 그리면서 고관절 신근이 움직임을 시작하게 하나, 원의 아래 호에서는 다리가 내려가면서 고관절 굴근이 신장성으로 작용하여 다리를 제어한 다음 단축성으로 작용하여 다른 쪽으로 상향 원 그리기의 시작을 돕는다. 원을 작게 그리도록 각별히 유의하고, 복근 수축을 적절히 사용하여 등 하부가 아치를 이루거나 골반이 전방으로 경사되지 않도록 한다.
- 다리가 원을 그리면서, 적기에 팔로 매트를 내리 미는 것을 생각해 어깨관절 신근이 몸통 하부 올리기를 돕거나 양 어깨가 매트에 완전히 닿아 있는 상태를 유지할 수 있도록 한다. 척추 회전은 움직임의 서로 다른 단계에서 척추 회전근, 특히 복근이 단축성으로 작용하여 척추와 골반의 회전을 일으킨 다음 신장성으로 작용하여 회전을 제어하는 복잡한 작용을 통해 겨드랑이 아래에서 일어난다.
- 운동 내내 내측 대퇴를 가볍게 조여 모아 고관절 내전근을 활성화하는 것을 생각하면서 슬관절 신근이 다리를 펴고 발목관절 족저굴근이 발을 세운 상태를 유지하여 길고 화살 같은 다리 라인을 만들도록 한다. 다리가 원을 그리며 측면으로 움직이면서 아래쪽 다리의 고관절 내전근이 다리가 원하는 높이로 들린 상태의 유지를 돕는다.
- '상상해본다.' 아주 강한 중심부를 사용하여 다리가 움직이는 골반과의 적절한 관계를 유지하도록 도우면서, 발로 원을 그리는 모습을 상상해본다.

운동 포커스

코르크스크루는 다리 뻗어 몸 뒤집기(운동 6-6)의 척추 분절 움직임과 중심부 안정성이란 과제를 포함시키나, 그저 다리를 올리고 앞쪽으로 내리기보다는 다리가 측면으로 원을 그려야 하므로 난이도가 현저히 더 높다. 다리와 골반을 한쪽으로 움직이면 몸통 전체가 그쪽으로 움직이는 경향이 있다. 그러나 복잡한 회전 안정화가 작동해 몸통 하부가 회전해도 어깨와 등 상부가 매트에 완전히 닿아 있는 상태를 유지하면서 등 하부가 과도하게 아치를 이루거나 늑골이 앞으로 튀어나오지 않도록 한다. 안정화 기술을 길러주는 외에, 코르크스크루에서 다리를 머리 위로 가져가는 자세는 햄스트링과 등 하부에 동적 유연성을 제공하는 효과가 있다.

코르크스크루는 많은 잠재적인 효과를 제공하지만, 척추의 회전과 굴곡 또는 신전을 결합시켜 몸이 취약한 자세를 취하게 된다. 아울러 이 운동은 앞서 다리 뻗어 몸 뒤집기에서도 보듯이 등 상부와 목의 가중 굴곡(weighted flexion)을 일으킨다. 이 운동은 당신에게 적합하고 당신이 바로 누워 척추 비틀기(운동 4-6)와 다리 뻗어 몸 뒤집기를 능숙하게 할 수 있는 경우에만 수행해야 한다.

맞춤형 운동

변형운동

각각의 원 그리기를 다리를 머리 위로 두고 골반을 매트에서 뗀 상태가 아니라 다리를 약 90도(수직)로 두고 골반의 뒤쪽을 매트에 평평하게 댄 상태에서 시작하고 종료한다. 다리로 원을 그리는 동작은 중심부 안정성을 유지할 수 있을 정도로 축소시킨다. 햄스트링이 긴장되어 있거나 안정화를 보다 수월하게 하려면 그림에서처럼 무릎을 약간 구부린다. 안정화가 향상되면 자신에게 적합한 경우에 다리를 머리 위로 올린 자세로 진행한다.

이러한 자세로 진행한 후 햄스트링 또는 등 하부가 긴장되어 있으면, 무릎을 약간 구부리거나 발을 필요한 만큼 매트에서 멀리 두어 체중이 목이 아니라 주로 등 상부와 어깨에 실리도록 한다.

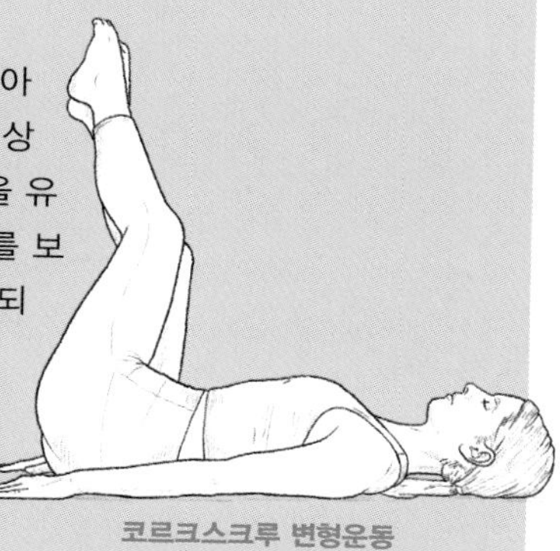

코르크스크루 변형운동

응용운동

또한 이 운동은 숨을 들이쉬면서 원 그리기의 초기 부분(상반부)을 하고 숨을 내쉬면서 원 그리기의 나머지 부분(하반부)을 할 수 있다. 이렇게 하면 심부 복근의 활성화를 촉진하여 등 하부가 매트로 눌린 상태를 유지하고 다리가 내려가 중앙에서 멀어지면서 등이 아치를 이루게 하는 흔한 실수를 방지하는 데 도움이 된다. 그림은 복근 안정화의 적절성 여부를 보여준다.

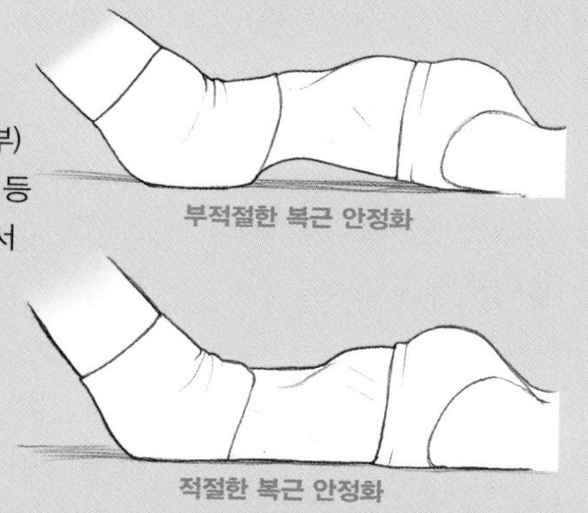

부적절한 복근 안정화

적절한 복근 안정화

상급운동

중심부 안정성이 충분히 다져졌으면 점차 다리의 운동범위를 증가시킨다. 즉 단계 2와 4에서 골반과 다리를 더 측면으로 가져가고 단계 3과 5에서 다리가 중앙을 가로지르면서 하향 단계에서 다리를 매트로 더 가까이 가져간다. 그러나 측면 단계에서 다리를 골반의 정중선과 정렬한 상태를 유지할 수 있고 하향 단계에서 등 하부가 아치를 이루지 않게 할 수 있는 범위로 운동하도록 한다. 다리로 계속 부드럽게 원을 그리는 것에 집중하며, 상향 단계를 약간 강조하면 등이 아치를 이루게 하는 흔한 실수를 방지하는 데 도움이 된다.

팔 뻗어 엉덩이 비틀기(엉덩이 원 그리기 준비)
Hip Twist With Stretched Arms(Hip Circles Prep)

8-8

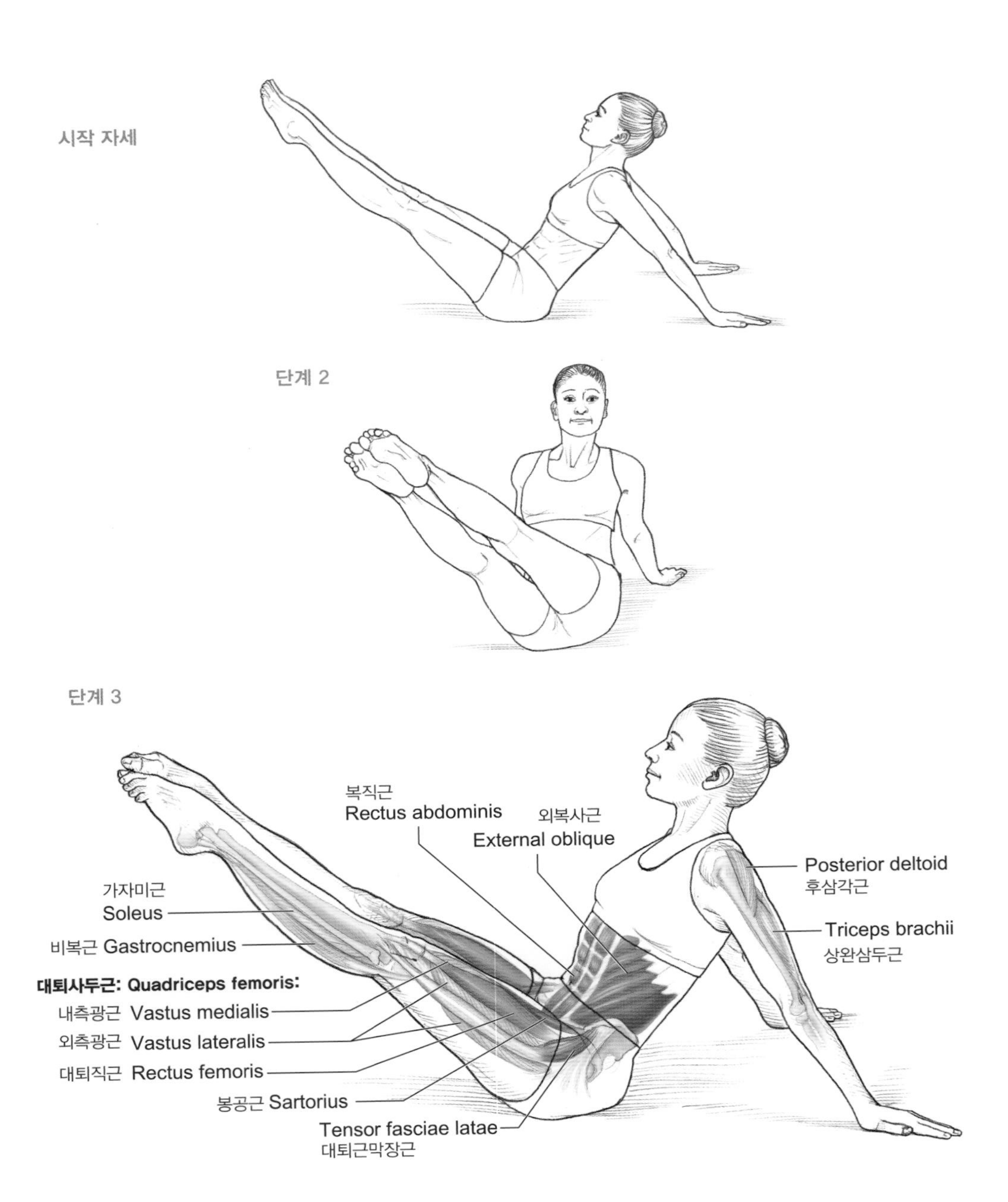

운동

1. '시작 자세.' 앉아서 몸통을 뒤로 기울여 좌골로 균형을 잡은 상태에서 시작하는데, 팔을 몸통 뒤로 뻗어 손바닥을 매트에 평평하게 놓고 손가락을 뒤로 향하게 한다. 다리를 V자 자세로 든다.
2. '숨을 내쉰다.' 골반을 회전시켜 그림에서처럼 두 다리를 몸의 한쪽으로 이동시키고, 그쪽으로 내리며, 중앙을 가로지르게 한다.
3. '숨을 들이쉰다.' 계속해서 원을 그려, 그림에서처럼 다리를 반대쪽으로 올리고, 그쪽으로 골반을 회전시킨 다음 다리와 골반을 중앙 시작 자세로 되돌린다.
4. '숨을 내쉰다.' 골반을 회전시켜 두 다리를 단계 2와 반대쪽으로 이동시키고, 그쪽으로 내리며, 중앙을 가로지르게 한다.
5. '숨을 들이쉰다.' 계속해서 원을 그려, 다리를 단계 3과 반대쪽으로 올리고, 그쪽으로 골반을 회전시킨 다음, 다리와 골반을 중앙 시작 자세로 되돌린다. 이러한 운동을 각각의 측면으로 3회씩 총 6회 반복하면서, 각각의 날숨에서 측면을 교대한다.

표적근육

척추 굴근 및 전방 회전근: 복직근, 외복사근, 내복사근
고관절 굴근: 장요근, 대퇴직근, 봉공근, 대퇴근막장근, 치골근

동반근육

전방 척추 안정근: 복횡근
척추 신근 및 후방 회전근: 척추기립근
고관절 내전근: 장내전근, 단내전근, 대내전근, 박근
슬관절 신근: 대퇴사두근
발목관절 족저굴근: 비복근, 가자미근
어깨관절 신근: 광배근, 대원근, 후삼각근
견갑골 내림근: 하승모근, 전거근(하부 섬유)
팔꿈치관절 신근: 상완삼두근

테크닉 지침

- 시작 자세에서 골반을 후방으로 경사시키도록 하되 어깨관절 신근과 상부 척추 신근을 사용하여 등 상부를 들어 올린다. 견갑골 내림근을 사용하여 견갑골을 약간 내리 당겨 어깨 신전의 끝부분에 자연적으로 동반되는 견갑골의 상승을 제한한다.
- 어깨를 정면으로 유지하면서 척추 굴근 및 전방 회전근을 사용하여 몸통 하부를 비튼다. 단계 2에서 5까지 원을 그리면서 내내 발을 골반의 정중선과 정렬한 상태를 유지한다.
- 복근 안정화를 적절히 사용하도록 각별히 유의하며, 등 하부가 아치를 이루고 골반이 전방으로 경사되지 않을 정도로 원 그리기를 작게 유지한다.
- 운동 내내 내측 대퇴를 가볍게 당겨 모아 고관절 내전근을 활성화하는 것을 생각한다. 슬관절 신근이

무릎을 펴고 발목관절 족저굴근이 발을 세운 상태를 유지하여 길고 화살 같은 다리 라인을 유지한다.

- '상상해본다.' 당신의 발이 레이저 광선을 비추고 있는 모습을 상상해보는데, 이 광선은 치골결합(pubic symphysis)에서 위로 쏘아져 골반의 정중선을 따라 가야 한다. 다리는 원을 그리면서 골반에 대해 위나 아래로 움직이지만, 골반과 다리는 항상 같은 방향을 향한다.

운동 포커스

팔 뻗어 엉덩이 비틀기는 앞서 소개한 코르크스크루(운동 8-7)의 경우와 비슷한 효과를 제공하며, 특히 복잡한 회전 안정화란 면에서 그렇다. 그러나 몸통을 기울인 자세를 취해 균형이 더 요구되고 고관절 굴근이 단축된 상태가 되며, 이에 따라 다리를 지지하기 위해서는 근력이 더 요구되어 어려움이 증가한다. 이 운동은 고관절 굴근의 근력과 더불어 햄스트링 및 어깨관절 굴근의 동적 유연성이란 면에서 유용한 효과를 제공할 가능성이 있지만, 요추 손상 위험을 감소시키기 위해서는 아주 좋은 자세가 요구되는 매우 상급에 속하는 운동이다. 척추 문제로 금기에 해당하지 않는 경우에만 이 운동을 수행하며, 필요하면 먼저 변형운동을 이용한다.

맞춤형 운동

변형운동

햄스트링이 긴장되어 있거나 골반과 등 하부를 안정적으로 유지하는 데 어려움을 겪을 경우에는 무릎을 약간 구부리거나 몸통을 뒤로 더 기울여 전완으로 지지한 채 운동을 수행한다.

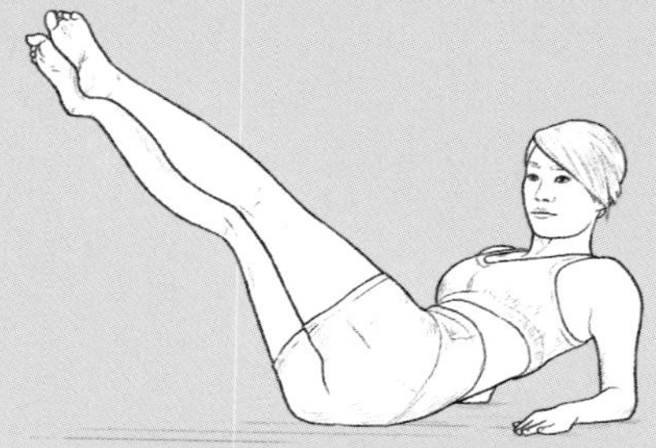

팔 뻗어 엉덩이 비틀기 변형운동

응용운동

호흡 패턴을 반대로 할 수 있다. 즉 숨을 들이쉬면서 골반을 회전시키고 다리를 한쪽으로 가져간 다음 숨을 내쉬면서 다리가 원을 그리며 내려가 돌아가게 하여 중심부 안정성을 촉진한다. 아울러 매번 원을 그린 후 방향을 교대하기보다는 한쪽 방향으로 3~5회 반복한 후 반대쪽으로 바꿔 운동을 수행할 수 있다.

상급운동

이 상급운동은 근력과 협동을 모두 단련시킨다. 원하는 목표를 성취하기 위해 상체와 하체를 별개의 두 단위체로 상상하고 하나의 움직임이 다른 하나에 대해 허리에서 일어난다고 생각한다. 응용운동에서 설명한 호흡 패턴을 사용한다. 단계 1에서 몸을 팔로 지지하기보다는 팔을 앞쪽으로 뻗어 서로 그리고 바닥과 평행하게 한다. 단계 2에서 숨을 들이쉬고 상체(머리 포함)를 한쪽으로 회전시킨다. 동시에 하체를 반대쪽으로 회전시켜 다리를 한쪽 방향으로 그리고 팔을 반대쪽 방향으로 뻗도록 한다. 단계 3에서 숨을 내쉬고 팔을 위로 및 중앙 너머로 회전시키면서 상체를 애초와 반대쪽으로 회전시킨다. 동시에 다리가 원을 그리며 내려가 돌아가게 하고 하체를 애초와 반대쪽으로 회전시킨다. 시작 자세로 되돌아간다. 이러한 패턴을 같은 방향으로 3~5회 반복한다. 방향을 바꾸고 3~5회 반복한다.

9 강한 등을 위한 신전 운동 EXTENSION EXERCISES FOR A STRONG BACK

이 장은 척추 신근의 근력, 근지구력과 활성화를 향상시키는 데 초점을 둔다. 이전 장들에서는 복근을 사용하여 주로 척추 굴곡을 일으키거나 복근을 사용하고 척추 신근의 도움을 받아 측면 굴곡 또는 회전을 일으키는 것이 강조됐다. 이 장은 척추 신근을 사용하여 척추 과신전을 일으키거나 유지하는 것을 강조하며, 복근은 안정근으로 작용하여 등 하부에 가해지는, 손상을 일으킬 수 있는 힘을 감소시키게 된다. 수많은 필라테스 운동이 척추 굴곡을 강조하기 때문에 척추 신전을 이렇게 사용하는 것은 근육 균형의 유지에 중요하다. 아울러 척추 신근의 적절한 근력과 근지구력은 골다공증과 요추 손상의 위험을 감소시킬 수도 있다. 그러나 척추 과신전은 또한 요추 손상을 일으키는 흔한 메커니즘이기도 하다. 이들 운동의 잠재적인 효과를 향상시키고 그 위험을 감소시키기 위해서는 최적의 테크닉을 갖추고 덜 어려운 운동에서 더 어려운 운동으로 조심스럽게 진행하는 것이 필수적이다.

첫 번째로 소개하는 운동은 테크닉을 익히도록 도울 것이다. 고양이 스트레칭(Cat Stretch, 운동 9-1)은 비교적 단순하고 지지가 안정적인 운동으로 척추 신근을 사용하여 등 상부에 보다 강조점을 두면서 과신전을 일으키는 한편 복근을 동시에 수축시켜 등 하부에서 과도한 과신전을 제한한다. 한쪽 다리 차기(One-Leg Kick, 운동 9-2)는 이러한 동시수축을 사용하여 몸통 상부를 과신전 자세로 고정시킨 상태를 유지하면서 다리를 하나씩 움직인다. 과제는 척추를 과신전시킨 채 중심부 안정성을 유지하는 것이다. 양쪽 다리 차기(Double Kick, 운동 9-3)는 이와 같이 능숙하게 복근을 동시에 수축시키면서 척추 신근을 주작용근으로 하여, 두 다리를 동시에 움직이면서 주로 척추를 굴곡 자세로 유지하는 대신 척추에서 현저한 움직임을 일으킨다. 수영(Swimming, 운동 9-4)에서는 척추를 약간 과신전된 자세로 비교적 고정시킨 상태를 유지하면서 서로 반대쪽에 있는 팔과 다리를 반복해서 들어 올리고 내린다. 이는 팔다리가 대각으로 움직이기 때문에 안정성의 유지에 독특한 운동이다.

마지막 두 운동은 척추와 엉덩이를 과신전 상태로 유지하면서 몸통을 공간에서 앞뒤로 흔든다. 먼저 소개하는 몸통 흔들기(Rocking, 운동 9-5)는 손으로 발을 잡는데, 이는 몸을 움직이면서 척추를 거의 고정시킨 아치 상태로 유지하는 데 도움이 된다. 반면 백조 다이빙(Swan Dive, 운동 9-6)에서는 팔과 다리가 자유롭고 척추 신근이 원하는 등의 아치를 유지하는 데 훨씬 더 중요하다. 두 운동은 매우 상급에 속한다. 운동을 부적절하게 수행하거나 척추 질환이 있으면 척추 손상을 초래할 수 있다. 이들 운동은 준비가 되는 관련 운동들을 능숙하게 수행할 수 있고, 척추 불편을 경험하지 않으며, 또 이들이 척추에 금기가 아닌 경우에만 시도해야 한다.

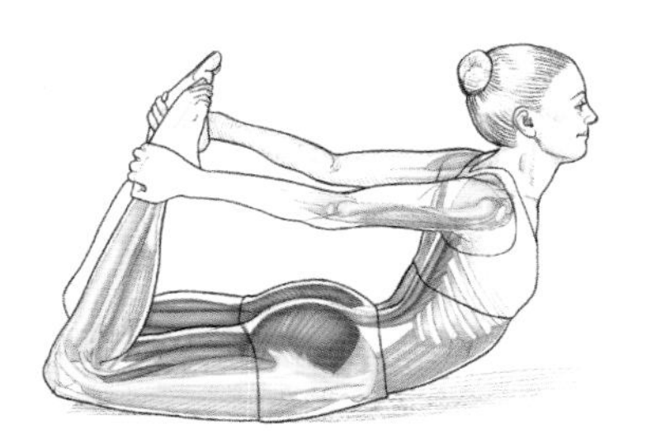

고양이 스트레칭
Cat Stretch

9-1

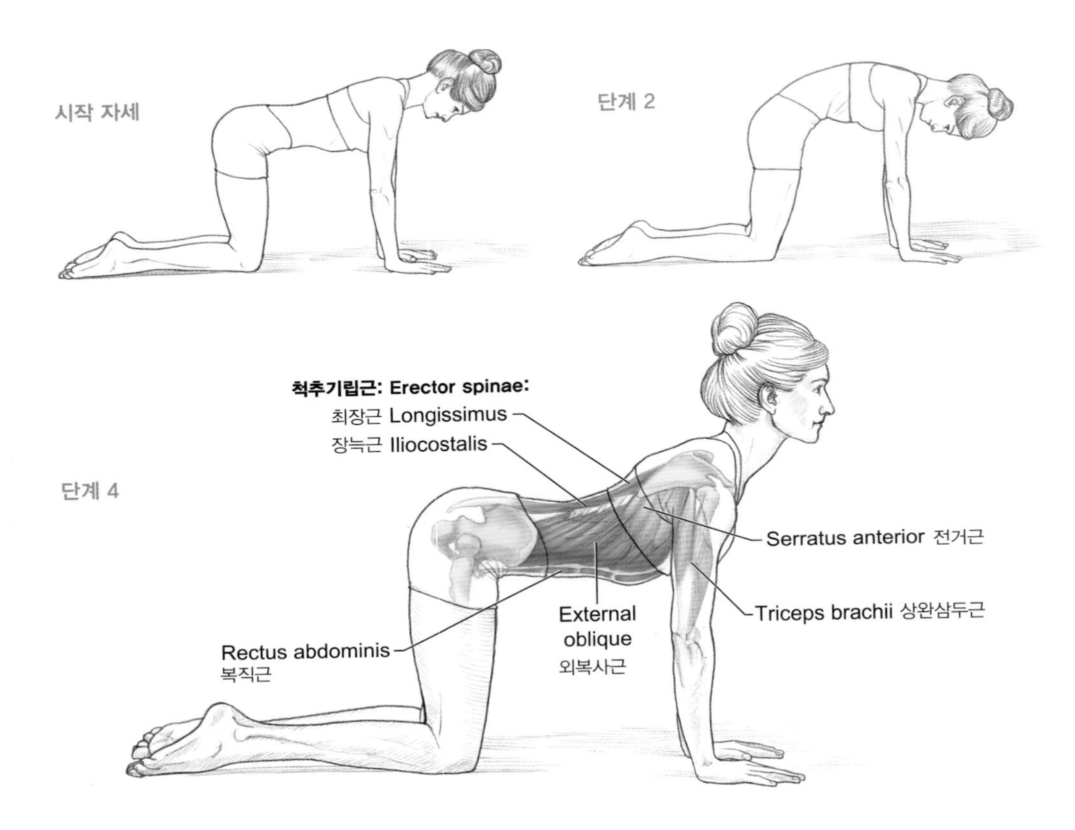

운동

1. '시작 자세.' 엎드려 몸통을 손과 무릎으로 받쳐 시작하는데, 팔을 어깨 바로 아래에 그리고 무릎을 고관절 바로 아래에 둔다. 골반과 척추는 중립 자세로 둔다.
2. '숨을 내쉰다.' 그림에서처럼 골반을 후방으로 경사시키고 척추를 구부린다.
3. '숨을 들이쉰다.' 시작 자세로 되돌아간다.
4. '숨을 내쉰다.' 상부 척추를 신전시킨다. 그림을 참조한다.
5. '숨을 들이쉰다.' 시작 자세로 되돌아간다. 이러한 운동을 5회 반복한다.

표적근육

척추 신근: 척추기립근(극근, 최장근, 장늑근), 반극근, 후방 심부 척추 근육

척추 굴근: 복직근, 외복사근, 내복사근

동반근육

전방 척추 안정근: 복횡근
고관절 신근: 대둔근, 햄스트링
어깨관절 굴근: 전삼각근, 대흉근(쇄골 부분)
어깨관절 신근: 광배근, 대원근, 대흉근(흉골 부분)
견갑골 외전근: 전거근
팔꿈치관절 신근: 상완삼두근

테크닉 지침

- 시작 자세에서 골반에 대한 복근의 하부 부착부를 당겨 올리면서 복벽을 척추 쪽으로 약간 당기되, 골반과 척추의 중립 자세를 만들 정도로만 당긴다.
- 단계 2에서 복벽을 더 들이 당겨 척추를 굴곡시키는 데 사용한다. 동시에 고관절 신근과 복근을 사용하여 골반을 후방으로 경사시키면서 미골을 가볍게 아래로 당긴다.
- 손을 매트로 밀고, 어깨관절 굴근을 사용하여 몸통 상부를 천장 쪽으로 약간 들어 올리면서 견갑골 외전근이 견갑골을 벌리도록 촉진한다.
- 단계 3에서 복근의 신장성 사용을 강조하면서 부드럽게 시작 자세로 되돌아간다.
- 단계 4에서 척추 신근을 사용하면서 머리와 등 상부를 내뻗어 천장 쪽으로 올린다. 복근으로 동시에 골반의 전방경사와 요추 부위가 과도하게 아치를 이루는 것을 제한한다. 손을 매트로 밀며, 견갑골 외전근으로 견갑골이 넓혀진 상태를 유지하고 어깨관절 신근으로 몸통 상부가 아치를 이룬 자세로 올라가도록 돕는다.
- '상상해본다.' 시작 자세에 있을 때 한쪽 손을 등 하부에 얹은 모습을 상상해본다. 단계 2에서 하부 척추를 구부려 손 쪽으로 밈으로써 요추의 굴곡을 강조하는 것에 집중한다. 그런 다음 단계 4에서 한쪽 손을 등 상부에 얹은 모습을 상상해본다. 이제 손 아래의 척추 부위를 단축시켜 흉부의 신전을 강조하는 데 집중한다.

운동 포커스

고양이 스트레칭은 『조절학을 통한 삶의 복귀』에 포함되어 있지 않지만, 이어지는 보다 어려운 운동에 필요한 기술을 연습하는 데 아주 좋은 운동이다. 이 운동의 효과는 척추 신근을 강화하는 것이라기보다는 복근의 적절한 동시수축을 통해 척추 신근을 세부적으로 활성화하는 것이다. 몸통은 네 지점에서 지지를 받는다. 이러한 자세에서 척추 신근은 단계 4에서 활성화되어 흉추의 신전을 강조하면서 등이 아치를 이루게 하고, 복근의 동시수축은 골반의 전방경사 정도를 제한한다. 이러한 복근의 사용은 보다 복잡하고 더 큰 힘을 요하는 운동에서 요추의 보호에 필수적이다. 단계 2에서 척추를 반대 방향으로 움직이는 것은 복근의 활성화를 더 연습하여 등 하부 구부리기(굴곡)를 강조할 수 있는 기회이다. 이런 자세는 척추 신근에 동적 스트레칭을 제공하고 등의 신근 사용에 초점을 두는 운동들 사이에 막간으로 유용하다.

맞춤형 운동

응용운동

이 응용운동은 자세가 덜 안정적이기 때문에 고양이 스트레칭을 더 어렵게 한다. 동시에 고관절 굴곡과 함께 요추 굴곡을 확대하고 아울러 고관절 신전과 함께 척추 신전을 강조한다. 시작 자세에서 한쪽 고관절을 신전시켜 다리를 몸의 바로 뒤에 바닥과 평행하게 둔다. 단계 2에서 척추를 굴곡시키면서 신전된 다리의 무릎을 가슴 쪽으로 가져간다. 단계 3에서 척추 중립 자세로 되돌아가고 다리를 곧장 뒤로 뻗은 후 단계 4에서 척추를 신전시키고 다리를 바닥과 평행한 높이 위로 들어 올린다(고관절 신전). 다리를 다시 바닥과 평행하게 내리고 척추를 다시 중립 자세로 두어 시작 자세로 되돌아간다. 같은 다리로 5회 반복한 후 다리를 바꾸어 반복한다.

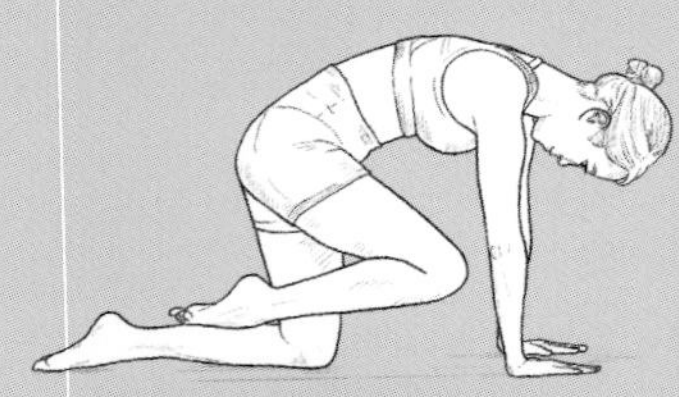

고양이 스트레칭 응용운동

상급운동

이 상급운동은 위 응용운동을 토대로 하지만 신전된 다리의 반대쪽 팔을 들어 올림으로써 어려움을 더욱 증가시킨다. 척추 중립 자세에서 다리를 뒤쪽으로 신전시키고 반대쪽 팔을 앞쪽으로 뻗은 채 시작한다. 다리, 팔과 몸통 모두 바닥과 평행이다. 단계 2의 척추 굴곡에서 무릎을 가슴으로 당기고 어깨를 신전시켜 팔을 뒤로 뻗는다. 다리와 팔이 반대 방향으로 움직이는 것이다. 단계 3에서 척추 중립 자세로 되돌아가고 팔을 앞쪽으로 그리고 다리를 뒤쪽으로 모두 바닥과 평행하게 뻗은 후 단계 4에서 척추를 신전시키고 팔을 앞쪽으로 더 높이 그리고 다리를 뒤쪽으로 더 높이 들어 올린다. 다리와 팔을 바닥과 평행하게 내리고 척추를 다시 중립 자세로 두어 시작 자세로 되돌아간다. 한쪽에서 5회 반복한 후 팔과 다리를 바꾸어 다른 쪽에서 반복한다.

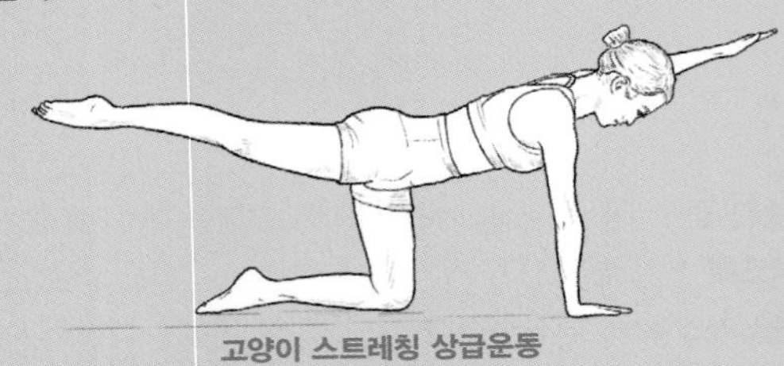

고양이 스트레칭 상급운동

한쪽 다리 차기
One-Leg Kick(Single-Leg Kick)

9-2

시작 자세

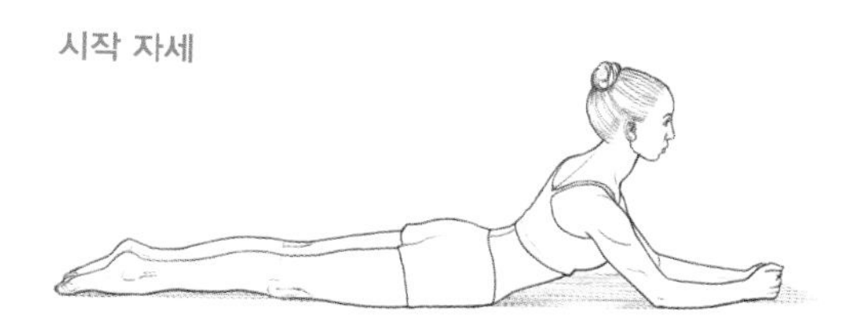

단계 2

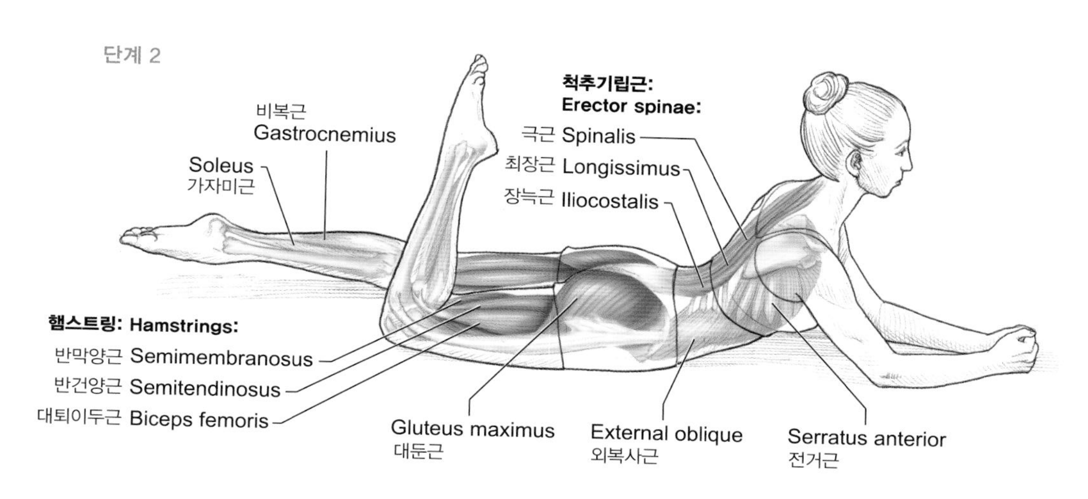

단계 3

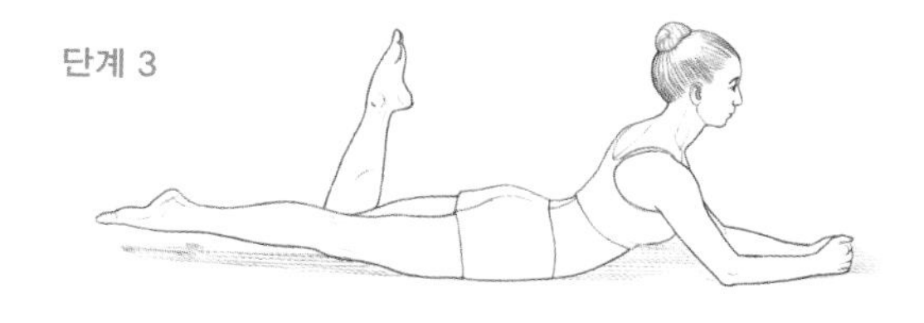

운동

1. '시작 자세.' 엎드려 누워 전완에 의지해 몸통 상부가 매트에서 들리게 한다. 전완은 상완이 몸통과 대략 90도 각도를 이루도록 위치시킨다. 손은 매트에서 모으고 주먹을 쥔다. 다리는 매트에 놓아 뒤쪽으로 펴고 모으며 발을 가볍게 세운다.
2. '숨을 들이쉰다.' 두 다리를 들어 올려 발목이 매트에서 약 5cm 떨어지도록 한다. 한쪽 무릎을 구부려 활기찬 역동적인 동작으로 발뒤꿈치를 둔부 쪽으로 올린다. 그림을 참조한다.
3. '숨을 내쉰다.' 마찬가지로 활기찬 역동적인 동작으로 구부린 무릎을 펴면서 반대쪽 무릎을 구부려 그

림에서처럼 반대쪽 발뒤꿈치를 둔부 쪽으로 올린다. 이러한 운동을 각각의 다리로 10회씩 총 20회 반복한다.

표적근육

척추 신근: 척추기립근(극근, 최장근, 장늑근), 반극근, 후방 심부 척추 근육
고관절 신근: 대둔근, 햄스트링(반막양근, 반건양근, 대퇴이두근)

동반근육

전방 척추 안정근: 복횡근, 내복사근, 외복사근, 복직근
슬관절 굴근: 햄스트링
슬관절 신근: 대퇴사두근
발목관절 족저굴근: 비복근, 가자미근
어깨관절 신근: 광배근, 대원근, 대흉근(흉골 부분)
견갑골 내림근: 하승모근, 전거근(하부 섬유)
견갑골 외전근: 전거근

측면 중급

테크닉 지침

- 운동 내내 복근을 견고하게 수축시킨다. 복근의 하부 부착부를 당겨 올려 골반의 전방경사를 제한하는 데 집중한다. (이는 엎드려 누워 등 신전[운동 4-8]에서 더 자세히 설명되어 있다.)
- 등 상부를 천장 쪽으로 들어 올리면서 전완을 매트로 밀어 어깨관절 신근과 상부 척추 신근의 사용을 촉진한다. 견갑골 내림근을 사용하여 견갑골을 중립 자세로 약간 당겨 내리면서 견갑골 외전근을 사용하여 견갑골이 넓혀진 상태를 유지한다.
- 단계 2에서 고관절 신근을 사용하여 골반의 과도한 전방경사를 피할 수 있는 높이로만 다리를 들어 올린다. 운동 내내 이 높이를 유지하면서 다리를 가까이 모은 상태를 유지한다. 발목관절 족저굴근을 사용하여 발을 세운 상태를 유지한다.
- 단계 2의 후기에서 슬관절 굴근을 사용하여 한쪽 무릎을 활기차게 구부리되, 힘과 운동범위를 무릎 불편을 피할 수 있을 정도로 작게 한다.
- 단계 3에서 슬관절 신근이 잠시 구부린 무릎을 펴기 시작하고, 이어 슬관절 굴근의 신장성 수축이 주로 중력이 일으키는 후속 무릎 펴기를 제어한다. 반대쪽 다리의 슬관절 굴근이 그쪽 무릎을 구부린다.
- '상상해본다.' 하퇴부의 움직임을 슬관절로 분리한다. 신체의 나머지 부분은 안정된 상태를 유지하며, 몸통은 지느러미발로 딛고 서 있는 바다사자의 경우처럼 부드러운 호를 그린다.

운동 포커스

한쪽 다리 차기는 척추 신근이 척추를 바닥에서 든 상태를 유지하면서 팔이 추가로 지지하는 것을 강조하는 유용한 중심부 안정성 운동이다. 다리의 움직임은 이러한 안정성을 어렵게 한다. 또한 다리의 동작은 고관절 신근, 특히 다리가 매트에서 들린 상태를 유지하고 무릎을 구부리는 햄스트링에 근긴장과 근

지구력 효과를 제공할 수 있다. 무릎의 완전한 굴곡은 흔히 긴장되어 있는 대퇴사두근군에 동적 스트레칭을 제공할 수 있다. 복근은 골반의 전방경사를 제한하고 등의 맨 아래 부위에서 과도한 과신전을 방지하여 중요한 안정화 역할을 하는데, 이러한 안정화 기술은 이 장에서 점차 어려워지는 운동들에 사용된다.

맞춤형 운동

변형운동

만일 골반의 안정화에 어려움을 겪거나 척추 불편을 경험하면, 팔꿈치를 더 앞쪽으로 두거나 이마를 손에 얹어 척추 신전의 정도를 제한하도록 한다. 그러나 일부 사람의 경우에 문제는 팔로 인해 등이 아치를 이루는 것보다 다리를 드는 것과 더 연관되어 있다. 다리의 유효 하중은 크다. 더욱이 고관절 굴근이 과도하게 긴장되어 있을 경우에는 골반의 전방경사 없이는 다리를 매트에서 들어 올릴 수 없을 수도 있다. 이러한 경우에는 우선 무릎을 구부리면서 넓적다리가 매트와 접촉되어 있는 상태를 유지하고 몸통 안정화 기술을 터득하려 노력한다. 아울러 고관절 굴근을 스트레칭하기 위한 운동을 수행한다. 그런 다음 견딜 만하면 점차 다리를 매트에서 들기 시작하여 원래의 운동을 수행하도록 한다.

상급운동

원래의 운동을 능숙하게 수행하게 되면서 점차 팔꿈치를 더 뒤로 이동시켜 결국 어깨 바로 아래에 두되, 이러한 자세가 통증이 없고 자신의 몸에 적합한 경우에 그리한다. 이와 같은 자세에서는 척추 신근이 보다 커진 척추 신전을 유지할 필요가 있으므로 이들 근육에 가해지는 부하가 증가한다. 또한 골반의 과도한 전방경사를 제한하기 위해 복근 활성화 및 안정화 기술을 향상시킬 필요가 있다. 또 하나 이 상급운동이 유익한 점은 팔을 뒤로 물림으로써 척추 신전의 운동범위를 증가시키는 데 도움이 된다는 것이다. 건강한 척추는 모든 방향으로 정상적인 운동범위를 나타내나, 나이가 들면서 많은 사람에서 신전이 감소한다.

이 상급운동을 적절한 자세로 수행할 수 있으면, 어려움을 더욱 증가시켜 한쪽 팔을 앞쪽으로 내밀고 어깨 높이로 들어 무릎 굴곡을 10회 반복한 다음 다른 쪽 팔을 앞쪽으로 둔 채 10회 반복한다. 한쪽 팔로만 척추를 지지하면 한쪽만의 지지로 인한 척추 회전을 방지하고 아울러 척추 신전을 유지하기 위해 척추 신근이 더 힘써 작용해야 한다. 이 상급운동에서는 난이도가 크게 올라가므로 아마도 등이 덜 들린 채, 다리가 매트와 닿은 채, 또는 반복 횟수를 줄인 채 시작할 필요가 있을 것이다.

한쪽 다리 차기 상급운동

양쪽 다리 차기 9-3
Double Kick(Double-Leg Kick)

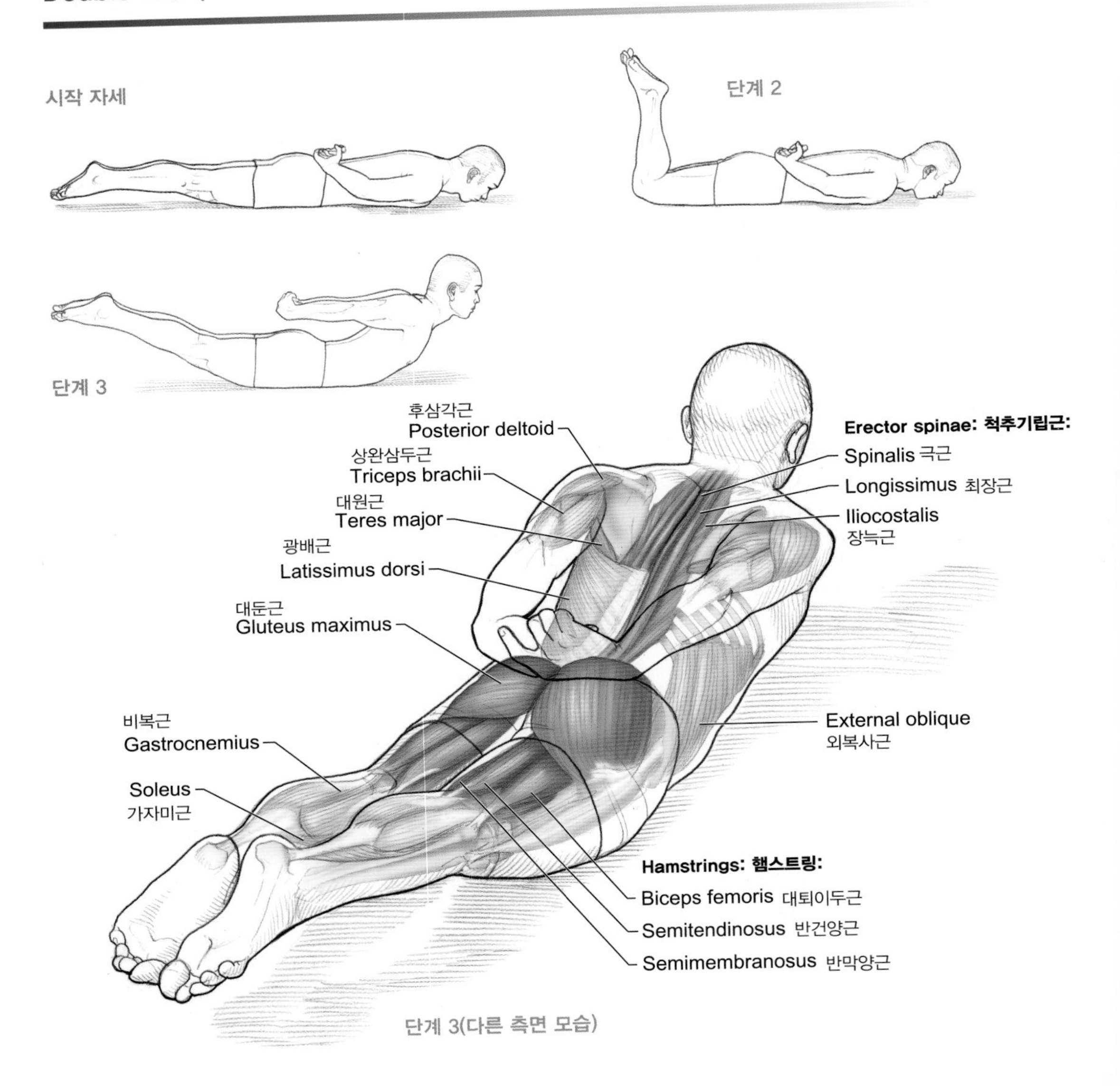

단계 3(다른 측면 모습)

운동

1. '시작 자세.' 엎드려 누워 턱을 바닥에 놓는다. 팔꿈치를 구부리며 한쪽 손의 손가락으로 반대쪽 손을 잡고 양손의 등을 천골에 얹는다. 두 다리를 바닥에서 약 2cm 들어 올리며 무릎이 펴진 상태를 유지

하고 발을 가볍게 세운다.

2. '숨을 내쉰다.' 양 무릎을 가볍게 구부려 활기찬 역동적인 동작으로 그림에서처럼 발뒤꿈치를 둔부 쪽으로 올린다.
3. '숨을 들이쉰다.' 가슴을 바닥에서 올리고, 팔꿈치를 펴며, 그림에서처럼 무릎을 펴고 발뒤꿈치를 천장 쪽으로 뒤와 위로 뻗으면서 손을 발 쪽으로 뒤로 뻗는다. 단계 3의 다른 측면 모습을 참조한다. 시작 자세로 되돌아간다. 이러한 운동을 6회 반복한다.

표적근육

척추 신근: 척추기립근(극근, 최장근, 장늑근), 반극근, 후방 심부 척추 근육
고관절 신근: 대둔근, 햄스트링(반막양근, 반건양근, 대퇴이두근)

동반근육

전방 척추 안정근: 복횡근, 내복사근, 외복사근, 복직근
고관절 내전근: 장내전근, 단내전근, 대내전근, 박근
슬관절 굴근: 햄스트링
슬관절 신근: 대퇴사두근
발목관절 족저굴근: 비복근, 가자미근
어깨관절 신근: 광배근, 대원근, 후삼각근
견갑골 내림근: 하승모근, 전거근(하부 섬유)
팔굼치관절 굴근: 상완이두근, 상완근
팔꿈치관절 신근: 상완삼두근

테크닉 지침

- 운동 내내 하부 복근을 위와 안으로 당겨 골반의 전방경사를 제한하는 데 집중한다.
- 시작 자세에서 고관절 신근으로 다리를 매트에서 약간 들어 올리고 발목관절 족저굴근으로 발을 세운다.
- 단계 2에서 슬관절 굴근이 무릎을 가볍게 구부리면서 무릎이 매트에서 들린 상태를 유지한다. 발목을 모으고 발을 세운 상태를 유지하되, 필요하면 무릎을 약간 벌리도록 한다. 이렇게 하면 무릎에 과도한 스트레스를 일으키지 않으면서 슬관절 굴곡에 자연적으로 동반하는 하퇴부의 내향 동작이 일어나게 된다.
- 단계 3에서 슬관절 신근이 다리를 펴기 시작한 후, 고관절 내전근을 사용하여 다리를 약간 당겨 모으는 데 집중하고, 다리를 공간에서 내뻗으면서 발을 세워 긴 라인을 만드는 데 강조점을 둔다.
- 단계 3에서 다리가 펴지면서 척추 신근을 사용해 가슴을 매트에서 부드럽게 올려 척추가 꼭대기에서 바닥으로 순차적으로 아치를 이루게 한다. 동시에 견갑골 내림근을 사용하여 견갑골을 약간 당겨 내려 자연스레 귀 쪽으로 올라가는 움직임(상승)을 제한하면서 어깨관절 신근이 팔을 뒤로 올리고 팔꿈치관절 신근이 팔꿈치를 펴도록 한다.
- 시작 자세로 되돌아가면서 척추 신근을 신장성 수축으로 사용하여 내려가는 몸통 상부를 부드럽게 제어하고 팔꿈치관절 굴근으로 팔꿈치를 구부린다.

- '상상해본다.' 몸통과 다리가 활이고 팔이 시위처럼 작용한다고 상상해본다. 시위(팔)를 뒤로 당기면 활의 통합성을 와해시키지 않으면서 그 호가 더 커진다.

운동 포커스

양쪽 다리 차기는 앞의 운동 한쪽 다리 차기(운동 9-2)와 밀접히 관련되어 있다. 그러나 팔을 지지에 사용하지 않고 등과 다리를 동시에 올리기 때문에 양쪽 다리 차기는 척추 신근의 근력과 근지구력 향상에 보다 효과적인 자극을 제공한다. 또한 두 다리를 들어 올리므로 몸통 안정성을 유지하는 복근의 어려움이 증가한다. 목표는 고관절 신근을 사용하여 다리를 들여 올려 고관절 과신전 자세를 만드는 것이다. 하지만 많은 고관절 굴근은 골반의 앞쪽에 부착되어 있기 때문에, 다리가 올려지고 고관절 굴근이 신장되면서 골반은 자동적으로 당겨져 전방경사를 이룬다. 변형운동에서 설명하듯이 복근을 능숙하게 사용하면 이러한 골반 움직임이 제한되고 원하는 고관절 과신전이 극대화된다.

또한 이 운동은 일부 사람에서 슬관절 신근에 그리고 많은 사람에서 어깨관절 굴근에 동적 스트레칭을 제공한다. 어깨관절 굴근의 긴장은 흔한 현상이고 어깨가 구부러지는 자세 문제를 일으킬 수 있다.

맞춤형 운동

변형운동

한쪽 다리 차기(운동 9-2)의 변형운동에서 설명하였듯이, 등의 아치 또는 다리의 들림을 완화하면 등 하부에 대한 운동 강도 및 스트레스를 감소시킬 수 있다. 만일 골반의 안정화에 어려움을 겪거나 등 하부가 너무 많이 아치를 이루는 것이 느껴지면, 등 상부를 매트에서 조금만 들어 올린 채 시작하도록 하고 다리의 움직임에 집중한다. 먼저 단계 2에서 무릎을 구부리면서 넓적다리가 매트와 접촉되어 있는 상태를 유지하고, 그런 다음 단계 3에서 다리를 펴고 등 상부를 들어 올리면서 넓적다리를 살짝 든다. 골반에 붙어 있는 복근의 하부 부착부를 들어 올려 골반의 전방경사를 제한하는 데 집중하고, 동시에 흉곽에 붙어 있는 복근의 상부 부착부가 멀어지도록 하여 원하는 등 상부의 아치를 촉진한다. 이러한 노련한 동시수축에 능숙해진 후에는 점차 운동범위를 증가시켜 자신의 몸에 효과적인, 등의 아치와 다리의 높이 간의 균형을 찾는다.

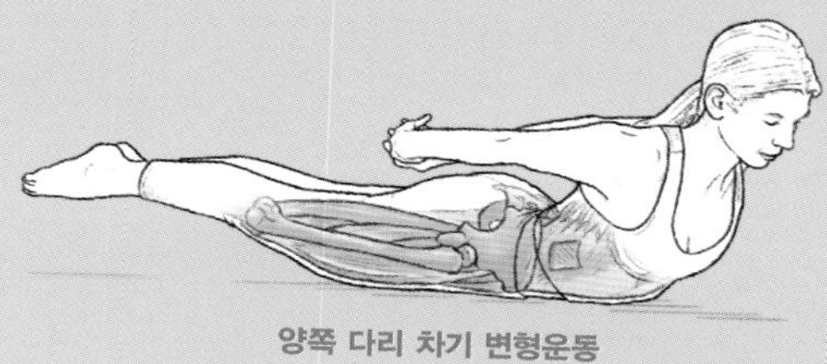

양쪽 다리 차기 변형운동

응용운동

턱을 매트에 놓는 데서 오는 목의 과신전을 피하려면 얼굴의 한쪽을 매트에 놓은 채 운동을 시작한다. 단계 3에서 척추가 아치를 이루게 하면서 머리를 중앙으로 돌려 머리가 몸통의 호를 따르도록 한다. 가슴을 시작 자세로 내리면서 얼굴의 다른 쪽을 바닥으로 가져가 놓는다. 6회 반복한다(각각의 측면으로 3회 반복).

수영
Swimming

9-4

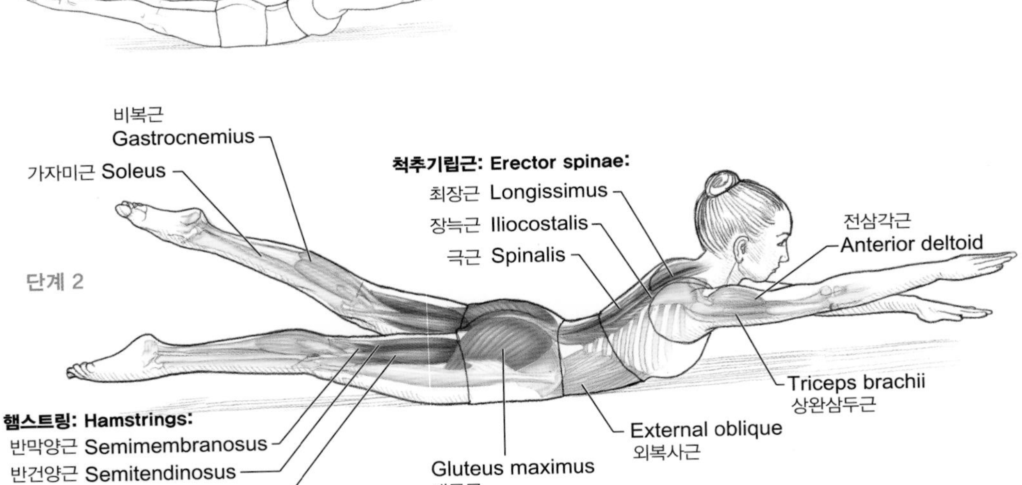

운동

1. '시작 자세.' 엎드려 누워 팔을 머리 위로 펴고 손바닥을 아래로 향하게 한다. 가슴, 양팔과 두 다리를 매트에서 약간 올린다. 무릎을 펴고 발을 가볍게 세운다.
2. 그림에서처럼 오른쪽 팔과 왼쪽 다리를 올린다.
3. 올린 팔과 다리를 시작 자세로 되돌리면서 왼쪽 팔과 오른쪽 다리를 올린다. 이러한 운동을 10회 하면서, 활기차되 부드럽게 측면을 교대한다. 이 운동은 정해진 호흡 패턴 없이 자연스럽게 호흡한다는 지침과 함께 『조절학을 통한 삶의 복귀』에 제시되어 있다.

표적근육

척추 신근 및 회전근: 척추기립근(극근, 최장근, 장늑근), 반극근, 후방 심부 척추 근육

고관절 신근: 대둔근, 햄스트링(반막양근, 반건양근, 대퇴이두근)

동반근육

전방 척추 안정근: 복횡근, 내복사근, 외복사근, 복직근
고관절 굴근: 장요근, 대퇴직근
슬관절 신근: 대퇴사두근
발목관절 족저굴근: 비복근, 가자미근
어깨관절 굴근: 전삼각근, 대흉근(쇄골 부분)
어깨관절 신근: 광배근, 대원근, 대흉근(흉골 부분)
견갑골 내림근: 하승모근, 전거근(하부 섬유)
팔꿈치관절 신근: 상완삼두근

테크닉 지침

- 운동 내내 하부 복근을 위와 안으로 당겨 골반의 전방경사를 제한한다.
- 단계 1에서 가슴을 매트에서 올리면서 척추 신근으로 등 상부를 들어 올리고 고관절 신근으로 다리를 올린다. 동시에 견갑골 내림근을 사용하여 견갑골을 약간 당겨 내려 과도한 상승을 피하면서 어깨관절 굴근이 팔이 매트에서 들린 상태를 유지하도록 한다.
- 단계 2와 3에서 팔다리를 길게 그리고 반대 방향으로 내뻗는 것을 생각한다. 팔꿈치관절 신근이 팔꿈치를 펴고, 슬관절 신근이 무릎을 펴며, 또 발목관절 족저굴근이 발을 세운 상태를 유지한다. 이렇게 뻗은 상태를 유지하면서 어깨관절 굴근과 신근 간 그리고 고관절 신근과 굴근 간의 면밀한 협동작용을 통해 반대쪽 팔다리의 작지만 신속한 상하향 동작을 일으킨다.
- '상상해본다.' 운동 이름이 의미하듯이 팔다리의 동작은 수영에서 사용하는 플러터 킥(flutter kick)에 비유할 수 있다. 골반과 등 하부가 킥보드에 의해 지지되어 들리고 안정된 상태를 유지하면서 다리와 팔이 플러터 킥과 비슷한 동작을 수행하는 모습을 상상해본다.

운동 포커스

수영은 척추 신근을 강조하되 접근방식이 다른 유용한 안정성 운동이다. 척추 신근이 활동적으로 수축하여 척추를 매트에서 들지만, 한쪽 다리와 반대쪽 팔의 동작이 같은 방향으로 일어난다. 이러한 유형의 팔다리 동작은 운동 발달의 중요한 측면이고 걷기와 달리기 같이 많은 필수 운동에서 사용된다.

'반대쪽 팔다리 동작에 따른 척추의 회전.' 왼쪽 다리가 더 높이 들리면서 몸통 하부가 왼쪽으로 회전하는 경향이 있으며, 오른쪽 팔이 더 높이 들리면서 몸통 상부가 오른쪽으로 회전하는 경향이 있다. 몸통을 원하는 거의 고정된 자세로 유지하기 위해서는 척추 신근을 가동시켜야 하는데, 예를 들어 요추를 우회전시키는 좌측 요추부 다열근과 흉추를 좌회전시키는 우측 반극근을 작용시켜 반대 방향으로 회전을 일으켜야 한다(그림 참조). 두 근육은 팔다리의 동작에 동반

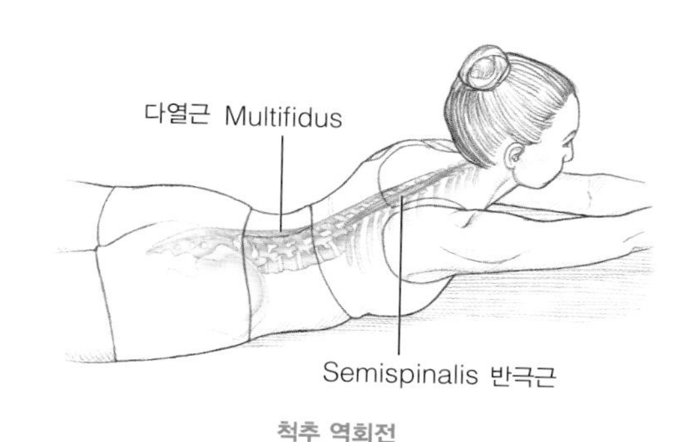

척추 역회전

하는 경향이 있는 척추 회전에 대항한다. 척추기립근은 동측으로 회전을 일으키기 때문에, 들린 팔의 반대측에 있는 척추기립근 부위가 작용하여 팔다리로 인한 회전에 대항한다. 그러므로 수영은 몸통 회전 안정성을 길러줄 수 있다. 또한 일부 사람에게 다리의 동작은 고관절 신근의 근긴장과 근지구력을 길러주기도 한다.

맞춤형 운동

변형운동

양팔과 두 다리를 동시에 지면에서 뗀 상태로 유지하면 어깨관절 굴근, 고관절 신근과 척추 신근에 가해지는 부하가 현저하다. 이러한 부하를 완화하려면 반대되는 팔다리를 들어 올리면서 한쪽 팔과 반대쪽 다리를 바닥에 둔다. 예를 들어 오른쪽 팔과 왼쪽 다리를 들어 올리면서 왼쪽 팔과 오른쪽 다리를 바닥에 두는 식으로 한다. 이러한 변형운동은 지지와 안정성을 제공하며, 팔다리에 짧은 휴식을 부여한다.

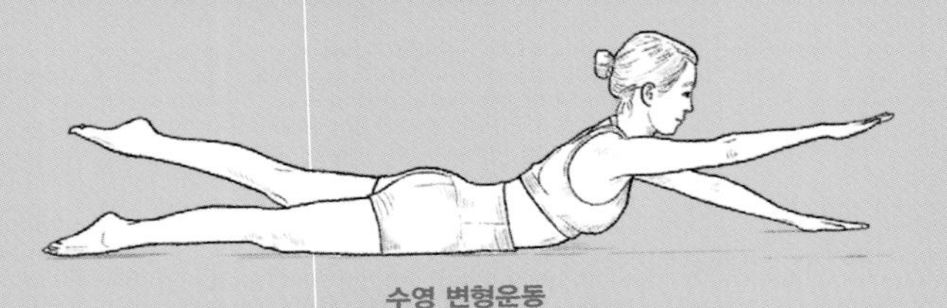

수영 변형운동

응용운동

또한 이 운동은 처음 5회는 들숨을 이용해 그리고 다음 5회는 날숨을 이용해, 팔다리의 측면을 교대하면서 수행할 수 있다. 이는 헌드레드(운동 5-4)에서 사용한 호흡 패턴을 떠올리게 한다.

상급운동

위 응용운동에서 설명한 호흡 패턴을 사용하되, 플러터 동작의 속도를 증가시킨다. 그러나 다리 및 팔 동작의 크기를 증가시켜서는 안 된다. 정반대로, 속도가 증가하면서 팔다리의 상향 및 하향 동작의 크기는 감소해야 한다. 또한 몸을 조금 더 낮게 유지하고 머리를 양팔 사이에 둔다. 높이를 생각하고 보다 활 모양을 만드는 것이 아니라 신장감을 증가시키고 유선형, 거의 일직선을 이루는 것을 생각한다.

몸통 흔들기
Rocking

9-5

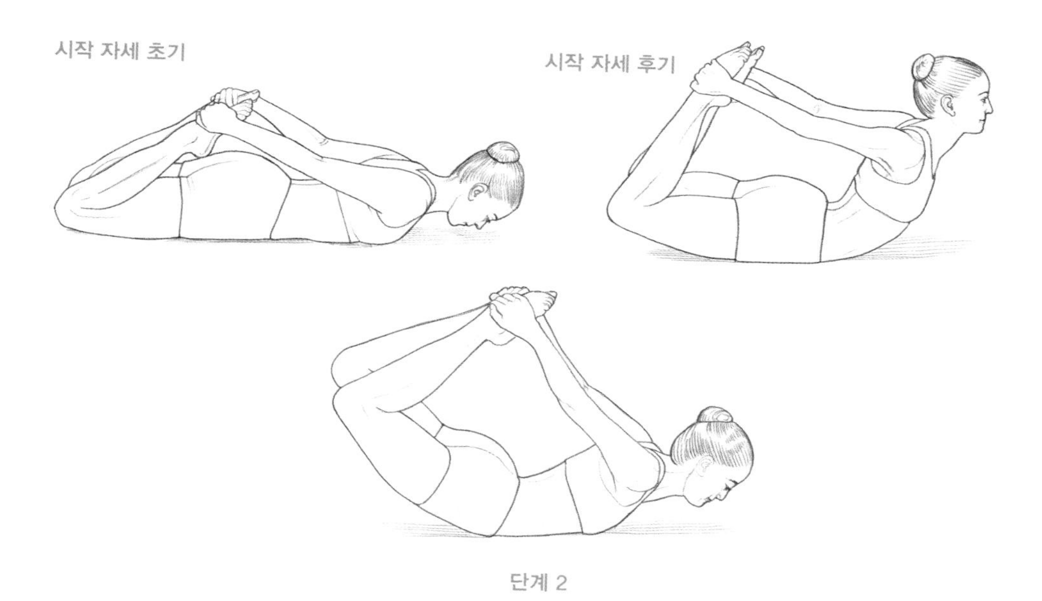

단계 2

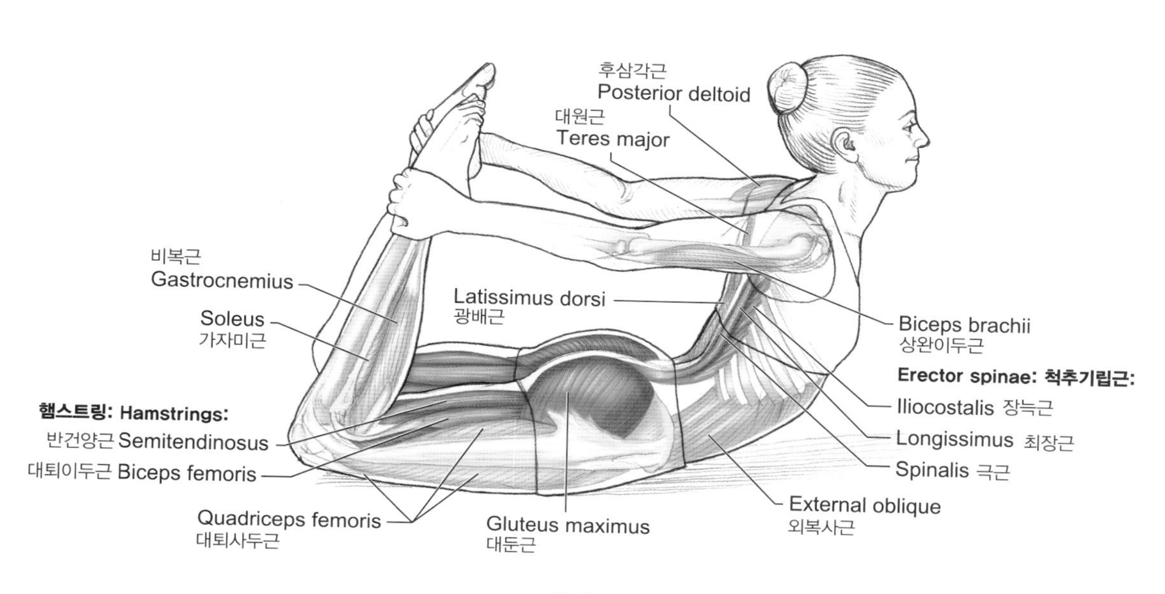

단계 3

운동

1. '시작 자세.' 엎드려 누워 무릎을 구부리고 가까이 모으며, 그림에서처럼 각각의 손으로 같은 쪽의 발을 잡는다. 그림에서처럼 머리, 가슴과 무릎을 매트에서 올린다.
2. '숨을 들이쉰다.' 그림에서처럼 몸을 앞쪽으로 흔든다.
3. '숨을 내쉰다.' 그림에서처럼 몸을 뒤쪽으로 흔든다. 이러한 운동을 10회 반복한다.

표적근육

척추 신근: 척추기립근(극근, 최장근, 장늑근), 반극근, 후방 심부 척추 근육
고관절 신근: 대둔근, 햄스트링(반막양근, 반건양근, 대퇴이두근)

동반근육

전방 척추 안정근: 복횡근, 내복사근, 외복사근, 복직근
슬관절 신근: 대퇴사두근
발목관절 족저굴근: 비복근, 가자미근
어깨관절 신근: 광배근, 대원근, 후삼각근
견갑골 내림근: 하승모근, 전거근(하부 섬유)
팔꿈치관절 굴근: 상완이두근, 상완근

테크닉 지침

- 운동 내내 복근의 지지를 유지하고 골반의 전방경사를 통증이 없는 범위로 제한한다.
- 시작 자세 후기에서 가슴을 매트에서 들어 올리고 고관절 신근으로 무릎을 매트에서 올리면서 척추 신근을 사용하여 등이 아치를 이루게 한다. 슬관절 신근을 사용하여 발을 둔부에서 멀리 손에 대해 밀어 팔이 몸통 상부를 매트에서 약간 더 높이 올리게 한다.
- 단계 2에서 몸을 앞쪽으로 흔들기 시작하려면 고관절 신근으로 무릎을 매트에서 조금 더 높이 들어 올리고 어깨관절 신근으로 발을 위와 앞으로 당긴다. 팔꿈치관절 굴근이 이러한 당기는 동작을 보조하나, 이상적이라면 슬관절 신근이 팔꿈치가 눈에 띄게 구부러지지 않도록 한다.
- 단계 3에서는 반대의 동작을 생각한다. 발이 아래와 뒤로 가면서 척추 신근이 더 큰 강도로 작용하여 중력에 대항해 몸통 상부를 들어 올린다.
- '상상해본다.' 머리, 몸통과 넓적다리가 흔들의자의 바닥처럼 호를 형성한다고 상상해본다. 의자가 앞쪽으로 흔들림에 따라 체중이 호의 앞쪽(상흉부)으로 이동하면서 호의 뒤쪽(넓적다리)이 매트에서 더 높이 올라간다. 반면 의자가 뒤쪽으로 흔들리면 체중이 호의 뒤쪽(넓적다리)으로 이동하면서 호의 앞쪽(상흉부)이 지면에서 더 높이 들린다.

운동 포커스

몸통 흔들기는 몸통 감아 뒤로 굴리기(운동 6-2) 같은 운동과 목표가 동일하다. 즉 몸통을 공간에서 굴리면서 그 형태를 동일하게 유지하는 것이다. 그러나 위 운동과 달리 몸통 흔들기에서는 척추가 굴곡이

아니라 신전 자세로 유지된다. 몸통이 아치를 이룬 자세를 유지하려면 척추 신근, 고관절 신근 등 많은 근육을 고도로 능숙하게 사용해야 한다. 또한 등 하부에 대한 스트레스를 감소시키기 위해 복근의 능숙한 사용도 요구된다. 이 운동은 이 장에서 앞서 소개한 운동들을 능숙하게 할 수 있는 경우에만 시도해야 한다. 적절한 테크닉을 사용하더라도 이 운동은 고도의 척추 과신전 때문에 많은 사람에게 적합하지 않다. 이 운동은 등의 신근 지구력과 중심부 안정성에 현저한 효과를 제공하지만, 척추 불편을 경험하거나 혹은 이러한 정도의 신전이 척추에 금기로 되어 있는 경우에는 수행해서는 안 된다. 이 운동에서 사용하는 극단적인 자세는 어깨관절 굴근, 고관절 굴근과 척추 굴근에 동적 유연성을 제공하는 효과도 있다.

맞춤형 운동

변형운동

만일 몸을 공간에서 앞뒤로 흔들면서 몸의 형태를 유지하는 데 어려움을 겪으면, 먼저 강한 시작 자세를 취하는 연습을 한다. 발을 잡고 머리, 가슴과 무릎을 매트에서 들어 올린 후 발을 손 쪽으로 밀고 가슴과 발이 서로로부터 멀리 뻗어지는 것을 느낀다. 이러한 강한 아치 자세를 5초간 유지하고 5회 반복한다. 이런 아치 자세를 쉽게 그리고 적절한 자세로 유지할 수 있다는 생각이 들면 점자 흔드는 움직임을 추가한다.

그러나 만약 이렇게 아치를 이루는 시작 자세가 너무 어려우면, 운동을 더욱 나누어 발을 잡고 오직 머리와 가슴만 들어 올려 5초간 유지하며 4회 반복한다. 그런 다음 오직 다리만 들어 올려 4회 반복하며, 각각의 반복을 5초간 유지한다. 근력과 기술이 향상되면서 두 부분을 결합한다.

만일 발을 뻗는 데 곤란을 겪으면, 타월 또는 운동용 밴드를 발목에 두르고 그림에서처럼 양끝을 잡는다. 척추, 어깨, 고관절 굴근, 또는 필요에 따라 대퇴사두근의 유연성을 기르는 노력을 기울이면 시간이 흐르면서 원래의 운동에서처럼 발을 뻗을 수 있을 것이다.

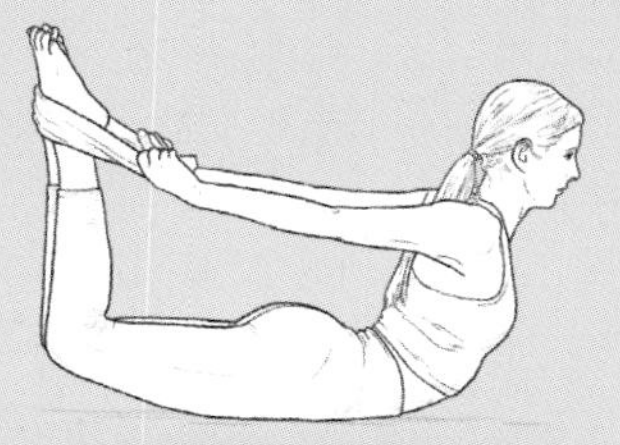
몸통 흔들기 변형운동

응용운동

또한 이 운동은 호흡 패턴을 반대로 하여 수행할 수 있다. 단계 2에서 숨을 내쉬면서 몸을 앞쪽으로 흔들어 다리가 들리면서 심부 복근의 안정화를 강조한다. 단계 3에서는 숨을 들이쉬면서 몸을 뒤쪽으로 흔들어 등 상부의 천장 쪽 들림을 강조한다.

백조 다이빙

Swan Dive

9-6

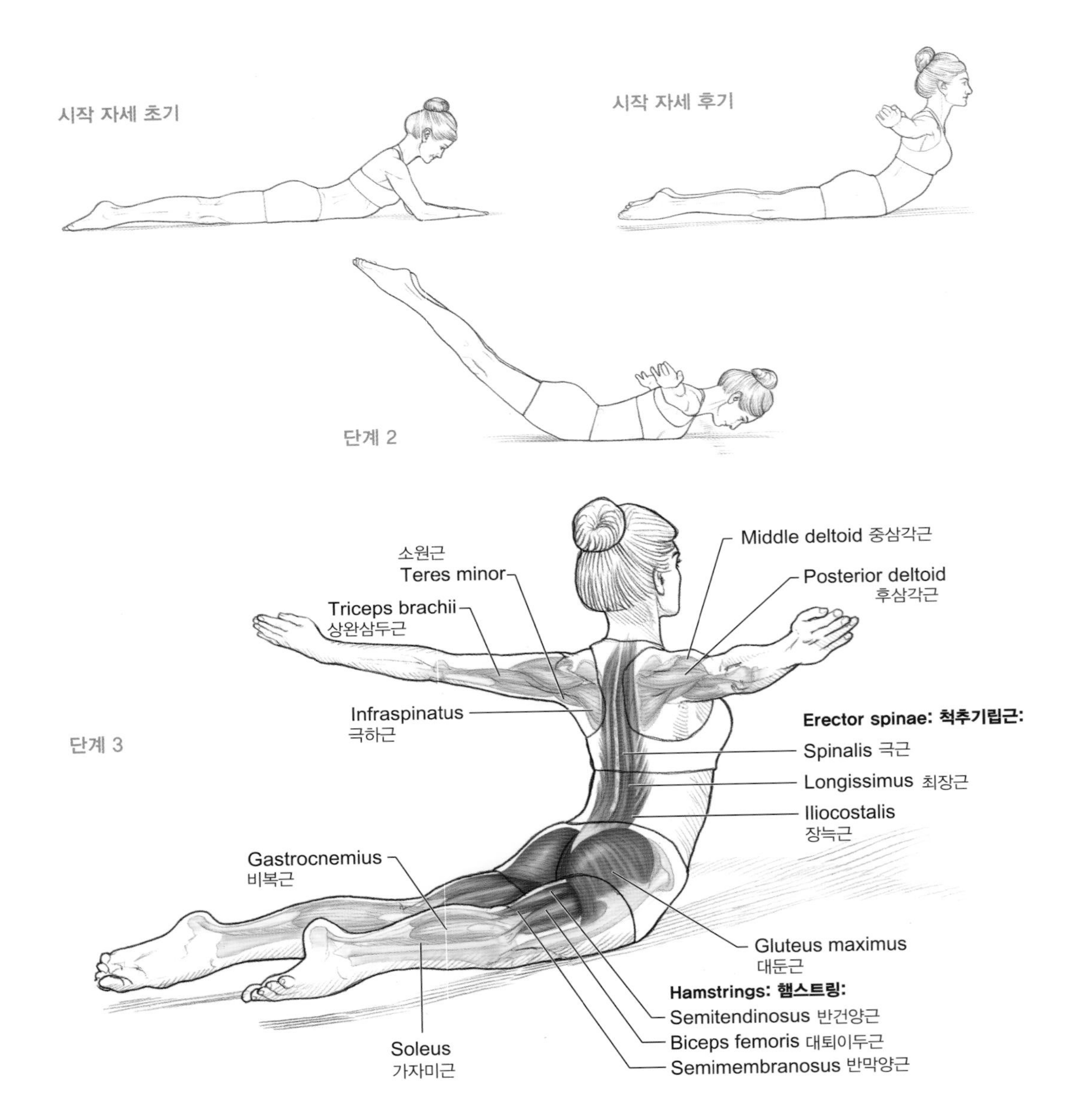

운동

1. '시작 자세.' 엎드려 누워 전완에 의지해 몸통 상부를 매트에서 들어 올리고 다리를 뒤쪽으로 펴서 발을 가볍게 세운다. 가슴을 매트에서 더 높이 올리면서 팔을 펴서 양측으로 뻗어 어깨 높이로 두고 동시에 두 다리를 매트에서 들어 올린다.
2. '숨을 내쉰다.' 그림에서처럼 몸을 앞쪽으로 흔든다.
3. '숨을 들이쉰다.' 그림에서처럼 몸을 다시 들린 자세로 흔든다. 이러한 운동을 5회 반복하면서 몸을 날숨 시에 앞쪽으로 그리고 들숨 시에 뒤쪽으로 흔든다.

표적근육

척추 신근: 척추기립근(극근, 최장근, 장늑근), 반극근, 후방 심부 척추 근육
고관절 신근: 대둔근, 햄스트링(반막양근, 반건양근, 대퇴이두근)

동반근육

전방 척추 안정근: 복횡근, 내복사근, 외복사근, 복직근
슬관절 굴근: 햄스트링
발목관절 족저굴근: 비복근, 가자미근
어깨관절 수평 외전근: 극하근, 소원근, 후삼각근, 중삼각근
견갑골 내전근: 승모근, 능형근
팔꿈치관절 신근: 상완삼두근

테크닉 지침

- 운동 내내 복근의 지지를 유지하고 골반의 전방경사 정도를 통증이 없는 범위로 제한한다.
- 시작 자세 후기에서 가슴을 매트에서 올리면서 척추 신근을 사용하여 등 상부를 들어 올리고 고관절 신근으로 다리를 올린다.
- 단계 2에서 고관절 신근을 사용하여 다리를 매트에서 더 높이 들어 올리고, 체중을 앞쪽으로 더 이동시켜 가슴이 매트에 더 가까이 내려가도록 한다.
- 단계 3에서는 반대의 동작을 생각한다. 즉 등의 신근으로 등을 매트에서 더 높이 들어 올리면서 다리가 매트에 더 가까이 내려가되 매트에 닿지 않도록 한다.
- 운동 내내 어깨관절 수평 외전근을 사용하여 팔을 살짝 뒤로 가져가고 견갑골 내전근으로 견갑골을 약간 모아 등 상부 신전의 극대화를 돕는다. 팔꿈치관절 신근을 사용하여 팔이 긴 라인을 만들도록 돕는다.
- '상상해본다.' 앞의 운동 몸통 흔들기(운동 9-5)에서처럼 머리, 몸통과 넓적다리가 편평해지지 않고 앞뒤로 흔들리는 흔들의자의 바닥처럼 호를 형성한다고 상상해본다. 아울러 단계 2에서 강한 풀리(pulley)가 천장 쪽으로 발을 당기는 모습과 단계 3에서 등이 올라가면서 뒤로 다이빙하려는 모습을 상상해본다.

운동 포커스

백조 다이빙은 척추 신근과 이차적으로 고관절 신근에서 근긴장과 근지구력을 증가시킨다. 이 운동과 앞의 운동 몸통 흔들기(운동 9-5)는 공히 몸이 공간에서 앞뒤로 흔들리면서 몸통을 신전 자세로 유지하는 것을 목표로 하나, 백조 다이빙에서는 팔이 이러한 원하는 형태의 유지를 돕지 않기 때문에 어려움이 더 크다. 몸통이 아치를 이룬 자세를 유지하려면 복근과 함께 척추 신근이 적절히 활성화되어 등 하부에서 스트레스를 감소시키면서 과신전이 일어날 수 있도록 하는 등 많은 중심부 근육을 고도로 능숙하게 사용해야 한다. 이 운동은 보다 쉬운 운동들을 능숙하게 할 수 있는 경우에만 수행해야 한다. 적절한 테크닉을 사용하더라도 이 운동은 고도의 척추 과신전 때문에 많은 사람에게 적합하지 않다. 척추에 금기로 되어 있는 경우에는 이 운동을 시도해서는 안 된다. 이 운동이 척추에 적합하다고 하더라도, 변형운동으로 시작하거나 작은 운동범위를 사용하여 손상 위험을 감소시킨다. 이 운동에서 사용하는 극단적인 자세는 고관절 굴근과 척추 굴근에 동적 유연성을 제공하는 효과가 있을 수 있다.

맞춤형 운동

변형운동

이 운동을 변형하려면 손을 매트에 놓은 상태를 유지하면서 시작 자세 후기 및 단계 3에서 팔꿈치를 부분적으로 또는 완전히 신전시켜 가슴이 매트에서 들리도록 도운 다음 단계 2에서 팔꿈치를 구부려 가슴이 내려지도록 돕는다.

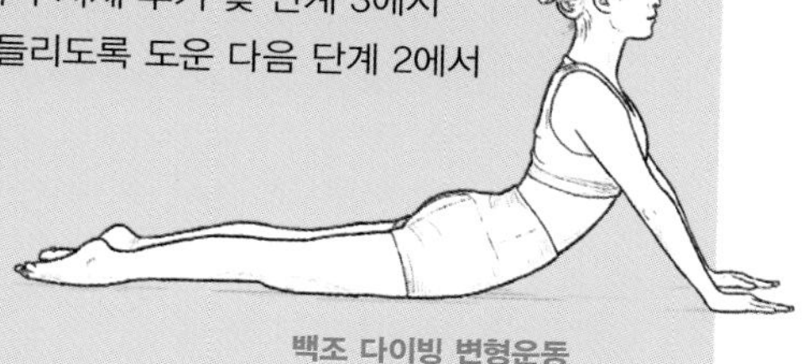

백조 다이빙 변형운동

응용운동

이 응용운동은 백조 다이빙의 변형운동과 완전한 백조 다이빙 사이에 하기 좋은 운동이다. 시작 자세 후기에 손을 바닥에 대고 팔꿈치를 완전히 신전시킨 다음, 한 번의 동작으로 손을 이마 앞쪽에 두고 앞쪽으로 다이빙하면서 다리를 뒤쪽으로 들어 올린다. 몸을 다시 위로 흔들면서 시작 자세 후기를 시작할 때처럼 팔꿈치를 편 채 몸을 받친다. 빠르게 연이어 5회 반복한다. 이렇게 하면 앞뒤로 흔드는 데 필요한 몸의 탄력과 안정성에 대한 감이 생길 것이다. 나중에 백조 다이빙을 보다 구체적으로 준비하려면, 동일한 응용운동을 수행하되 손을 이마 아래에 두는 대신 단계 2의 그림에서처럼 측면으로 내뻗는다. 그러고는 다시금 몸을 뒤쪽으로 흔들면서 손을 바닥에 대고 팔꿈치를 편다.

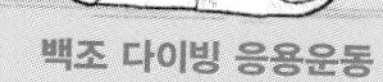

백조 다이빙 응용운동

상급운동

또한 이 운동은 단계 3에서 팔을 측면으로 뻗는 대신 머리 위로 뻗은 다음 그림에서처럼 머리 위로 올린 상태를 유지한 채 몸을 흔들면서 수행할 수 있다. 이렇게 머리 위로 올린 자세를 유지하면 척추 신근의 단련이 증가하고 몸을 앞뒤로 흔들면서 긴 아치를 유지하는 데 도움이 될 수도 있다.

백조 다이빙 상급운동

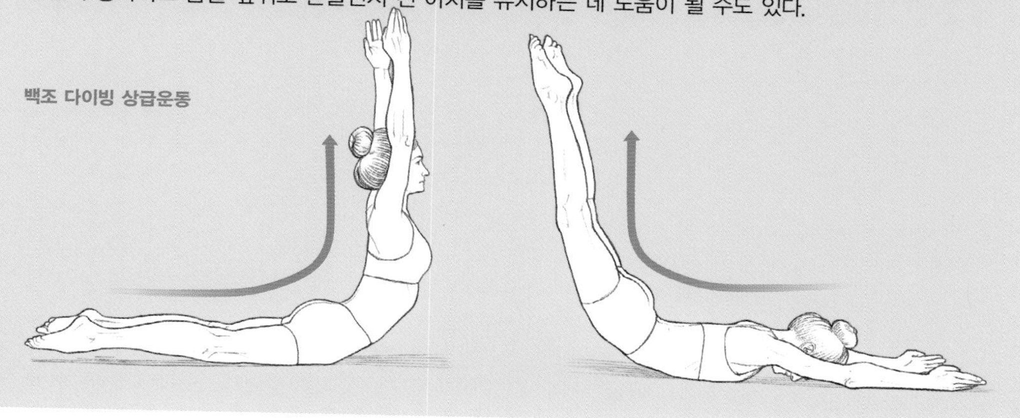

10 필라테스 프로그램의 맞춤화 CUSTOMIZING YOUR PILATES PROGRAM

이제 연습할 시점이다! 끊임없는 연습은 필라테스 운동에서 보상을 얻는 데 필수적이며, 잘 짜인 프로그램은 각각의 세션에서 효과를 극대화하는 비결이다. 프로그램을 자신의 요구에 따라 맞춤화할 때에는 많은 요인을 고려해야 한다. 일부 요인은 매일 변화할 수도 있지만 다른 일부는 일정하다. 알아야 할 요인은 체형, 과거 부상, 건강 상태, 연령, 성별, 체력 수준과 운동 기술이다. 현명하게 운동을 선택하여 효과를 극대화하고 부상 위험을 극소화해야 한다.

필라테스 프로그램을 구성하는 데에는 다양한 접근방식이 있다. 조셉 필라테스는 자신이 고안한 운동들을 구체적인 순서로 제시하였으며, 이러한 순서는 오늘날에도 일부에서 사용되고 있다. 기타 접근방식들은 조셉 필라테스의 전형적인 운동 순서와 희미하게 비슷할 뿐이다. 프로그램 설계의 표준 과학 원리를 전신 필라테스 매트 프로그램에 적용하는 것은 특히 어려운데, 수많은 운동이 '파워하우스', 즉 중심부에 중점을 두기 때문이다. 그러나 구성은 근육 균형, 논리적인 진행과 흐름 및 연속성을 촉진하는 데 중요하고, 아울러 창의성을 발휘하는 환경과 개인적인 필요에 맞출 가능성을 제공한다.

중요한 고려사항은 프로그램이 근력 아니면 근지구력에 치우치느냐는 것이다. 근지구력에 중점을 두는 프로그램에서는 상대적으로 반복이 많고 저항이 낮다. (매트 운동에서 저항은 고리와 밴드 같은 소도구를 도입하지 않는 한 체중과 중력에 의해서만 제공된다.) 반면 근력 중심 프로그램에서는 반복이 적지만 근육에 가해지는 부하가 크며,

이상적으로는 근육에 과부하가 가해지므로 다시 단련하기 전에 약 2분 내지 3분 동안 회복할 시간이 주어져야 한다.

세션의 빈도와 지속시간은 현재의 체력 수준, 기술 수준, 건강, 일정 등 많은 요인에 의해 영향을 받는다. 시작할 때에는 일반적으로 20~60분 지속하는 운동을 매주 2번 내지 3번 하도록 권장된다. 보다 능숙해지면 운동의 지속시간을 최대 90분까지 늘리고 빈도를 증가시켜도 된다. 기억해야 할 점은 가급적 세션을 전혀 하지 않기보다는 짧게라도 하는 것이다. 시간이 제한되어 있거나, 일로 바쁘거나, 혹은 출장이 잦으면, 기본 운동을 아예 포기하지 말고 단축하도록 한다.

이 장에서 보여주는 프로그램의 예를 보면 일부 운동은 근력의 발달을 그리고 다른 일부는 근지구력의 발달을 촉진하는 순서로 되어 있다. 일부 필라테스 운동은 척추 분절 움직임과 중심부 안정성 같이 주로 중요한 협동 기술을 터득하도록 고안되어 있다는 사실을 깨달아야 한다. 이러한 운동에서는 근육에 가해지는 부하가 흔히 근력을 많이 향상시키기에는 미흡하므로, 이들 운동은 근력에 보다 중점을 두는 운동들 사이에 손쉽게 배치하여 적극적으로 회복 시간을 제공하도록 할 수 있다.

이 장에서 제시하는 프로그램은 각각의 장으로부터 기초 운동, 복근 운동, 척추 분절 움직임, 몸통 들기, 측면 운동과 등 신전 운동같은 요소를 포함시키고 있다. 운동 세션은 일반적인 준비운동으로 시작하도록 권장되는데, 여기에는 활발한 보행과 체중을 이용한 건강체조(calisthenics) 같이 체온을 올리고 심장박동수를 적당히 상승시키는 운동이 있다. 일반적인 준비운동에 이어 구체적인 준비운동으로 제4장에서 소개한 기초 운동을 한다. 구체적인 준비운동을 이어지는 운동의 독특한 동작 요구에 대비하게 해주는 일련의 운동이라고 생각하라. 구체적인 준비운동은 몸뿐만 아니라 마음도 준비시킨다. 다시 말해 초점을 외부에서 내부로 돌리고 운동에 대해 인식하며 세션을 위한 분위기를 조성하는 기회를 제공한다.

복근 운동은 프로그램의 중요한 부분이자 강하고 원활히 기능하는 파워하우스에 핵심적인 요소이다. 복근 운동은 척추 분절 움직임에 의해 보완된다. 『조절학을 통한 삶의 복귀』에서 조셉 필라테스는 "만일 당신의 척추가 30세에서 유연하지 않으면 당신은 늙은 것이나, 만약 그것이 60세에서 완벽하게 유연하면 당신은 젊은 것이다"고 말했다 (2003, P. 27). 흔히 엉덩이, 등과 어깨의 신근을 사용하는 몸통 들기 운동(bridging exercises)은 복근 운동 및 척추 분절 움직임 운동과 대척점을 이루어 근육 균형을 촉진한다. 복근 운동과 척추 분절 움직임 운동은 일반적으로 척추 굴곡을 강조하고 흔히 고관절 굴곡을 포함시키므로, 몸통 들기 운동은 근육 초점과 동작 방향 모두에서 반가운 변화이다. 굴곡에서 신전으로 그리고 그 반대로의 교대는 조셉 필라테스의 운동을 일관하는 요소이다. 또한 측면 운동은 일상, 여가 혹은 직업 활동 가릴 것 없이 많은 활동에 중요하다.

마지막으로, 등 신전 운동은 가능하다면 모든 프로그램에 포함시켜야 한다. 이와 같은 운동의 중요성은 아무리 강조해도 지나치지 않으며 제9장에서 보다 심층적으로 설명했다. 그 모든 경이로움에도 불구하고 첨단 사회는 구부러진 어깨와 약한 등 상부처럼 일부 자세 및 정렬 질환을 초래했다. 강한 등은 이러한 불균형의 교정과 그로 인한 파급 효과의 방지를 도울 수 있다. 게다가 나이가 들면서 신체는 자연히 앞으로 구부러지므로 등 운동의 중요성은 증대된다.

제시된 프로그램의 예는 수준이 다르고 각각의 장에서 적절한 수준의 운동을 뽑았다. 한 프로그램을 시작할 때에는 당신의 현재 체력과 건강에 적합한 초급이라고 표기된 운동으로 시작한다. 불편을 초래하거나 당신에게 금기인 운동은 제외한다. 각각의 새로운 운동과 보다 상급의 프로그램을 위해 몸을 잘 준비한다. 기술이 올라가면서 점차 중급 수준과 그 다음엔 상급 수준의 운동을 추가한다. 이렇게 하면 향상, 도전과 다양화가 이루어질 것이다. 진전이 이루어지고 제어가 향상되면서 운동범위를 늘리고 응용운동을 시도한다. 필라테스에서는 운동이 더 어려워진다고 흔히 꼭 근력 요구가 더 커지는 것(저항이 증가하는 것)은 아니며, 대신 그것은 종종 신경근 협동 및 타이밍과 보다 밀접히 관련되어 있다. 이러한 과정은 시간이 걸리고 많은 연습을 요한다는 점을 기억해야 한다. 이들 프로그램을 차근차근 진행하고 그 다음 그 이상을 한다. 아주 유용하고 유익한 것은 과정 자체이기 때문에, 서두르지 말라. 이를 평생의 여정이자 건강에 대한 전념의 일부라고 보라.

보다 어려운 운동은 변형운동을 포함하고 있는 경우가 많으며, 당신은 이를 이용해야 할 수도 있다. 일부 경우에 이들 변형운동은 일시적이며, 상급운동을 안전하게 그리고 성공적으로 수행하는 능력이 생길 때까지만 이용한다. 다른 일부 경우에는 기저 질환이 있어 변형운동을 조금 더 오랫동안, 아니면 얼마나 지속할지 정하지 못한 채로 이용해야 할 수도 있다. 자신을 이러한 변형운동으로만 제한하지 말라. 필요하면 전문가의 조언을 구하여 당신의 몸에 최적인 기타 운동을 만드는 데 도움을 받는다. 변형운동을 만들려면 인체 지식, 운동 지식, 건강 상태 및 병력 정보와 상당한 창의성이 요구된다. 그것은 필라테스 연습에서 흥미롭고 필수적인 측면이다. 이 때문에 당신이 어떠한 수준이든지 지도자와 협력하고 계속해서 규칙적인 자가연습을 하도록 강력히 권장한다.

변형운동이 운동을 당신의 요구, 능력 및 한계에 맞추는 데 중요하듯이, 상급운동도 당신이 계속해서 향상을 이루고 보다 어려운 운동으로 진행하도록 돕는 데 중요하다. 상급운동은 변형운동의 경우처럼 운동을 미묘하게 변화시킨다. 그러나 상급운동에서는 그러한 변화가 운동을 더 어렵게 한다. 운동의 상급운동은 다양한 방법으로 만들어지는데, 근육에 가해지는 부하를 증가시켜 근력을 단련하고, 지지기반을 감소시키거나 팔다리의 운동범위를 증가시켜 안정성을 길러주며, 운동의 구성을 보다 복잡하게 하여 협동을 향상시킨다. 상급운동은 필라테스 운동을 계속해서 참신하고 흥미롭게 하는 본질적이고 중요한 부분이다.

제시된 프로그램은 예에 불과하다는 점을 기억해야 한다. 그 중 초급 필라테스 프로그램은 프로그램을 시작할 때 운동을 보다 쉽도록 하는 변형운동을 포함하며, 이는 안전성과 견실한 테크닉을 촉진한다. 중급 필라테스 프로그램에는 일부 보다 어려운 운동의 변형운동과 아울러 초급 필라테스 프로그램에서 이미 연습한 일부 운동의 상급운동이 포함되어 있다. 이러한 운동에서 기술을 더 기르면서, 목표는 필요할 때 운동을 변형하고 아울러 충분히 능숙해졌으면 운동의 난이도를 증가시키는 것이다. 상급 필라테스 프로그램은 주로 원래 형태의 운동으로 구성되어 있고 (운동을 보다 어렵게 하는) 일부 상급운동 및 응용운동도 포함하나, 변형운동은 포함되지 않는다. 훈련 중 이 시점에서는 준비가 되어 있을 때 난이도를 더욱 증가시켜 향상이 정체되지 않고 지속되도록 하면서 다양한 필라테스 운동 유형과의 보다 깊은 연계를 찾는 데 중점을 둔다.

일관성을 위해 각각의 프로그램에 표기된 운동 수준은 이전 장들에서 설명한 원래 운동의 경우와 동일하다. 그러나 특정한 변형운동을 추가하면 운동 수준이 낮아질 것이며, 이는 원래의 운동으로 차근차근 진행할 수 있도록 한다. 반면 상급운동은 운동 수준을 올려 운동을 더 어렵게 할 것이며, 이는 흔히 보다 어려운 필라테스 운동으로 차곡차곡 진행하도록 돕는다. 이들 프로그램에서 변형운동과 상급운동은 예를 든 것에 불과해 당신의 요구에 맞추어 조정해야 한다. 운동을 설명하는 장들에는 당신의 지도자 또는 전문 의료인이 추천할 수도 있는 기타 많은 운동이 소개되어 있다. 또한 중급 필라테스 프로그램과 상급 필라테스 프로그램은 각각 중급 또는 상급운동만 포함하지 않는다는 점에 주목한다. 이러한 운동 수준의 혼합은 필라테스 매트 운동의 필수적인 요소이다. 보다 낮은 수준의 운동은 특정한 준비운동의 중요한 부분으로 보다 어려운 운동을 위해 정신적 및 육체적으로 준비를 해주고, 아울러 가장 어려운 운동의 적절한 추진을 가능하게 하여 테크닉을 최적화하고 부상 위험을 감소시킨다.

이들 프로그램을 연습하고, 터득하며, 즐기고, 궁극적으로는 변화시켜 연습이 계속 참신하고 도전적이며 재미있도록 한다. 즐기는 것이 연습을 지속하고 성공하는 비결이다. 부담으로 여기면 연습이 오래 지속되지 않을 것이다. 반면 건강과 기대하는 어떤 것에 필요한 부분으로 여기면 연습은 분명 삶의 소중한 부분이 될 것이다.

마지막으로, 상급운동을 수행할 수 있는지 여부로 성공을 평가해서는 안 된다. 이러한 운동의 어떠한 요소도 경쟁적이지 않고 다른 누구의 운동과 비교되어서는 절대로 안 된다. 성공은 다양한 운동 유형의 수행에 있어 자신만의 향상 그리고 주요 필라테스 원리를 실행하고 삶에 통합하는 자신의 능력을 기준으로 평가해야 한다.

초급 필라테스 프로그램

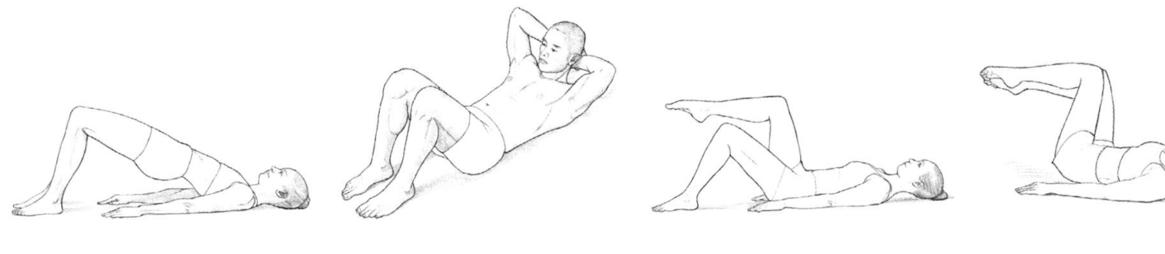

4–1 골반 감아올리기
(Pelvic Curl, 초급)
5회 반복

4–2 가슴 들어올리기
(Chest Lift, 초급)
10회 반복

4–3 바로 누워 다리 들어올리기
(Leg Lift Supine, 초급)
각 측 5회 반복, 연속

4–6 바로 누워 척추 비틀기
(Spine Twist Supine, 초급)
각 측 5회 반복, 교대

4–4 옆으로 누워 다리 들어올리기
(Leg Lift Side, 초급)
각 측 10회 반복 (*주 참조)

4–5 옆으로 누워 다리 당기기
(Leg Pull Side, 초급)
변형운동
각 측 10회 반복 (*주 참조)

4–8 엎드려 누워 등 신전
(Back Extension Prone, 초급)
5회 반복

5–1 한쪽 다리로 원 그리기
(One–Leg Circle, 초급)
각 측 5회 반복, 교대

*주: 동측으로 옆으로 누워 다리 들어올리기를 10회 반복 그리고 옆으로 누워 다리 당기기를 10회 반복 수행한 다음, 측면을 바꾸어 반복한다.

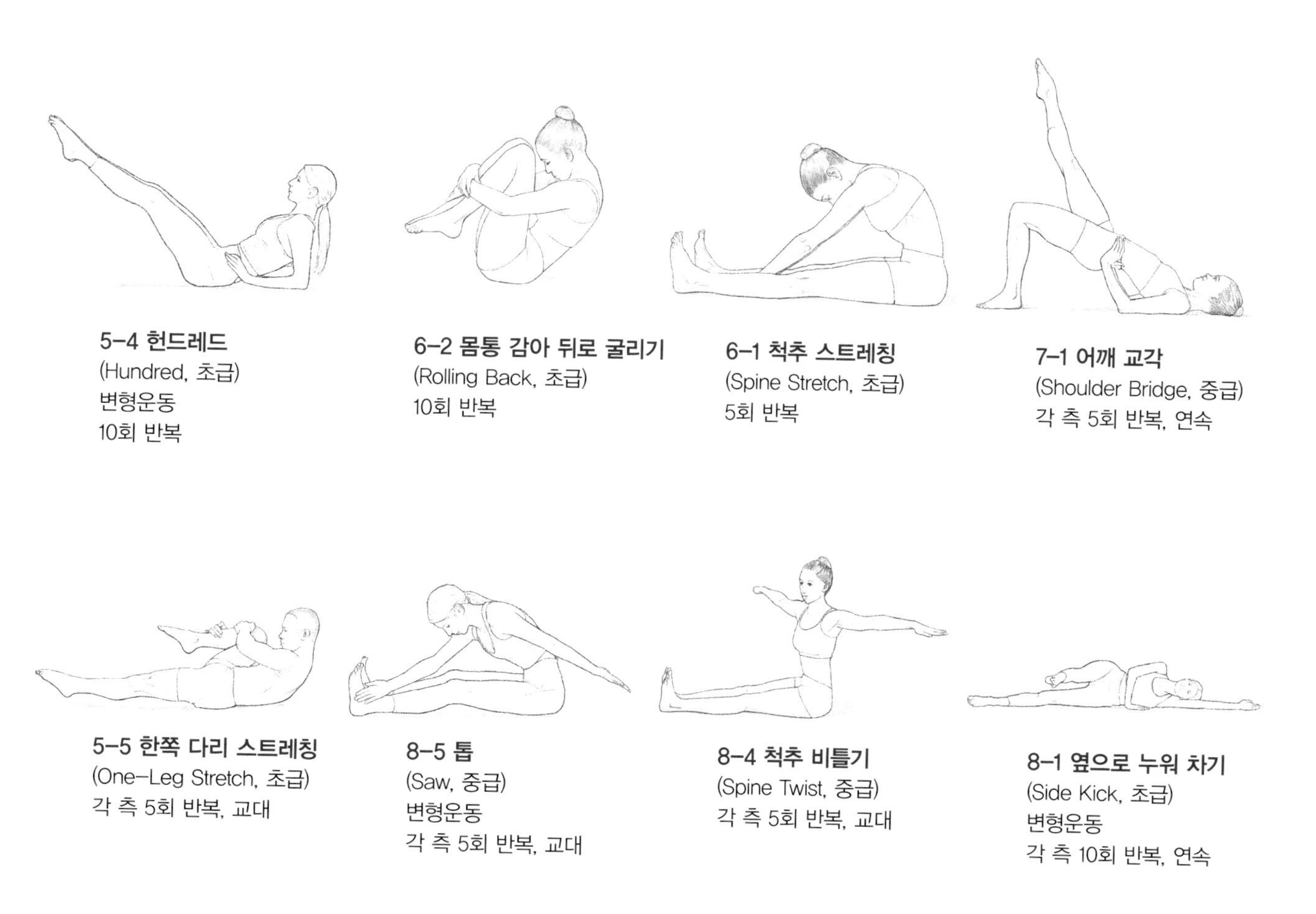
5-4 헌드레드
(Hundred, 초급)
변형운동
10회 반복
6-2 몸통 감아 뒤로 굴리기
(Rolling Back, 초급)
10회 반복
6-1 척추 스트레칭
(Spine Stretch, 초급)
5회 반복
7-1 어깨 교각
(Shoulder Bridge, 중급)
각 측 5회 반복, 연속
5-5 한쪽 다리 스트레칭
(One-Leg Stretch, 초급)
각 측 5회 반복, 교대
8-5 톱
(Saw, 중급)
변형운동
각 측 5회 반복, 교대
8-4 척추 비틀기
(Spine Twist, 중급)
각 측 5회 반복, 교대
8-1 옆으로 누워 차기
(Side Kick, 초급)
변형운동
각 측 10회 반복, 연속

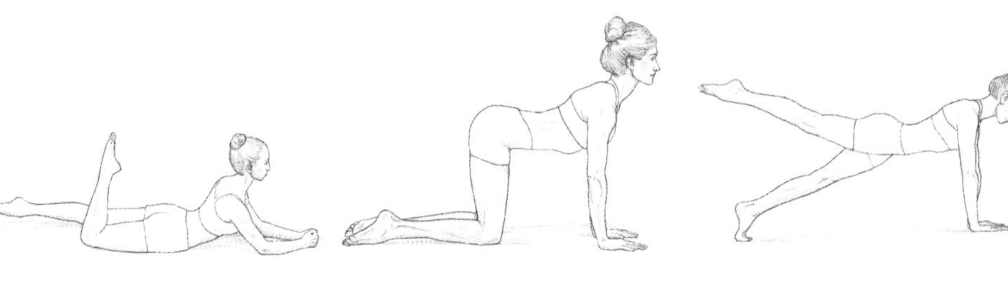

9–2 한쪽 다리 차기
(One–Leg Kick, 중급)
각 측 10회 반복, 교대

9–1 고양이 스트레칭
(Cat Stretch, 초급)
5회 반복

7–5 엎드려 다리 당기기
(Leg Pull Front, 중급)
각 측 5회 반복, 교대

9–4 수영
(Swimming, 중급)
변형운동
10회 반복

6–3 물개
(Seal, 중급)
변형운동
5회 반복

중급 필라테스 프로그램

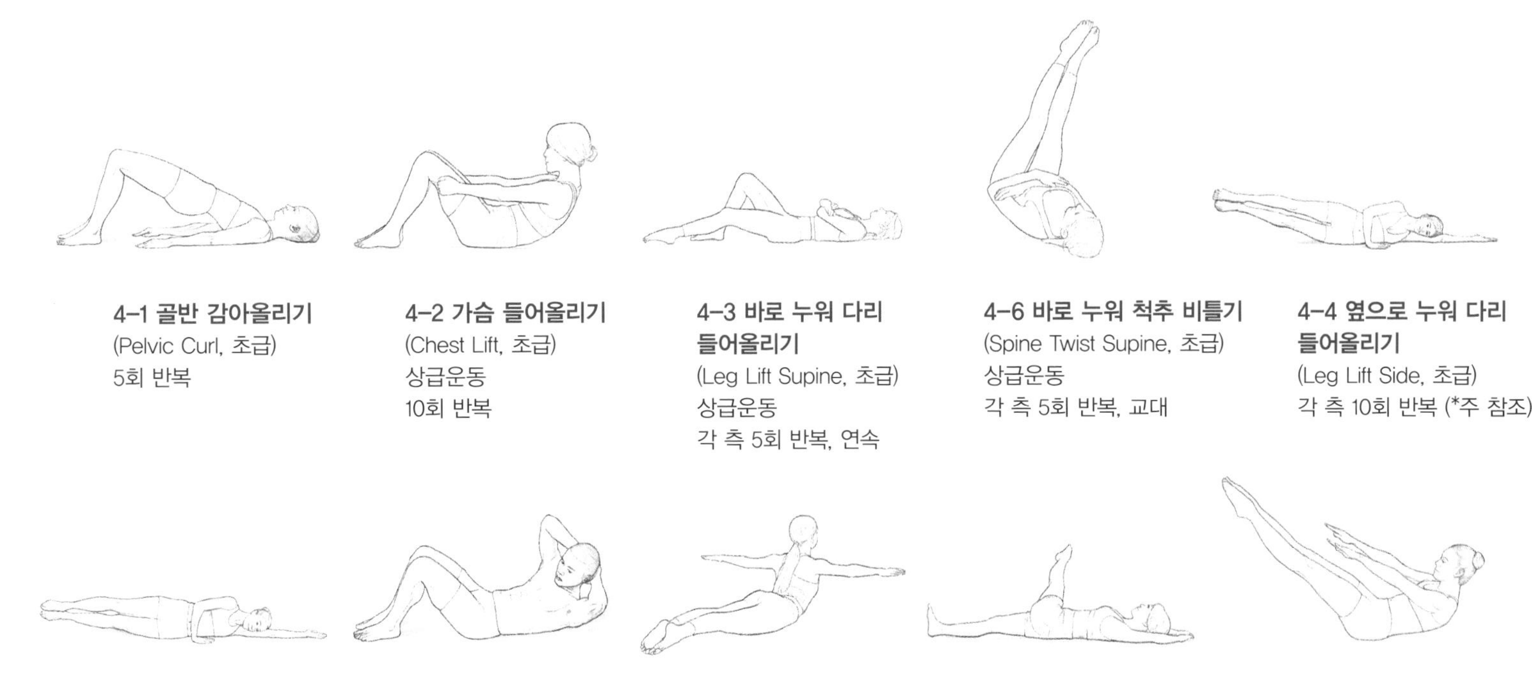

4-1 골반 감아올리기
(Pelvic Curl, 초급)
5회 반복

4-2 가슴 들어올리기
(Chest Lift, 초급)
상급운동
10회 반복

4-3 바로 누워 다리 들어올리기
(Leg Lift Supine, 초급)
상급운동
각 측 5회 반복, 연속

4-6 바로 누워 척추 비틀기
(Spine Twist Supine, 초급)
상급운동
각 측 5회 반복, 교대

4-4 옆으로 누워 다리 들어올리기
(Leg Lift Side, 초급)
각 측 10회 반복 (*주 참조)

4-5 옆으로 누워 다리 당기기
(Leg Pull Side, 초급)
각 측 10회 반복 (*주 참조)

4-7 가슴 들어 올려 회전시키기
(Chest Lift With Rotation, 초급)
각 측 5회 반복, 교대

4-8 엎드려 누워 등 신전
(Back Extension Prone, 초급)
상급운동
5회 반복

5-1 한쪽 다리로 원 그리기
(One-Leg Circle, 초급)
상급운동
각 측 5회 반복, 교대

5-4 헌드레드
(Hundred, 초급)
10회 반복

*주: 동측으로 옆으로 누워 다리 들어올리기를 10회 반복 그리고 옆으로 누워 다리 당기기를 10회 반복 수행한 다음, 측면을 바꾸어 반복한다.

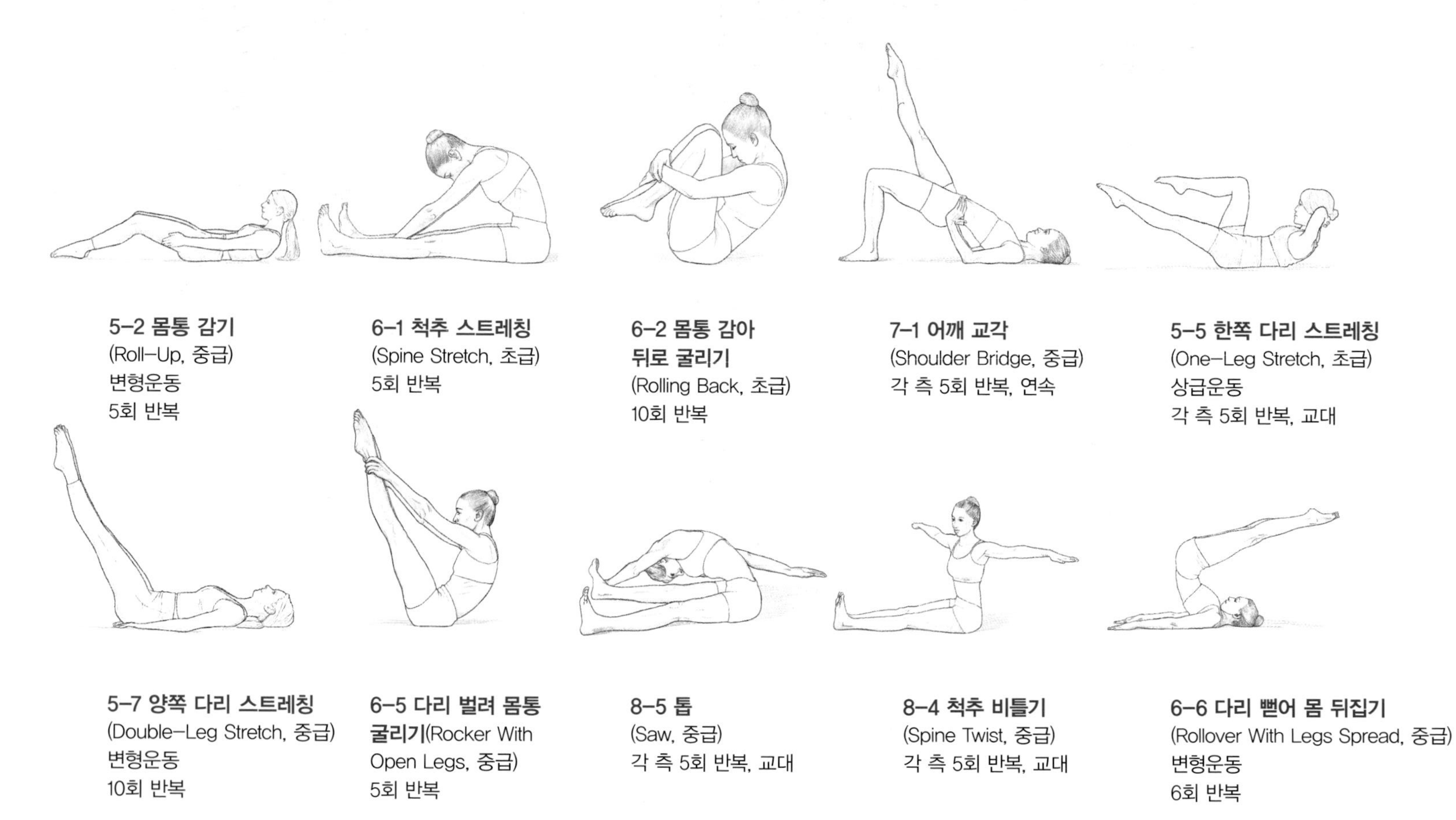

5–2 몸통 감기
(Roll–Up, 중급)
변형운동
5회 반복

6–1 척추 스트레칭
(Spine Stretch, 초급)
5회 반복

6–2 몸통 감아 뒤로 굴리기
(Rolling Back, 초급)
10회 반복

7–1 어깨 교각
(Shoulder Bridge, 중급)
각 측 5회 반복, 연속

5–5 한쪽 다리 스트레칭
(One–Leg Stretch, 초급)
상급운동
각 측 5회 반복, 교대

5–7 양쪽 다리 스트레칭
(Double–Leg Stretch, 중급)
변형운동
10회 반복

6–5 다리 벌려 몸통 굴리기(Rocker With Open Legs, 중급)
5회 반복

8–5 톱
(Saw, 중급)
각 측 5회 반복, 교대

8–4 척추 비틀기
(Spine Twist, 중급)
각 측 5회 반복, 교대

6–6 다리 뻗어 몸 뒤집기
(Rollover With Legs Spread, 중급)
변형운동
6회 반복

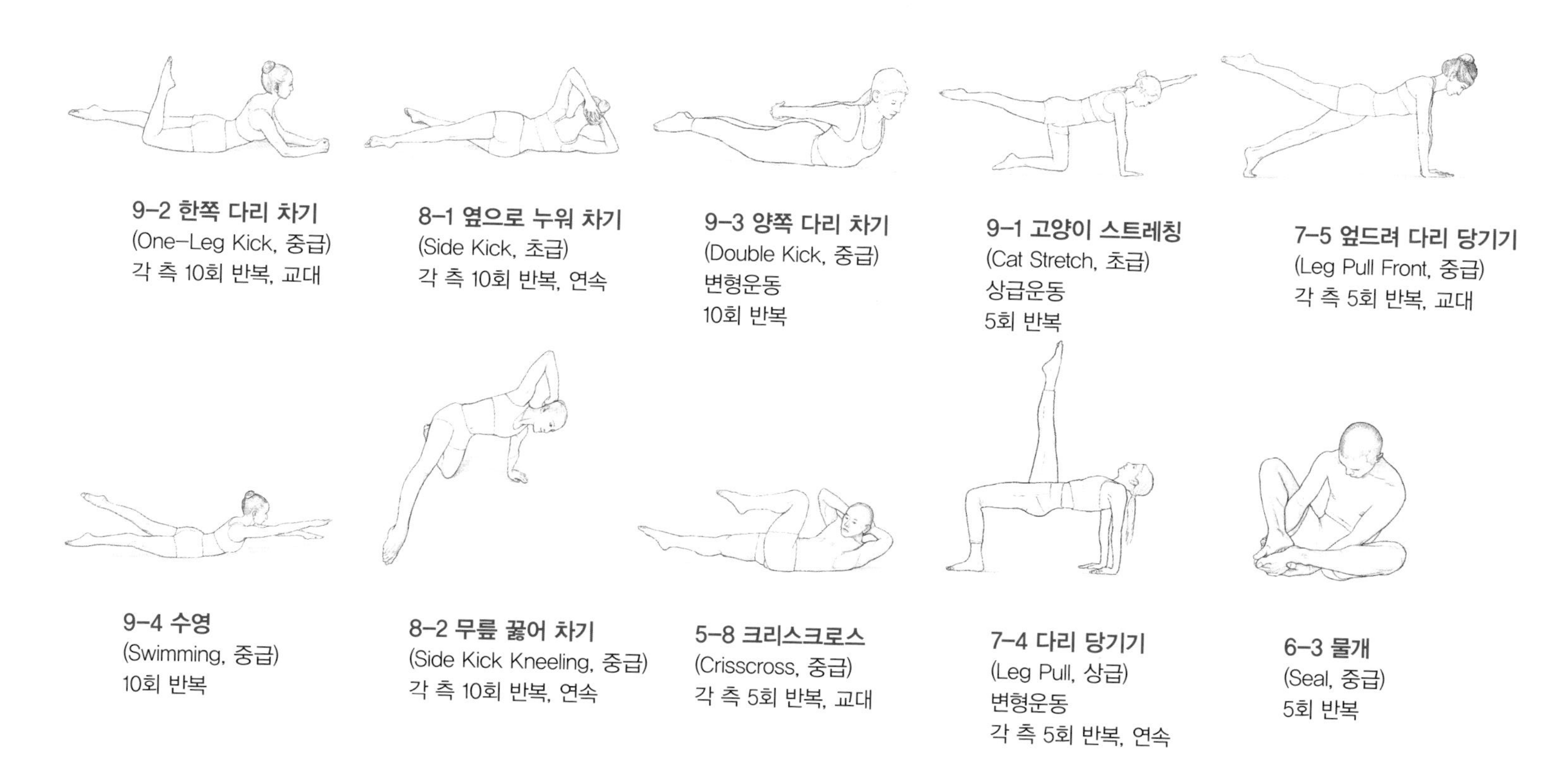

9-2 한쪽 다리 차기
(One-Leg Kick, 중급)
각 측 10회 반복, 교대

8-1 옆으로 누워 차기
(Side Kick, 초급)
각 측 10회 반복, 연속

9-3 양쪽 다리 차기
(Double Kick, 중급)
변형운동
10회 반복

9-1 고양이 스트레칭
(Cat Stretch, 초급)
상급운동
5회 반복

7-5 엎드려 다리 당기기
(Leg Pull Front, 중급)
각 측 5회 반복, 교대

9-4 수영
(Swimming, 중급)
10회 반복

8-2 무릎 꿇어 차기
(Side Kick Kneeling, 중급)
각 측 10회 반복, 연속

5-8 크리스크로스
(Crisscross, 중급)
각 측 5회 반복, 교대

7-4 다리 당기기
(Leg Pull, 상급)
변형운동
각 측 5회 반복, 연속

6-3 물개
(Seal, 중급)
5회 반복

상급 필라테스 프로그램

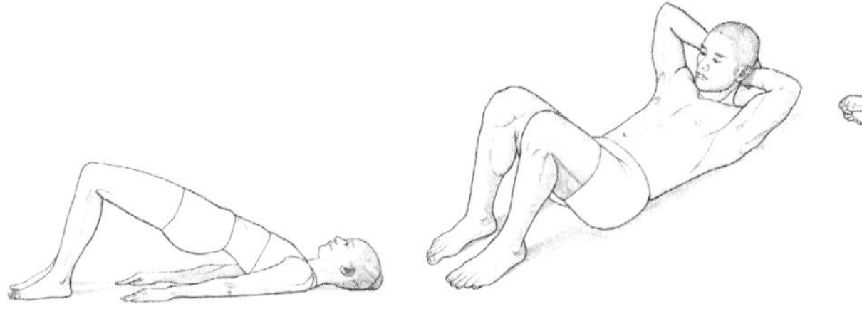

4–1 골반 감아올리기
(Pelvic Curl, 초급)
5회 반복

4–2 가슴 들어올리기
(Chest Lift, 초급)
10회 반복

4–6 바로 누워 척추 비틀기
(Spine Twist Supine, 초급)
각 측 5회 반복, 교대

4–7 가슴 들어 올려 회전시키기
(Chest Lift With Rotation, 초급)
각 측 5회 반복, 교대

4–4 옆으로 누워 다리 들어올리기
(Leg Lift Side, 초급)
상급운동
각 측 10회 반복 (*주 참조)

4–5 옆으로 누워 다리 당기기
(Leg Pull Side, 초급)
상급운동
각 측 10회 반복 (*주 참조)

4–8 엎드려 누워 등 신전
(Back Extension Prone, 초급)
5회 반복

5–1 한쪽 다리로 원 그리기
(One–Leg Circle, 초급)
각 측 5회 반복, 교대

5–4 헌드레드
(Hundred, 초급)
10회 반복

5–2 몸통 감기
(Roll–Up, 중급)
5회 반복

*주: 동측으로 옆으로 누워 다리 들어올리기를 10회 반복 그리고 옆으로 누워 다리 당기기를 10회 반복 수행한 다음, 측면을 바꾸어 반복한다.

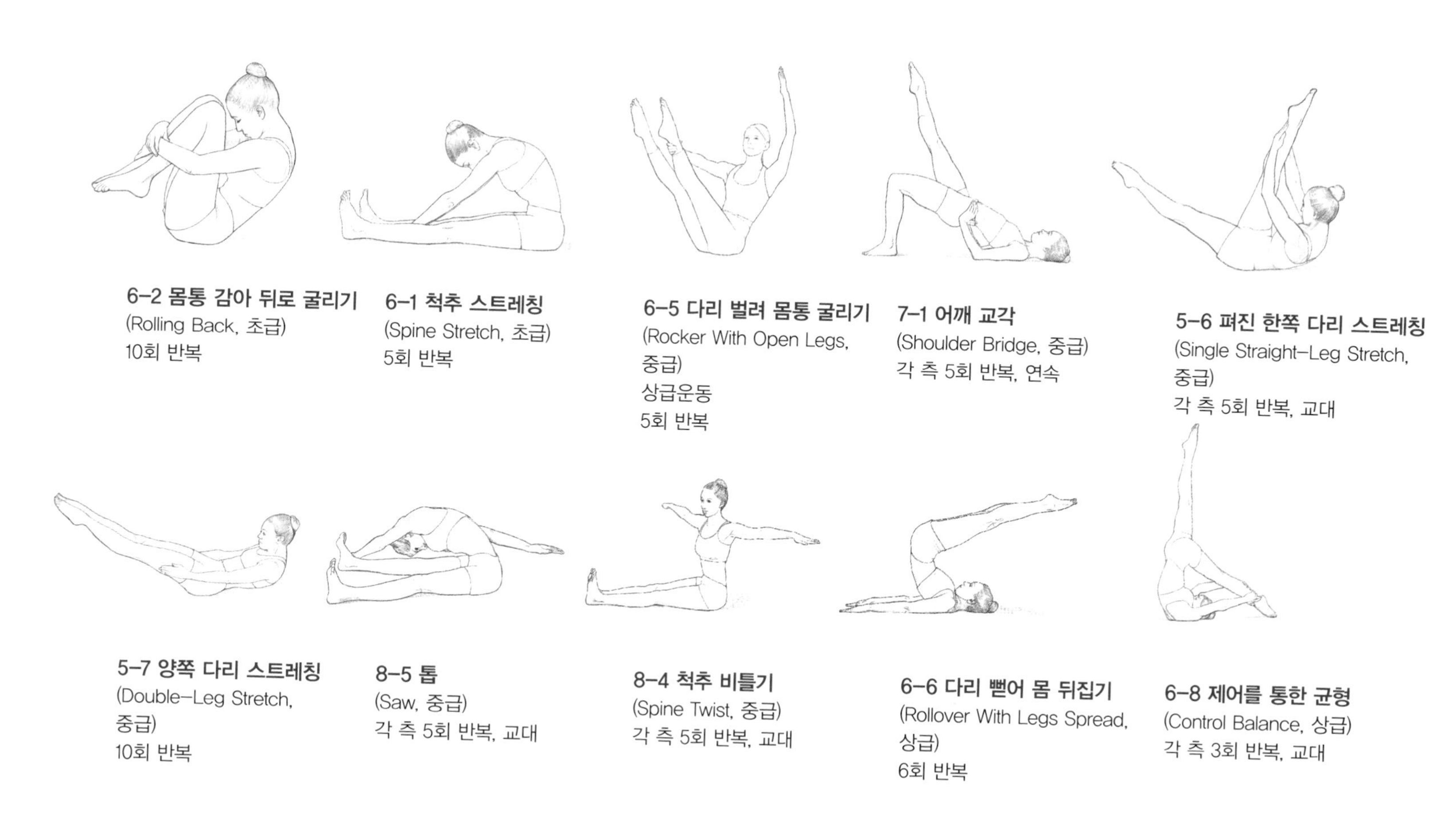

6-2 몸통 감아 뒤로 굴리기
(Rolling Back, 초급)
10회 반복

6-1 척추 스트레칭
(Spine Stretch, 초급)
5회 반복

6-5 다리 벌려 몸통 굴리기
(Rocker With Open Legs, 중급)
상급운동
5회 반복

7-1 어깨 교각
(Shoulder Bridge, 중급)
각 측 5회 반복, 연속

5-6 펴진 한쪽 다리 스트레칭
(Single Straight-Leg Stretch, 중급)
각 측 5회 반복, 교대

5-7 양쪽 다리 스트레칭
(Double-Leg Stretch, 중급)
10회 반복

8-5 톱
(Saw, 중급)
각 측 5회 반복, 교대

8-4 척추 비틀기
(Spine Twist, 중급)
각 측 5회 반복, 교대

6-6 다리 뻗어 몸 뒤집기
(Rollover With Legs Spread, 상급)
6회 반복

6-8 제어를 통한 균형
(Control Balance, 상급)
각 측 3회 반복, 교대

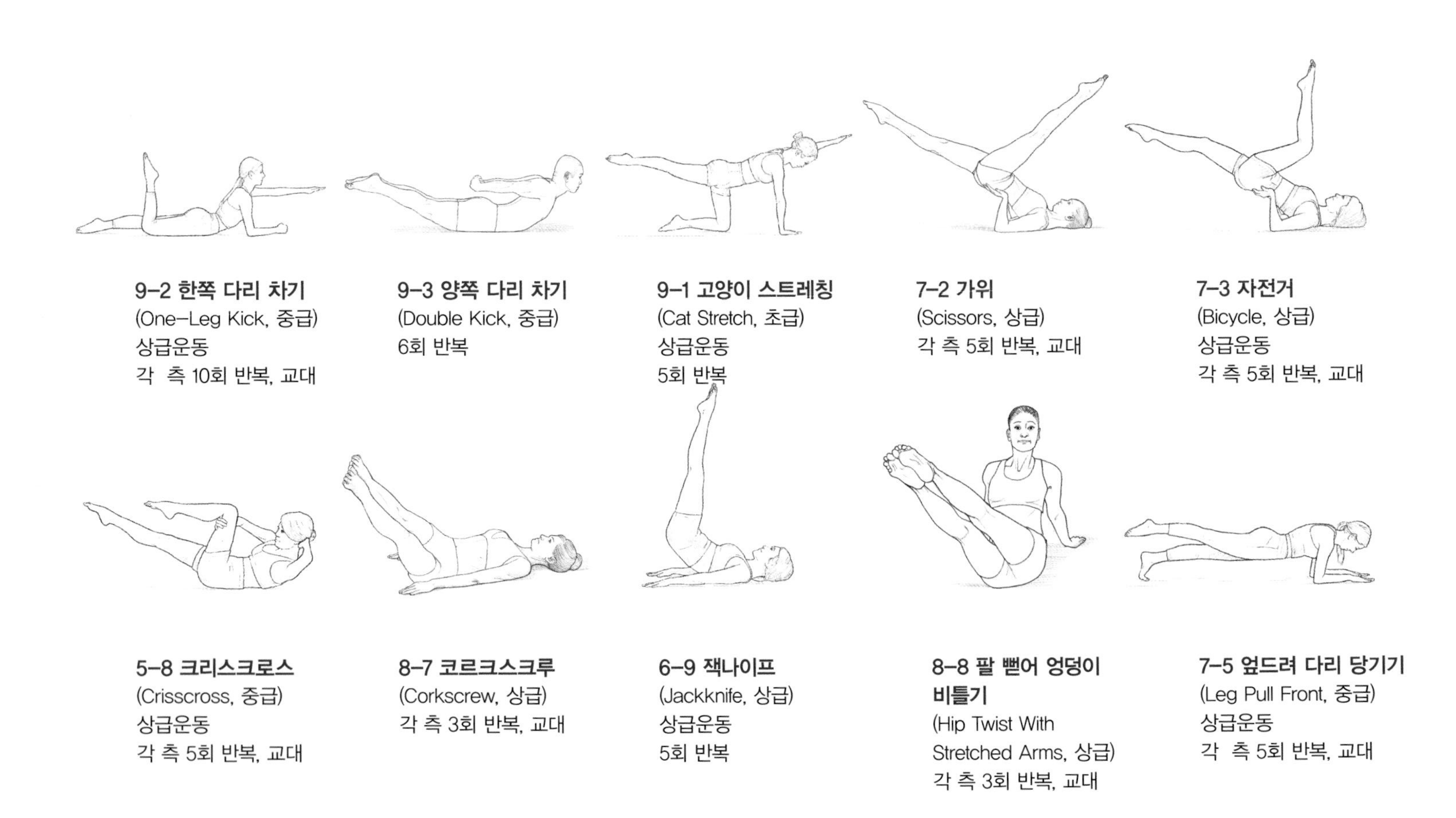

9–2 한쪽 다리 차기
(One–Leg Kick, 중급)
상급운동
각 측 10회 반복, 교대

9–3 양쪽 다리 차기
(Double Kick, 중급)
6회 반복

9–1 고양이 스트레칭
(Cat Stretch, 초급)
상급운동
5회 반복

7–2 가위
(Scissors, 상급)
각 측 5회 반복, 교대

7–3 자전거
(Bicycle, 상급)
상급운동
각 측 5회 반복, 교대

5–8 크리스크로스
(Crisscross, 중급)
상급운동
각 측 5회 반복, 교대

8–7 코르크스크루
(Corkscrew, 상급)
각 측 3회 반복, 교대

6–9 잭나이프
(Jackknife, 상급)
상급운동
5회 반복

8–8 팔 뻗어 엉덩이 비틀기
(Hip Twist With Stretched Arms, 상급)
각 측 3회 반복, 교대

7–5 엎드려 다리 당기기
(Leg Pull Front, 중급)
상급운동
각 측 5회 반복, 교대

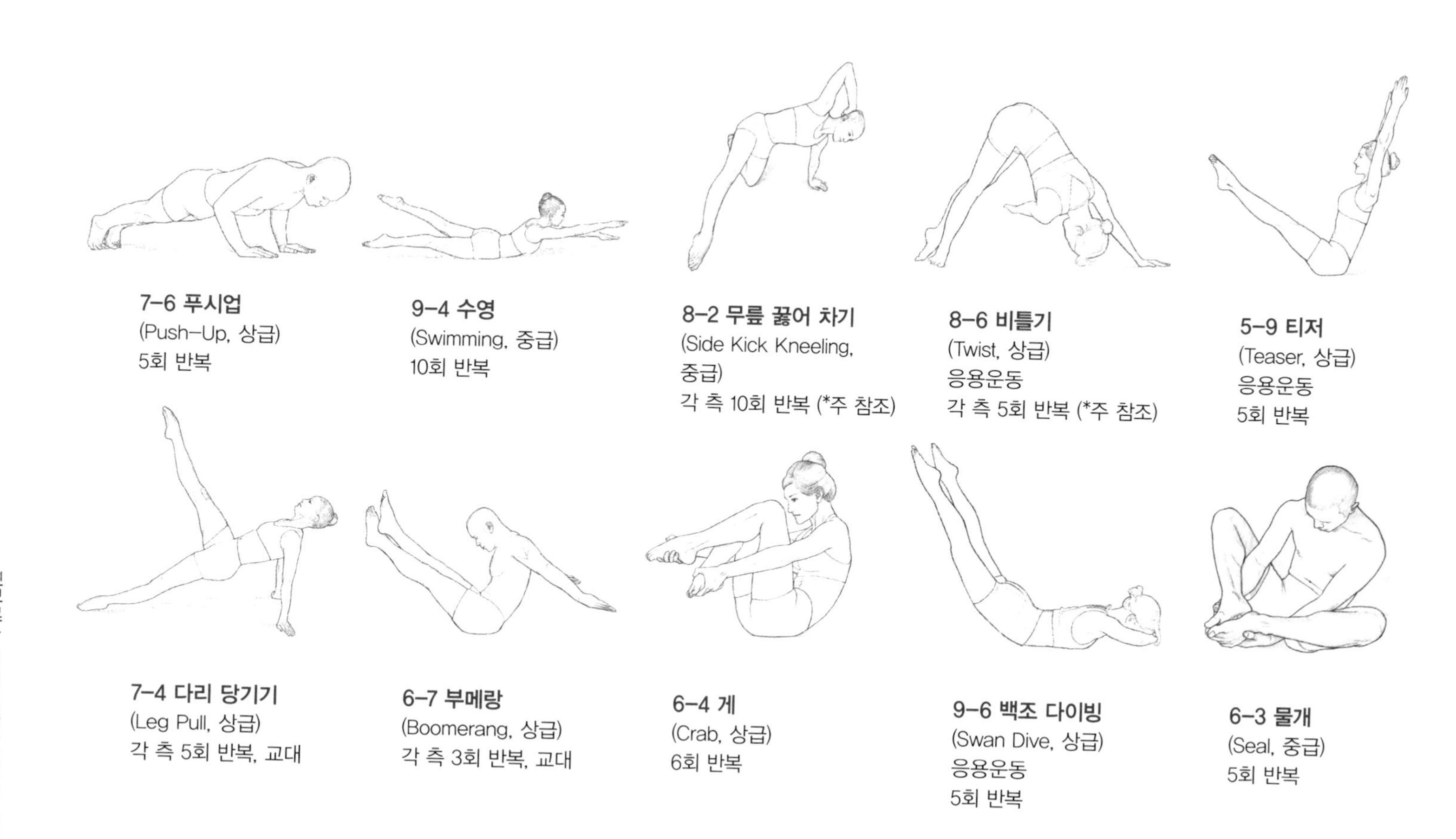

7-6 푸시업
(Push-Up, 상급)
5회 반복

9-4 수영
(Swimming, 중급)
10회 반복

8-2 무릎 꿇어 차기
(Side Kick Kneeling, 중급)
각 측 10회 반복 (*주 참조)

8-6 비틀기
(Twist, 상급)
응용운동
각 측 5회 반복 (*주 참조)

5-9 티저
(Teaser, 상급)
응용운동
5회 반복

7-4 다리 당기기
(Leg Pull, 상급)
각 측 5회 반복, 교대

6-7 부메랑
(Boomerang, 상급)
각 측 3회 반복, 교대

6-4 게
(Crab, 상급)
6회 반복

9-6 백조 다이빙
(Swan Dive, 상급)
응용운동
5회 반복

6-3 물개
(Seal, 중급)
5회 반복

*주: 동측으로 무릎 꿇어 차기를 10회 반복 그리고 비틀기를 5회 반복 수행한 다음, 측면을 바꾸어 반복한다.

운동 색인 EXERCISE FINDER

매트에서의 기초 운동 FOUNDATION FOR A MAT SESSION

동작과 안정화를 위한 복근 운동 ABDOMINAL WORK FOR MOVEMENT AND STABILIZATION

유연한 척추를 위한 미세한 분절 움직임 FINE ARTICULATION FOR A FLEXIBLE SPINE

기능적인 척추를 위한 몸통 들기 BRIDGING FOR A FUNCTIONAL SPINE

효과적인 중심부를 위한 측면 운동 SIDE EXERCISES FOR AN EFFECTIVE CORE

강한 등을 위한 신전 운동 EXTENSION EXERCISES FOR A STRONG BACK

*조셉 필라테스의 『조절학을 통한 삶의 복귀』에 나와 있지 않은 운동.

근육 이름

- 주요 근육 이름을 영어, 한자어, 한글명으로 정리하였습니다.

A.

Abdominals	복근	배근육
Adductor brevis	단내전근	짧은모음근
Adductor longus	장내전근	긴모음근
Adductor magnus	대내전근	큰모음근
Anconeus	주근	팔꿈치근
Anterior deltoid	전삼각근	앞어깨세모근

B.

Biceps brachii	상완이두근	위팔두갈래근
Biceps femoris	대퇴이두근	넙다리두갈래근
Brachioradialis	상완요골근	위팔노근

C.

Coracobrachialis	오훼완근	부리위팔근

E.

Erector spinae	척추기립근(척주기립근)	척추세움근
Extensor digitorum longus	장지신근	긴발가락폄근
Extensor hallucis longus	장무지신근(장모지신근)	긴엄지폄근
External intercostals	외늑간근	바깥갈비사이근
External oblique	외복사근	배바깥빗근

F.

Flexor digitorum longus	장지굴근	긴발가락굽힘근
Flexor hallucis longus	장무지굴근(장모지굴근)	긴엄지굽힘근

G.

Gastrocnemius	비복근	장딴지근
Gemellus inferior	하쌍자근	아래쌍둥이근
Gemellus superior	상쌍자근	위쌍둥이근
Gluteus maximus	대둔근	큰볼기근
Gluteus medius	중둔근	중간볼기근
Gluteus minimus	소둔근	작은볼기근
Gracilis	박근	두덩정강근

H.

Hamstrings	슬굴곡근(햄스트링)	뒤넙다리근

I.

Iliacus	장골근	엉덩근
Iliococcygeus	장골미골근	엉덩꼬리근
Iliocostalis	장늑근	엉덩갈비근
Iliopsoas	장요근	엉덩허리근
Infraspinatus	극하근	가시아래근
Internal intercostals	내늑간근	속갈비사이근
Internal oblique	내복사근	배속빗근

L.

Latissimus dorsi	광배근	넓은등근
Levator ani muscles	항문거근	항문올림근
Levator scapulae	견갑거근	어깨올림근
Longissimus	최장근	가장긴근
Lower trapezius	하승모근	아래등세모근

M.

Middle deltoid	중삼각근	중간어깨세모근
Middle trapezius	중승모근	중간등세모근
Multifidus	다열근	뭇갈래근

O.

Obliques	복사근	배빗근
Obturator externus	외폐쇄근	바깥폐쇄근
Obturator internus	내폐쇄근	속폐쇄근

P.

Pectineus	치골근	두덩근
Pectoralis major	대흉근	큰가슴근
Pectoralis minor	소흉근	작은가슴근
Peroneus brevis	단비골근	짧은종아리근
Peroneus longus	장비골근	긴종아리근
Peroneus tertius	제3비골근	셋째종아리근
Piriformis	이상근	궁둥구멍근
Popliteus	슬와근	오금근
Posterior deltoid	후삼각근	뒤어깨세모근
Pronator teres	원회내근(사각회내근)	원엎침근
Psoas major	대요근	큰허리근
Psoas minor	소요근	작은허리근
Pubococcygeus	치골미골근	두덩꼬리근
Puborectalis	치골직장근	두덩곧창자근

Q.

Quadratus femoris	대퇴방형근	넙다리네모근
Quadratus lumborum	요방형근	허리네모근
Quadriceps femoris	대퇴사두근	넙다리네갈래근

R.

Rectus abdominis	복직근	배곧은근
Rectus femoris	대퇴직근	넙다리곧은근
Rhomboid	능형근	마름모근

S.

Sartorius	봉공근	넙다리빗근
Semimembranosus	반막양근(반막상근)	반막모양근
Semispinalis	반극근	반가시근
Semitendinosus	반건양근(반건상근)	반힘줄모양근
Serratus anterior	전거근	앞톱니근
Soleus		가자미근(넙치근)
Spinalis	극근	가시근
Sternalis	흉골근	복장근
Sternocleidomastoid	흉쇄유돌근	목빗근
Subscapularis	견갑하근	어깨밑근
Supraspinatus	극상근	가시위근

T.

Tensor fasciae latae	대퇴근막장근	넙다리근막긴장근
Teres major	대원근	큰원근
Teres minor	소원근	작은원근
Tibialis anterior	전경골근	앞정강근
Tibialis posterior	후경골근	뒤정강근
Transversus abdominis	복횡근	배가로근
Trapezius	승모근	등세모근
Triceps brachii	상완삼두근	위팔세갈래근

U.

Upper trapezius	상승모근	위등세모근

V.

Vastus intermedius	중간광근	중간넓은근
Vastus lateralis	외측광근	가쪽넓은근
Vastus medialis	내측광근	안쪽넓은근

참고 문헌 BIBLIOGRAPHY

Suggested Readings

Clippinger, K. 2016. *Dance Anatomy and Kinesiology. 2nd ed.* Champaign, IL: Human Kinetics.

Isacowitz, R. 2014. *Pilates. 2nd ed.* Champaign, IL: Human Kinetics.

Pilates, J., and W. Miller. 2003. *Return to Life Through Contrology.* Miami: Pilates Method Alliance. First published 1945.

Additional References and Resources

American College of Sports Medicine. 2010. *ACSM's Resource Manual for Guidelines for Exercise Testing and Prescription.* Philadelphia: Lippincott Williams & Wilkins.

Axler, C., and S. McGill. 1997. "Low Back Loads Over a Variety of Abdominal Exercises: Searching for the Safest Abdominal Challenge." *Medicine & Science in Sports & Exercise* 29(6):804-10.

Balanced Body. n.d. "Pilates Origins." www.pilates.com/BBAPP/V/pilates/origins-of-pilates.html.

Briggs, A., J. van Dieën, T. Wrigley, A. Greig, B. Phillips, S. Lo, and K. Bennell. 2007. "Thoracic Kyphosis Affects Spinal Loads and Trunk Muscle Force." *Physical Therapy* 87(5):595-607.

Carpenter, D., J. Graves, M. Pollock, S. Leggett, D. Foster, B. Holmes, and M. Fulton. 1990. "Effect of 12 and 20 Weeks of Training on Lumbar Extension Strength (Abstract)." *Medicine & Science in Sports & Exercise* (supplement) 22(2):S19.

Clippinger, K. 2002. "Complementary Use of Open and Closed Kinetic Chain Exercises." *Journal of Dance Medicine and Science* 6(3):77-8.

Cools, M., E. Witvrouw, G. Declercq, L. Danneels, and D. Cambier. 2003. "Scapular Muscle Recruitment Patterns: Trapezius Muscle Latency With and Without Impingement Symptoms." *American Journal of Sports Medicine* 31:542-49.

Csíkszentmihályi, M. 1990. *Flow: The Psychology of Optimal Experience.* New York: Harper & Row.

De Troyer, A., M. Estenne, V. Ninane, D. Gansbeke, and M. Gorini. 1990. "Transversus Abdominis Muscle Function in Humans." *Journal of Applied Physiology* 68(3):1010-16.

Friedman, P., and G. Eisen. 1980. *The Pilates Method of Physical and Mental Conditioning.* New York: Warner Books.

Gallagher, S., and R. Kryzanowska. 1999. *Pilates Method of Body Conditioning.* Philadelphia: Bainbridge Books.

Hamill, J., and K. Knutzen. 2009. *Biomechanical Basis of Human Movement.* Philadelphia: Lippincott Williams & Wilkins.

Houglum, P., and D. Bertoti. 2012. *Brunnstrom's Clinical Kinesiology, Sixth Edition.* Philadelphia: F.A. Davis.

HSC Dance. 2019. "Body articulation." hscdance.weebly.com/body-skills.html.

Kendall, F., E. McCreary, P. Provance, M. Rodgers, and W. Romani. 2005. *Muscles: Testing and Function, Fifth Edition.* Baltimore: Lippincott Williams & Wilkins.

Kibler, B., and A. Sciascia. 2010. Shoulder injuries in athletes: Current concepts: Scapular dyskinesis. *British Journal of Sports Medicine* 44:300-05.

Kincade, J., M. Dougherty, J. Carlson, and E. Wells. 2007. "Factors Related to Urinary Incontinence in Community-Dwelling Women." *Urologic Nursing* 27(4):307-17.

Kincade, J., M. Dougherty, J. Busby-Whitehead, J. Carlson, W. Nix, D. Kelsey, F. Smith, G. Hunter, and A. Rix. 2005. "Self-Monitoring and Pelvic Floor Muscle Exercises to Treat Urinary Incontinence." *Urologic Nursing* 25(5):353-63.

Kliziene, I., S. Sipavicience, S. Klizas, and D. Imbrasiene. 2015. Effects of core stability exercises on multifidus muscles in healthy women and women with chronic low-back pain. *Journal of Back and Musculoskeletal Rehabilitation* 28(4):841-47.

Levangie, P., and C. Norkin. 2011. *Joint Structure and Function: A Comprehensive Analysis, Fifth Edition.* Philadelphia: Davis.

Marieb, E., and Hoehn, K. 2010. *Human Anatomy and Physiology, Eighth Edition.* San Francisco: Benjamin Cummings.

Moore, K., A. Dalley, and A. Agur. 2017. *Clinically Oriented Anatomy, Eighth Edition.* Philadelphia: Lippincott Williams & Wilkins.

Moseley, M., F. Jobe, M. Pink, J. Perry, and J. Tibone. 1992. "EMG Analysis of the Scapular Muscles During a Shoulder Rehabilitation Program." *American Journal of Sports Medicine* 20(2):128-34.

Neuman, D. 2017. *Kinesiology of the Musculoskeletal System: Foundations for Rehabilitation, Third Edition.* St. Louis: Mosby Elsevier.

Oatis, C. 2017. *Kinesiology: The Mechanics and Pathomechanics of Human Movement, Third Edition.* Philadelphia: Wolters Kluwer.

Richardson, C., P. Hodges, and J. Hides. 2004. *Therapeutic Exercise for Lumbopelvic Stabilization.* London: Churchill Livingstone.

Sapsford, R., and P. Hodges. 2001. "Contraction of the Pelvic Floor Muscles During Abdominal Maneuvers." *Archives of Physical Medicine and Rehabilitation* 82:1081-88.

Statista. 2019. "Number of participants in Pilates training in the United States from 2006 to 2017." www.statista.com/statistics/191616/participants-in-pilates-training-in-the-us-since-2006.

Wilmore, J., and D. Costill. 2015. *Physiology of Sport and Exercise. 6th ed.* Champaign, IL: Human Kinetics.

모든 운동은 신체를 아는 것으로부터!!

내 손 안 최고의 운동 코치–해부학적으로 쉽게 배우는 운동 시리즈

요가, 필라테스, 스트레칭, 보디빌딩, 골프, 보디웨이트 트레이닝, 달리기, 수영, 무술, 축구, 댄스, 사이클링 아나토미

요가 아나토미 개정판

해부학적으로 쉽게 배우는 요가

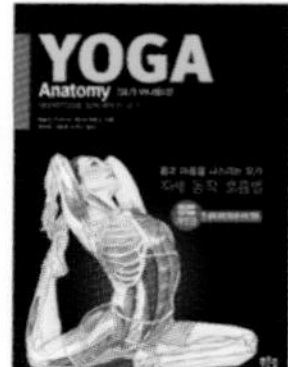

요가 아나토미는 완전히 새로운 관점에서 각각의 요가 동작을 보여준다. 즉, 정확한 요가 자세 뿐만 아니라 요기 동작을 할 때 호흡의 흐름과 근육, 관절 움직임의 해부구조를 엑스레이 필름을 보듯이 투영해서 볼 수 있도록 정리한 요가 교재이다.

저자: 레슬리 카미노프 · 에이미 매튜스
역자: 한유창 이종하 오재근
가격: 24,000원

▶ 원정혜 박사 추천도서

필라테스 아나토미 개정판

해부학적으로 쉽게 배우는 필라테스

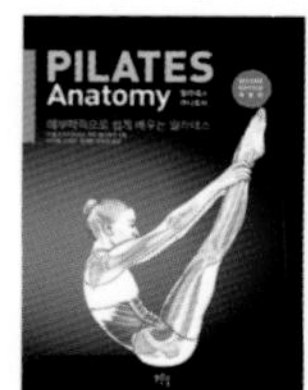

상세한 설명과 단계적인 지침, 그리고 명쾌한 해부 그림을 통해 필라테스 운동과 프로그램의 내부를 들여다 보게 한다.

저자: 라엘 아이자코비츠 · 캐런 클리핑어
역자: 이지혜 오재근 최세환 한유창
가격: 25,000원

스트레칭 아나토미 3판 개정

해부학적으로 쉽게 배우는 스트레칭

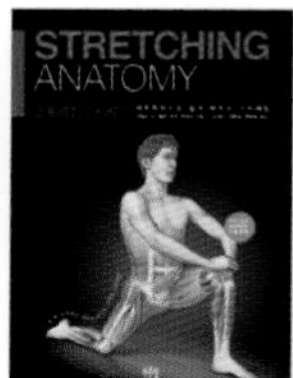

『스트레칭 아나토미』는 여러 분야의 전공에 도움이 되는 책이다. 의학, 간호학, 체육, 물리치료, 스포츠마사지, 에어로빅, 무용, 육상, 구기운동, 보디빌딩 등 자신의 전공에 맞게 이 책을 응용할 수 있다.

저자: 아놀드 G. 넬슨 · 주코 코코넨
역자: 오재근 이종하 한유창
가격: 23,000원

보디빌딩 아나토미 개정판

신체 기능학적으로 배우는 웨이트트레이닝

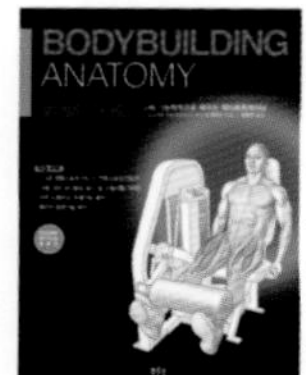

보디빌딩 아나토미는 스포츠 지도자는 물론이고 사회체육을 전공하는 대학생, 보디빌더, 보디피트니스 선수, 퍼스널 트레이너, 그리고 야구, 축구 등 각 종목 체력 담당 트레이너 및 1 · 2급 생활스포츠지도사 및 전문스포츠지도사 자격을 취득하기 위해 준비하는 수험생들의 필독서이다.

저자: 닉 에반스
역자: 창용찬
가격: 25,000원

골프 아나토미 개정판

신체 기능학적으로 배우는 골프

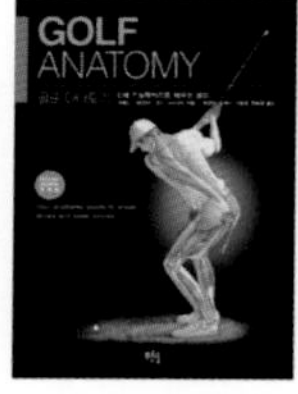

비거리 향상과 정확한 샷 게임 능력 향상, 그리고 부상 없이 골프를 즐기는 것. 이는 모든 골퍼들의 바람일 것이다. 『골프 아나토미』는 이러한 골퍼들의 바람을 충족시켜 줄 수 있는 몸을 만드는 데 큰 도움이 되는 책이다.

저자: 크레이그 데이비스 · 빈스 디사이아
역자: 박영민 오재근 이종하 한유창
가격: 28,000원

보디웨이트 트레이닝 아나토미

신체 기능학적으로 배우는 보디웨이트 트레이닝

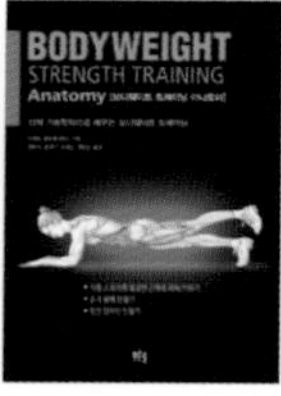

보디웨이트 트레이닝의 과학과 운동방법을 배울 수 있는 특별한 책으로, 언제 어디서나 할 수 있는 가장 효과적인 보디웨이트 운동 156가지가 컬러 해부 그림, 단계적인 운동 설명 및 상세한 운동 지침을 통해 소개되어 있다.

저자: 브레트 콘트레이레즈
역자: 정태석 홍정기 오재근 권만근
가격: 22,000원

달리기 아나토미 개정판

신체 기능학적으로 배우는 달리기의 모든 것

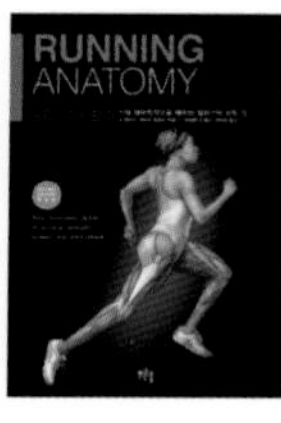

달리기에 적합한 근력, 스피드, 지구력을 향상시키는 비법과 동작의 효율성을 최적화하는 법, 부상을 최소화하는 법, 장비에 관한 것 등 달리기에 대한 모든 것을 알려준다.

저자: 조 풀리오 · 패트릭 밀로이
역자: 최세환 오재근 한유창
가격: 24,000원

수영 아나토미

신체 기능학적으로 쉽게 배우는 수영

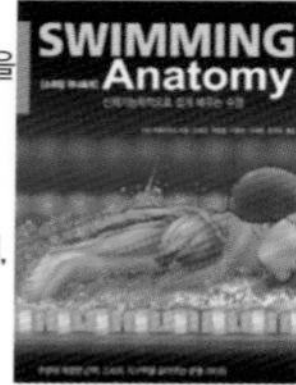

수영에 적합한 근력, 스피드, 지구력을 길러주는 운동과 4가지 영법에서의 근골격계 역할을 그림으로 보여준다.

저자: 이안 맥클라우드
역자: 오재근 육현철 이종하 최세환 한규조
가격: 19,000원

▶ 최일욱, 지상준, 김진숙 감독 추천도서

무술 아나토미

신체 해부학적으로 배우는 무술

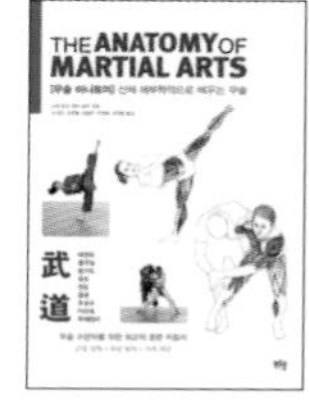

태권도 용무도 합기도 유도 검도 쿵푸 무에타이 등 무술 수련자를 위한 최고의 훈련 지침서로 차기 메치기 넘기기 등에 사용되는 근육에 대한 해부학적 운동 가이드이다.

저자: 노먼 링크 · 릴리 쵸우
역자: 오재근 조현철 김형돈 이재봉 최세환
가격: 19,000원

축구 아나토미 개정판

신체 기능학적으로 쉽게 배우는 축구

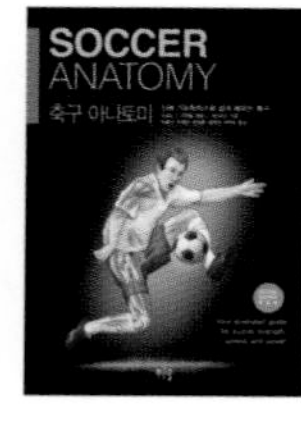

근력, 스피드, 민첩성과 순발력을 길러 축구 경기력을 향상시키는 비법을 알려준다. 선수, 코치 혹은 팬이든, 진정한 축구인이라면 반드시 읽어야 할 책이다.

저자: 도널드 T. 커켄달 · 애덤 L. 세이어즈
역자: 이용수 오재근 천성용 정태석 한유창
가격: 27,000원

댄스 아나토미 개정판

해부학적으로 쉽게 배우는 댄스

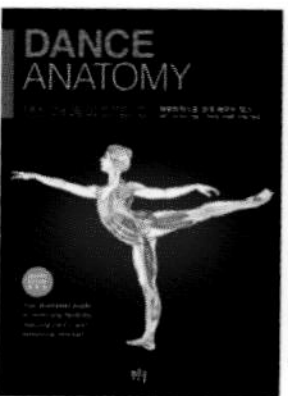

발레, 모던 댄스, 힙합댄스, 재즈댄스, 사교댄스 등을 배우는 학생뿐만 아니라 댄서, 댄스 지도자, 안무가, 댄서를 치료하는 의료인에 게 매우 유용한 책이다.

저자: 재키 그린 하스
역자: 한유창 최세환 오재근
가격: 29,000원

사이클링 아나토미 개정판

신체 기능학적으로 배우는 자전거 라이딩

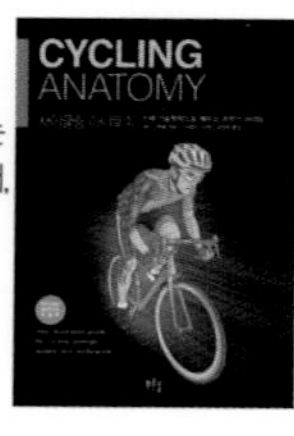

사이클링에서 파워를 최대화하고 부상을 최소화하며, 운동 수행능력을 최고로 향상시킬 수 있는 89가지의 가장 효과적인 운동법이 담겨 있다.

저자: 섀넌 소븐덜
역자: 이종하 오재근 한유창
가격: 28,000원

기구 필라테스 시리즈

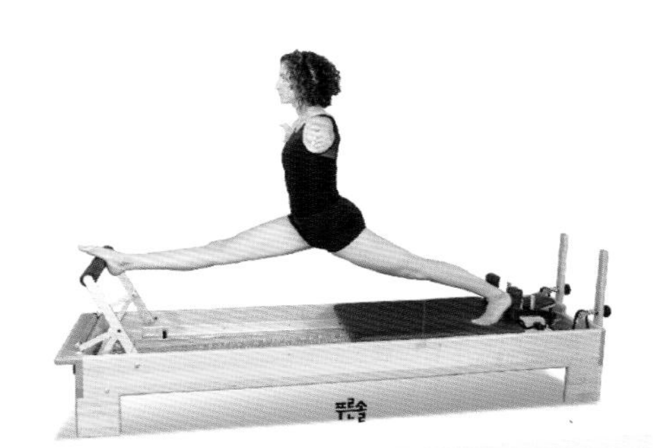

필라테스 지도자와 교습생을 위한 교과서

엘리 허먼의 필라테스 리포머

ELLIE HERMAN'S PILATES REFORMER

100개 이상의 리포머 동작 수록

- 단계적이고 체계적으로 구성된 동작 사진 수록
- 올바른 호흡법 및 구체적인 동작 요령 설명
- 운동 효과 및 재활 적용 사항 서술
- 특별 조언 및 이미지 형상화
- 레벨별 동작 별도

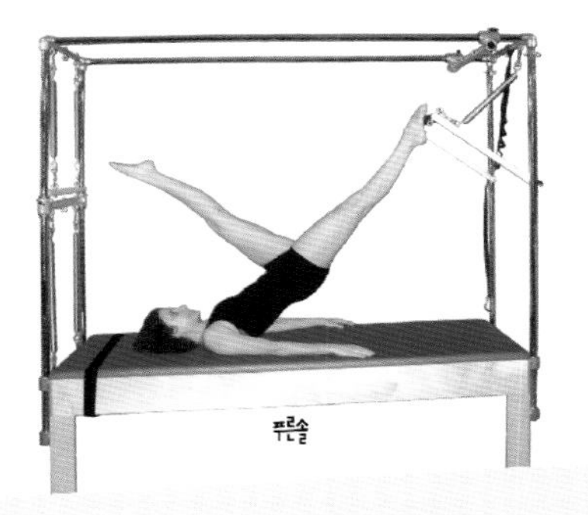

필라테스 지도자와 교습생을 위한 교과서

엘리 허먼의 필라테스 캐딜락

ELLIE HERMAN'S PILATES CADILLAC

35개 이상의 캐딜락 동작 수록

- 단계적이고 체계적으로 구성된 동작 사진 수록
- 올바른 호흡법 및 구체적인 동작 요령 설명
- 운동 효과 및 재활 적용 사항 서술
- 특별 조언 및 이미지 형상화

필라테스 지도자와 교습생을 위한 교과서

THE PILATES WUNDA CHAIR

필라테스

운다 체어

해부학적으로 배우는 기구 필라테스 체어

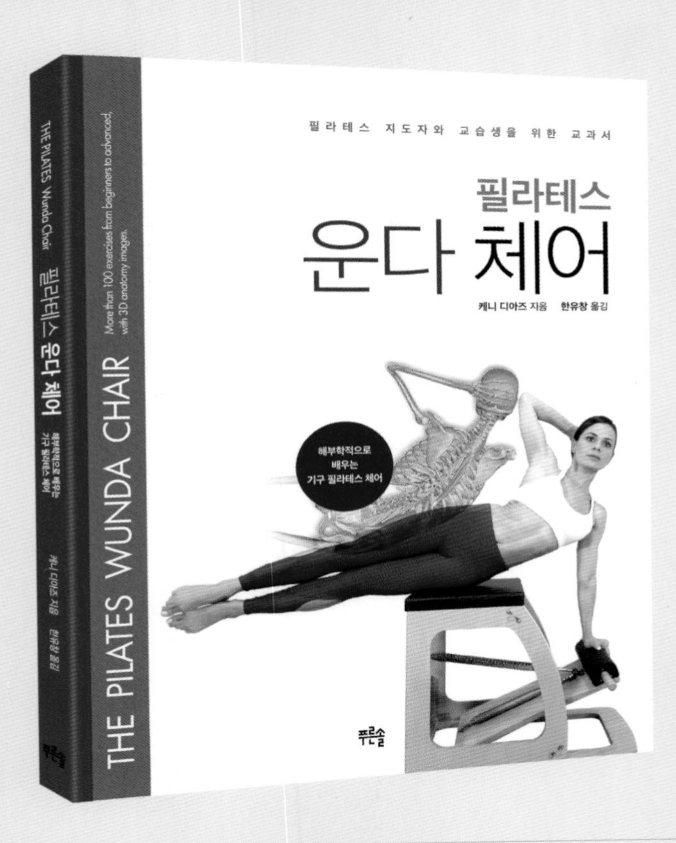

100개 이상의 필라테스 체어 동작 수록

- 체계적으로 구성된 동작 사진 및 3D 해부 그림 수록
- 운다 체어를 스트레칭 도구로 사용하는 방법 소개
- 운동 프로그램의 설계 원칙과 사례 제시